reinhardt

WEGE DER PSYCHOTHERAPIE

Christian Stadler

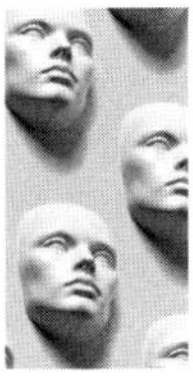

Psychodrama

Mit 21 Abbildungen und 3 Tabellen

Ernst Reinhardt Verlag München Basel

Dipl. Psych. *Christian Stadler*, Dachau, Psychologischer Psychotherapeut (TFP), Psychodrama-Therapeut (DFP, IAGP), Fort- und Weiterbildungsleiter sowie Supervisor am Moreno-Institut (Edenkoben) und in eigener Praxis als Psychotherapeut und Supervisor tätig.

Für Claudia

Bibliografische Information der Deutschen Nationalbibliothek

Die Deutsche Nationalbibliothek verzeichnet diese Publikation in der Deutschen Nationalbibliografie; detaillierte bibliografische Daten sind im Internet über <http://dnb.d-nb.de> abrufbar.

ISBN 978-3-497-02436-0 (Print)
ISBN 978-3-497-60167-7 (E-Book)

Printed in Germany
Reihenkonzeption Umschlag: Oliver Linke, Hohenschäftlarn
Covermotiv: © Aamon – Fotolia.com
Satz: FELSBERG Satz & Layout, Göttingen

Ernst Reinhardt Verlag, Kemnatenstr. 46, D-80639 München
Net: www.reinhardt-verlag.de E-Mail: info@reinhardt-verlag.de

Inhalt

1 Einführung

„Psychodrama kann als diejenige Methode bezeichnet werden, welche die Wahrheit der Seele durch Handeln ergründet", so Moreno (2008, 77), der Gründervater der triadischen Methode *Psychodrama*, Soziometrie, Rollenspiel, welche meist verkürzt nur Psychodrama genannt wird. Psychodrama bedeutet wörtlich die handelnde Darstellung inneren Erlebens. Das Psychodrama ist eine der Säulen, auf denen die humanistische Psychotherapie ruht, der in den letzten Jahren in Deutschland wieder mehr Aufmerksamkeit zuteil wird (Eberwein 2009; Kriz 2011). Bei der humanistischen Psychotherapie geht es „um die Förderung von Selbstregulations- und Organisationsprozessen auf körperlichen, psychischen und sozialen Prozessebenen [...], die auf diese Weise wieder an die jeweiligen Entwicklungsaufgaben der biopsychosozialen Umwelt re-adaptierbar werden; wobei aber der zentrale Fokus die Sinnorientierung, Selbstdefinition und Intentionalität des Subjekts ist." (Kriz 2011, 335)

Die Psychodrama-Therapie ist eine humanistische Psychotherapieform, denn es ist die handelnde und szenische, subjektiv organisierte Darstellung des inneren Erlebens einer oder mehrerer Personen unter Einbeziehung deren sozialer und ökologischer Bedingungen, mit dem Ziel, in der hic-et-nunc-Situation mithilfe der therapeutischen Beziehung die Selbststeuerungs- und -heilungskräfte des Patienten[1] zu aktivieren (vgl. Stadler/Kern 2010, 13).

Der Gesichtspunkt der handelnden und szenischen Darstellung ist zum Markenzeichen aller erlebnisorientierten Verfahren, aber besonders der Psychodramatherapie geworden; hierin unterscheidet diese Therapieform sich am stärksten von den übrigen Verfahren und Methoden, die sich hauptsächlich der sprachlichen Darstellung von psychischen Sachverhalten

1 Im Text wurde entsprechend der Buchreihe in der Regel die männliche Schreibform gewählt, soweit nicht in Beispielen von konkreten Menschen die Rede ist. Die männliche Form steht als Chiffre für Männer und Frauen und soll nicht den Eindruck erwecken, dass Frauen nicht gemeint sind.

bedienen, oder gleich gänzlich andere Zugangswege gewählt haben, wie z. B. die Körpertherapie oder die Kunst- und die Musiktherapie.

Daneben gibt es jedoch noch eine Reihe anderer Merkmale, die im Psychodrama eine herausragende Position einnehmen: die *Surplus-Realität*, die *Szene*, die *Rolle*, die *Handlung*, das *Konzept von Kreativität* und *Spontaneität* zur Beschreibung von Veränderung, die *Soziometrie* sowie die *Gruppe* im weitesten Sinn; zu den beiden letzten Punkten gehören Begriffe wie *Begegnung* und *Telebeziehung*. Auf alle diese Begriffe wird in den folgenden Kapiteln ausführlicher eingegangen, sie sollen jedoch schon an dieser Stelle kurz definitorisch vorgestellt werden, um das Lesen des Textes zu erleichtern.

Wenn die oben genannte knappe Psychodrama-Definition, „Psychodramatherapie ist die handelnde und szenische, subjektiv organisierte Darstellung des inneren Erlebens einer oder mehrerer Personen unter Einbeziehung deren sozialer und ökologischer Bedingungen", um einige plakative Schlagworte erweitert und in Alltagssprache übersetzt wird, könnte das Vorgehen in der Psychodramatherapie auch folgendermaßen umschrieben werden:

- Psychodrama ist Handeln, nicht nur Reden.
- Psychodrama dient der Förderung der Selbstheilungskräfte.
- Im Psychodrama werden innere Wahrheiten auf einer Bühne, einer Surplus-Realität, in Szene gesetzt.
- Das psychodramatische Spiel(en) fördert die Kreativität.
- Der Mensch kann nur in seinen Rollen und unter Einbeziehung seines sozialen Umfeldes verstanden werden.
- In authentischen Begegnungen mit anderen Menschen kann ein „wahres zweites Mal" oder ein „neues erstes Mal" einer Situation entstehen.
- Das szenische Handeln hilft, sein Leben adäquater, authentischer, besser, heiler oder symptomfreier zu gestalten.

Tabelle 1: Begriffsdefinitionen Psychodrama

Surplus-Realität	Im Psychodrama wird in einer veränderten Zusatzrealität, der Surplus-Realität, auf einer Art Bühne eine Szene gezeigt. Den Rollenspielern ist dabei bewusst, dass sie sich im Hier und Jetzt dieser Darstellung verhalten „als ob“, sie also eine erlebte Realität zeigen und sich nicht in ihrer Alltagswirklichkeit befinden.
Szene	eine abgeschlossene Handlungssequenz eines oder mehrerer Personen mit einem definierten Ort und einer definierten Zeit, welche mithilfe von Rollenspielern dargestellt werden kann
Rollen	verschiedene Handlungs-, Verhaltens- und Erlebensmuster einer Person, welche identifiziert werden können und die Persönlichkeit in ihrer Gesamtheit konstituieren
Handlung	Der Zugang zu den inneren Wirklichkeiten der Menschen wird handelnd erschlossen, nicht ausschließlich sprechend. Patienten zeigen wie sie handeln.
Kreativität	schöpferische Urkraft des Kosmos und des Menschen (auch: Selbstheilungskräfte), welche durch das Psychodrama gefördert wird
Spontaneität	Dieses Konzept ist eng verbunden mit der Kreativität. Der Schwerpunkt liegt dabei auf situationsangemessenem und blockadefreiem Handeln. Der Psychodrama-Begriff Spontaneität unterscheidet sich damit von dem umgangssprachlichen Gebrauch im Sinne von neu, aus sich heraus, unreflektiert. Untersuchungen zur psychodramatischen Spontaneität finden sich bei Kipper (2011).
Soziometrie	„Soziometrie“ setzt sich zusammen aus Sozius, der Gefährte, Mitmensch, und metrein, messen (oder lat.: Metrum, das Maß) und bedeutet Messung, Darstellung, Analyse und Intervention zwischenmenschlicher Beziehungen (vgl. ausführlicher Stadler 2013b).
Begegnung	Unter Begegnung wird im Psychodrama ein existentielles Sich-in-Beziehung-setzen verstanden, welches über eine bloße Beziehung hinausgeht. Sie ist mit Begriffen von Authentizität und gegenseitiger Einfühlung verbunden.
Telebeziehung	Die von Moreno so benannte Telebeziehung ist das Zusammenspiel elementarer Kräfte zwischen Menschen, die sich aus bewussten wie unbewussten Anteilen im Sinne von Anziehung und Abstoßung konstituieren. Die Telebeziehung geht damit über das Konzept von Übertragung und Gegenübertragung hinaus.

2 Geschichte

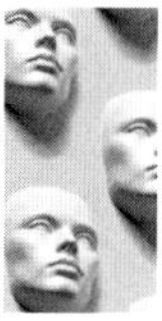

Morenos Anfänge von Psychodrama und Soziometrie in Österreich

Um das Psychodrama in seiner Komplexität zu verstehen, ist es von Bedeutung, die Wurzeln des Verfahrens und damit auch seines Begründers in seiner Zeit kennen zu lernen. Der Arzt Jakob Levi Moreno wurde am 18. Mai 1889 in Bukarest geboren und starb in Beacon im Bundesstaat New York am 14. Mai 1974. Seine prägendste frühe Zeit war in und um Wien, wohin seine Familie aus Rumänien übersiedelte. Ausführlich mit der Biografie Morenos haben sich Marineau (1989), Wildhaber (2006), Hutter/Schwehm (2009, 71–79), Blattert (2013) und Scherr (2013) beschäftigt.

Jakob Levi Moreno

Moreno wuchs als Kind im Umfeld sephardischer Juden zunächst in Bukarest auf. Seine Eltern übersiedelten zusammen mit ihm und seinen drei jüngeren Geschwistern vermutlich aus wirtschaftlichen Gründen nach Wien, als Moreno etwa sechs Jahre alt war. Dort kamen zwei weitere Geschwister zur Welt. Das Familienleben ist von großer Unruhe gekennzeichnet, es gibt viele Umzüge, und der Flüchtlingsstatus sowie die Hürden der fremden Sprache machen der Familie zu schaffen. Als Moreno 15 Jahre alt ist, zieht die Familie nach Berlin. Moreno kehrt nach kurzer Zeit alleine nach Wien zurück, lebt dort bei einer Familie und erteilt deren Töchtern Nachhilfeunterricht. Zwei Jahre später lassen sich seine Eltern scheiden, die Mutter kommt mit den Kindern nach Wien, der Vater geht zurück in seine Heimat, nach Istanbul. Besonders den Vater vermisst Moreno sehr. Er bricht die Schule ab, macht einen externen Schulabschluss und beginnt 1910, Medizin zu studieren. Er beendet das Studium 1917 und promoviert im selben Jahr. Bereits während des Studiums ist seine soziale Haltung deutlich, die von religiösen Motiven getragen ist. So gründete er z.B. zusammen mit Freunden eine Selbsthilfegruppe für Prostituierte (1913), unterstützte Flüchtlinge in einem Haus der Begegnung (1914). Wien wie andere Orte der 10er und 20er Jahre des letzten Jahrhunderts war geprägt von starken Strömungen, denen Moreno an der Universität ausgesetzt war (Sozialismus, Kommunismus, Nationalsozialismus). Er fühlte sich zu den Existentialisten hingezogen, die sein späteres Werk prägen sollten. Das Prinzip Begegnung in Verbindung mit seinem Konzept der Nächstenliebe kennzeichnete sein Wiener Leben. Moreno hatte bereits in jungen Jahren zu schreiben begonnen und gab ab 1914 eine eigene Schriftenreihe heraus, die er *„Einladung zu einer Begegnung"* nannte; sein Schreibstil zu dieser Zeit war expressionistisch geprägt. Zu Beginn des 1.Weltkrieges meldete er sich freiwillig zum Kriegsdienst, wurde aber nicht genommen, da es Unklarheiten bezüglich seiner Staatsbürgerschaft gab. Er wurde 1915, also noch während seines Studiums in Mitterndorf, einem Flüchtlingslager für Tiroler Bauern in der Nähe von Wien, eingesetzt, ab 1917 auch als regulärer Arzt. 1918 gründete Moreno den *„Daimon"*, eine „Zeitschrift für existentielle Philosophie", in der so bekannte Autoren wie E.A. Rheinhardt, Jakob Wassermann, Franz Werfel, Max Brod und Ernst Bloch schrieben. Ab 1919 wurde sie in *„Der neue Daimon"* umbenannt, zu deren Gründern auch Alfred Adler, Albert Ehrenstein und Franz Werfel gehörten. Im Herbst 1919 lässt sich Moreno als Gemeindearzt in Bad Vöslau nieder und beginnt hier erstmals, auch psychotherapeutisch zu arbeiten. So ließ er z.B. einen suizidalen Patienten seinen Suizid spielen, wodurch dieser sich von seiner Suizidalität distanzieren konnte. Dieses Nachspielen von Konflikten und Problemlagen war der Grundstein für seine spätere Bühnenarbeit. Auch bezog er Familienmitglieder in die Behandlung von Individuen ein, was als Beginn seiner systemischen und soziometrischen Sicht betrachtet werden kann. Ab 1921 beginnt sich Moreno auch mit Bühnenhandeln und Theater intensiver zu beschäftigen; 1922 gründet er in Wien das *Stegreiftheater*. Die politische und gesellschaftliche Lage im Wien der 20er Jahre führten schließlich dazu, dass Moreno im Jahr 1925 Österreich in Richtung New York verlässt.

Moreno war stark beeinflusst von den philosophischen und theologischen Traditionen seiner Familie und seines Umfeldes (Hutter 2002; Tomaschek-Habrina 2004). Er kann in seinen Adoleszenzjahren, also den österreichischen Zeiten, vor allem als Sozialrevolutionär bezeichnet werden: Nach seinem Studium war er Sozialmediziner, welcher die modernen soziologischen und systembezogenen Forschungsansätze seiner Zeit, die zu seiner Grundhaltung passten, adaptierte und weiterentwickelte (Buer 1999;

2010; Dollase 1976; 2013; Moreno 1974). So gab es bei Moreno und demzufolge auch im Verfahren Psychodrama immer schon zwei Aspekte, die sich ergänzten: den Aspekt der therapeutischen Heilung, der *Psychodramatherapie*, *und* den Aspekt der Gruppe und ihrer zwischenmenschlichen Beziehungen, also der *Soziometrie*. Auch wenn das Psychodrama heute therapeutisch überwiegend im Einzelsetting angewandt wird, sind die Gesellschaft, die Gemeinschaft, die Gruppe, das System immer im therapeutischen Prozess präsent. Versuche, diese beiden Aspekte zu trennen, verkürzen das Verfahren auf ein technizistisches Vorgehen, was letztlich zu Einbußen bei der therapeutischen Wirkkraft führen würde. Røine vergleicht dieses Zusammenspiel von Einzelnem und der Gruppe mit dem Jazz, bei dem Solist und Gruppe wechselseitig interagieren (Røine 1997, 32). Nicht zuletzt müssen auch Morenos schriftstellerische und herausgeberische Tätigkeit (siehe *Exkurs Jakob Levi Moreno*), seine Begeisterung für das Spiel und seine Nähe zum Theater Erwähnung finden, die ihn in seinem (therapeutischen) Handeln prägten.

Spiel und Theater

Die psychodramatische Idee der Bühne für die szenische Darstellung menschlicher Schicksale, Lebensläufe und allgemeiner Fragestellungen kommt aus einer spezifischen Mischung von Spiel und dem Umfeld des Theaters. Anders aber als das Theater seiner Zeit plädierte Moreno für die Darstellung authentischer eigener Erlebnisse oder Themen, nicht festgeschriebener Handlungsplots.

> „Die Zuschauer waren meine Mitwirkenden. Die Menschen im Publikum waren wie Tausende unbewusste Bühnenautoren. Das Stück war die Situation, in die sie durch die historischen Ereignisse hineingeworfen worden waren, in der jeder von ihnen einen wirklichen Part spielen musste. [...] Wenn es mir gelänge, das Publikum in Akteure zu verwandeln, in Akteure ihres eigenen kollektiven Dramas, des kollektiven Dramas sozialer Konflikte, in das sie in der Tat täglich verwickelt waren, dann würde meine Kühnheit belohnt werden." (Moreno 1995, 80)

Moreno hat erkannt, dass das Stegreifspiel eine befreiende und problemlösende Wirkung auf die Spieler hat, ja dass selbst die Zuschauer davon im Sinne einer Katharsis profitieren konnten. Die Grundidee des Spielens rührt aber nicht erst aus dem Einfluss des Theaters, sondern vielmehr aus einer früheren Lebensphase Morenos: Nicht nur, dass er als Kind selbst bereits gerne in Rollen spielte, er konnte auch später andere zum (Rollen-) Spiel animieren. In seiner Biografie beschreibt Moreno Beispiele dafür, wie er selbst mit Begeisterung Rollen spielte (vgl. Das Gott-Spiel Moreno in: Hutter/Schwehm 2009, 50f.), und wie er später als Wiener Student Kinder im Park dazu brachte, ein von ihm erfundenes Märchen zu spielen oder ihre eigenen Erlebnisse nachzuspielen (vgl. J. L. Moreno 1995).

> „Ich wurde Freund der Kinder, ihr ständiger Begleiter. Sie liebten den Mann ohne Hut, ohne Herkunft, der nur da war, mit seiner zu ihnen sprechend schweigenden Gegenwart. [...] Ich war ihr Ratgeber, Lehrer und Wanderstock. Ich ruhte auf dem Ast eines Baumes und erzählte ihnen Märchen vom König, den Kinder suchen müssen [...]" (Moreno zit. nach Hutter/Schwehm 2009, 52)

> „Ich fand im Gott-Spielen der Kinder eine tiefe Bedeutung. Als Student pflegte ich durch die Gärten Wiens zu gehen, Kinder um mich zu scharen und Gruppen für Stegreifspiele zu bilden. [...] Ich wollte den Kindern die Fähigkeit zum Kampf gegen soziale Stereotypen, gegen Roboter für Spontaneität und Kreativität geben. In meiner Arbeit mit den Kindern kristallisiert sich meine Theorie der Spontaneität und Kreativität heraus." (Moreno zit. nach Hutter/Schwehm 2009, 53)

Das Gott-Spielen und die Position des Regisseurs sind wesentliche Aspekte der psychodramatherapeutischen Philosophie geworden. Der Mensch ist Schöpfer und Regisseur in seinem eigenen Leben. Moreno spricht von einem ICH-Gott, von der Kreativität als der schöpferischen Kraft, die jedem Menschen innewohnt. Diese Kreativität ist der Motor der Selbstheilung und wird durch das Spiel(en) aktiviert. In diesem frühen Spiel der Kinder wählen sie Rollen, um sich Verhaltensweisen experimentell zu erschließen und sie gegebenenfalls ins das eigene Rollenrepertoire zu übernehmen (siehe *Rollentheorie*): „Ich wäre jetzt der Vater und mache uns etwas zu essen ...". Die Rollen sind in der folgenden Theoriebildung bei Moreno essentieller Bestandteil seiner Persönlichkeitspsychologie: Menschen erleben sich in Rollen und können auch so deskriptiv verstanden werden. Dies bezieht sich nicht ausschließlich auf soziale Rollen, wie sie die Soziologen später beschrieben („Hans, der Polizist" oder „Hans, der Vater"), sondern es kann sich auch auf somatische oder affektive Zustände beziehen („Hans mit Rückenschmerzen" oder „der glückliche Hans").

Von der *Rolle* zum *Theater* ist es nicht weit. 1921 beginnt Moreno, systematisch mit der Bühne zu arbeiten. Das Spielen von Szenen, seien es solche, die das Publikum vorschlägt oder seien es solche, die den Schauspielern spontan einfallen, ist der Beginn des *Stegreiftheaters*. Moreno erkannte im klassischen Theaterspiel, dem Nachspielen von „kulturellen Konserven“, was er *nicht* wollte. Das kreative Spielen war wichtiger als das bloße Nachahmen. Das Stegreifspiel musste sich aber erst etablieren, es war ungewohnt, und so wurden manchmal Hilfskonstruktionen herangezogen, die wiederum neue Spielsettings begründeten, wie z. B. die „lebendige Zeitung“.

> „Das Stegreiftheater mit seinem Ziel 100 %-iger Spontaneität war mit enormen Schwierigkeiten konfrontiert. Die erste Schwierigkeit kam von den Zuschauern. Sie waren erzogen worden, im Alltag Kulturkonserven zu gebrauchen, auf sie zu vertrauen und ihrer eigenen Spontaneität zu misstrauen. Die einzige Spontaneität, die sie zu schätzen gelernt hatten, war die, die aus der ‚belebten Konserve‘ kam. Wenn den Zuschauern wahre Spontaneität gezeigt wurde, vermuteten sie deshalb entweder, sie sei gut einstudiert oder ein Versuch, sie zu verulken. Wenn eine Szene schlecht gespielt war, betrachteten sie es als Zeichen, dass Spontaneität nicht funktionierte. Um den Unglauben des Publikums zu umgehen, wandten wir uns der Technik der ‚lebendigen Zeitung‘ zu. Da die Vorführungen auf den aktuellen Ereignissen des Tages beruhten, konnte niemand bezweifeln, dass sie spontan und ungeprobt waren.“ (Moreno zit. nach Hutter/Schwehm 2009, 63)

Lebendige Zeitung

Unter Lebendiger Zeitung wird ein Stegreifarrangement verstanden, bei dem mehrere Darsteller einen gemeinsam gelesenen Artikel mit verteilten Rollen szenisch darstellen. Das Spiel findet im Stegreifmodus statt, d. h. es wird vorher nicht genau festgelegt, wer was wann spielt, sondern die Rollenspieler entscheiden spontan ihre Vorgehensweise.

Morenos Stegreiftheater in der Maysedergasse in Wien wurde bald eine Institution und es kamen durch die Darsteller immer mehr persönliche Geschichten auf die Bühne, der therapeutische Effekt trat damit stärker in den Vordergrund. Es gab keine klassischen Zuschauer mehr, sondern die Zuschauer wurden zu Mitspielern und umgekehrt, Handlungsabläufe entwickelten sich spontaner. Das Theater wurde Ausdrucks- und Heilmittel zugleich. Das Nachspielen von persönlichen Erlebnissen, das so genannte „wahre zweite Mal“ wurde befreiend erlebt. Moreno hat damit genutzt, was Tennessee Williams seinen Helden Tom sagen lässt:

> „Ich habe ein paar Zaubertricks auf Lager – hab ein paar Asse im Ärmel –, aber ich bin das genaue Gegenteil von einem Bühnenzauberer. Der liefert Euch Illusionen, die den Anschein von Wahrheit haben. Ich liefere Euch Wahrheiten in der freundlichen Verkleidung von Illusionen." (Williams 1987, 13)

Im Spiel auf der Bühne, in der Surplus-Realität setzten sich die Menschen mit ihren eigenen, persönlichen Fragestellungen und Problemlagen auseinander, hatten aber dabei den Schutz der „Als-ob"-Situation der Bühne.

> „Absicht ist, die Krankheit sichtbar zu machen, nicht gesund, sondern krank zu werden. Der Kranke selbst treibt seine Krankheit aus. Die Wiederholung in der Illusion macht ihn frei." (Moreno 1970, 71)

Soziometrie und die Einbeziehung der Systeme

Wie bereits zu Beginn beschrieben, war Moreno aber kein Individualpsychotherapeut, sondern man kann ihn guten Gewissens als einen der Gründer der systemischen Therapie bezeichnen. Die beiden bekannten systemischen Therapeuten Arist von Schlippe und Jochen Schweitzer nennen in ihrem Standardwerk „Lehrbuch der systemischen Therapie und Beratung" neben Kurt Lewin und Alfred Adler Jacob L. Moreno als „Wegbereiter für die systemische Sichtweise" (Schlippe/Schweitzer 2007, 18). Was macht Moreno zum Systemiker?

Moreno verstand den Menschen ausschließlich in seinem sozialen Kontext. Die kleinste Einheit war für ihn schon immer der Mensch *in seinem sozialen Netzwerk*, nicht das Individuum (siehe *Das soziale Netzwerk als Diagnostik*). Erste Überlegungen zur Bedeutung größerer Systeme stellte Moreno bereits während seiner ärztlichen Tätigkeit im Flüchtlingslager Mitterndorf bei Wien an. Die systematische Aufarbeitung dieser Ideen nahm er jedoch erst zu Beginn der 1930er Jahre in New York vor (vgl. Scherr 2013). Moreno erkannte, dass soziale Gruppen einen direkten Einfluss auf das psychische Befinden haben, dass die Konstellationen innerhalb von Gruppen entscheidend sind und dass die Betroffenen, nicht die Fachleute, die Spezialisten für ihre eigene Situation sind. Diese drei Aspekte waren für seine Zeit in hohem Maße ungewöhnlich und brachten damit völlig neue Ansätze in die medizinische und psychotherapeutische Arbeit.

Das Flüchtlingslager Mitterndorf als Ausgangsort soziometrischer Forschung

„Das Problem der geplanten Bevölkerungsumsiedlungen wurde von mir zum ersten Male in den Jahren 1915 bis 1918 studiert. Der Untersuchungsort war eine italienische Kolonie mit einer Bevölkerung von mehr als 10000 Menschen. Während des ersten Weltkrieges wurden viele Bauern österreichischer Nationalität und italienischer Abstammung, die vor der herannahenden italienischen Armee geflüchtet waren und ihre Südtiroler Heimat verlassen hatten, von der österreichischen Regierung in Mittendorf bei Wien angesiedelt. Die Regierung hatte drei Probleme zu erwägen und sie in der Siedlungsplanung zu berücksichtigen: Sicherung vor dem Feind, Lagerhygiene und Unterhalt. Eine soziale und psychologische Planung aber wurde nicht berücksichtigt; es wurde überhaupt nicht an eine solche gedacht. Die Regierung beauftragte die medizinische Abteilung, der ich angehörte, mit der Überwachung des sanitären Problems der neuen Gemeinschaft. In dieser Position und später als Chefarzt des Lagerkinderkrankenhauses hatte ich Gelegenheit, diese Gemeinschaft von den ersten Anfängen bis zu ihrer Auflösung zu studieren, die nach drei Jahren stattfand, als die Siedler bei Kriegsende wieder in ihre Tiroler Heimat zurückkehren konnten. Während dieser Zeitspanne entwickelte sich ein kompliziertes Gemeinschaftsleben. Nach und nach wurden Schulen, Krankenhäuser, Kirche, Theater, Läden, Kaufhäuser, Zeitung, Gewerbe und soziale Klubs eingerichtet. Doch obgleich die Regierung versuchte, der äußeren Notlage zu begegnen, und trotz der Einführung aller äußeren Einrichtungen, die durch das Gemeinschaftsleben bedingt werden, bestanden Reibungen und großes Unbehagen unter der Bevölkerung. Ganze Weinbauerndörfer waren in einen industriereichen Vorortsbezirk verpflanzt worden, Tiroler Gebirgsleute in einen flachen Landstreifen bei Wien. Sie waren wahllos zusammengewürfelt, nicht aneinander gewöhnt und fremd in der Umgebung. Als ich die psycho-sozialen Strömungen studierte, die sich in Bezug auf verschiedene Kriterien entwickelt hatten – z.B. das Kriterium der nationalen Zugehörigkeit, der politischen Parteizugehörigkeit, Sexualität, Verwaltung contra Siedler usw. –, begann ich, diese Mißstände als die Hauptquelle der berüchtigten Unzuträglichkeiten und Zwischenfälle zu betrachten. Infolge dieser Erlebnisse keimte in mir damals klar, daß der Kern jeder psycho-sozialen Planung jeder therapiebedürftigen Gesellschaft die ‚Soziometrie' sein muß." (Moreno 1954, 43 f.)

Als Moreno 1925 Europa den Rücken kehrte, standen sein soziometrisches und sein psychodramatisches Konzept noch nicht ganz, aber die Grundsteine waren gelegt. Im Reisegepäck hatte er eine Idee für eine von ihm und Franz Lörnitzo entwickelte Tonaufzeichnungsmaschine, Erfahrungen mit dem Stegreiftheater, einen Plan für eine Psychodramabühne sowie die Grundlagen der Soziometrie einschließlich dem Konzept für ein interaktives Soziogramm.

Soziometrie, Gruppentherapie und Psychodrama: Morenos Durchbruch in den USA

Aus dem Patent für die Tonaufzeichnungsmaschine wurde nichts, aber Psychodrama und Soziometrie verhalfen Moreno in den USA der 1930er Jahre zum beruflichen Durchbruch.

Jakob Levi Moreno in den USA

In den USA angekommen lässt sich Moreno 1925 zunächst in New York nieder, wo ihn sein Bruder, der bereits vor ihm dort war, unterstützt. Moreno setzte seine Stegreiftheater-Tradition fort und entwickelte sie in Form von kleinen Stegreifexperimenten weiter. 1927 erhält er die US-amerikanische Ärztelizenz. 1928 heiratet Moreno die Kinderpsychologin Beatrice Beecher, um seinen Aufenthalt zu legalisieren. Folgerichtig lassen sich die beiden 1934 mit dem Erhalt der amerikanischen Staatsbürgerschaft wieder scheiden. Im selben Jahr demonstriert er erstmals an der pädiatrischen Abteilung eines Mount Sinai Hospitals sein *Stegreifspiel*. Moreno hält an Schulen, Universitäten und Kliniken Vorträge zum Stegreifspiel, und schließlich kann er 1931 wieder ein Stegreiftheater gründen („Impromptu Theatre"). Über die dadurch entstehenden Kontakte zur Theaterszene lernt er die Sozialwissenschaftlerin Helen Jennings kennen, die ihm ihrerseits den Kontakt zu Sozialpsychologen und Soziologen bahnt und ihn in seinen wissenschaftlichen und soziometrischen Ambitionen sehr fördert. 1931 wird das Jahr seines Durchbruchs, er kann seine soziometrischen Testverfahren der amerikanischen psychiatrischen Vereinigung (American Psychiatric Association APA) vorstellen. Dort referiert er Ergebnisse, die er in amerikanischen Schulklassen erhoben hat und wird daraufhin eingeladen, ebensolche Studien im Gefängnis Sing Sing weiter zu verfolgen. Die Ergebnisse seiner Sing Sing-Untersuchungen über den Zusammenhang von Beziehungen unter Gefangenengruppen und Resozialisierungsaussichten, die er bei der APA 1932 präsentiert, machen ihn bekannt. Die Soziometrie als sozialwissenschaftliche Methode und das Setting Gruppe sind damit etabliert. Es folgten ein umfangreicher Forschungsauftrag als soziometrischer Forscher an der Hudson School for Girls 1932–1934 und zahlreiche Publikationen. Unter anderem gründete er als Herausgeber eine Reihe von Zeitschriften: Impromptu (1931), Sociometric Review (1936), Sociometry: A Journal of Interpersonal Relations (1937). Hier schrieben auch namhafte Autoren wie Margaret Mead und Gordon Allport. Bis 1955 waren Moreno und seine Frau Zerka Toeman Moreno Herausgeber dieser Zeitschrift, welche ab 1955 das Organ der amerikanischen soziologischen Gesellschaft wurde.

An der Hudson School for Girls entwickelt Moreno seine konkreten Vorgehensweisen zur Verbesserung zwischenmenschlicher Beziehungen durch Rollenspiele, differenziert sein Konzept der Soziometrie zusammen mit Jennings und treibt auch die Gruppentherapie voran. 1934 erhält er die amerikanische Staatsbürgerschaft und veröffentlicht sein soziometrisches Grundlagenwerk „Who shall survive?". Zu seinen zwei Praxen in New York gründet Moreno 1936 eine psychiatrisch-psychotherapeutische Klinik in Beacon bei New York. Hier differenziert sich das Konzept der Gruppentherapie soweit, wie das Psychodrama heute als Methode bekannt wurde. Er behandelt dort auch Menschen mit schweren Psychosen, die andere Psychiater als unbehandelbar zurückgewiesen hatten. Sein Biograf Marineau vergleicht Beacon mit der Berggasse in Wien: Es wurde für das Psychodrama und die Gruppenpsychotherapie „a place of birth, a very fertile ground for the development of sociatry, the theatre replacing the couch, the community extending the boundaries of the therapeutic dyad" (Marineau 1989, 135). 1938 heiratet er seine zweite Frau Florence Bridge, mit der er eine Tochter hat, 1949 heiratet er schließlich Zerka Toeman, mit der er einen Sohn hat. 1942 beginnt er, über Psychodrama zu publizieren, und gründet die Gesellschaft für Psychodrama und Gruppenpsychotherapie. Das Psychodrama verbreitet sich rasch in den USA und findet auch Verbreitung an Universitäten und psychiatrischen Kliniken. Auch Fritz Perls, der spätere Begründer der Gestalttherapie, und Eric Berne, der spätere Gründer der Transaktionsanalyse, lassen sich in Beacon ausbilden. 1947 gründet der unermüdliche Moreno eine weitere Fachzeitschrift, „Sociatry, Journal of Group and Inter-Group Therapy", die zuletzt 1976 in „Journal of Group Psychotherapy, Psychodrama and Sociometry" umbenannt wird. 1951 ruft er ein internationales Komitee für Gruppenpsychotherapie zusammen und 1954 gibt es den ersten internationalen Kongress für Gruppenpsychotherapie. Moreno reist in dieser Zeit sehr viel, engagiert sich in zahlreichen Zusammenhängen, u. a. auch zur Friedensstiftung. Er stirbt am 14. Mai 1974 in Beacon. 1993 werden seine sterblichen Überreste nach Wien überführt.

Erst in den frühen 1930er Jahren gelang es Moreno, ein systematisches Konzept zur Soziometrie zu entwickeln (vgl. Scherr 2013; Stadler 2013b). In „Who shall survive? Foundations of Sociometry, Group Psychotherapy and Sociodrama" (Moreno 1934; deutsch: Die Grundlagen der Soziometrie. Wege zu einer Neuordnung der Gesellschaft, 1954), seinem Standardwerk zur Soziometrie beschreibt Moreno die Stationen seiner soziometrischen Forschungsarbeit (Moreno 1954, 43 ff.):

- Studien im Flüchtlingslager in Mitterndorf bei Wien (1916–1917),
- Studium der Entwicklung von Kleingruppen im Kinderkrankenhaus Mitterndorf (1917–1918),
- Studium an einer Public School in Brooklyn, N. Y. (Kinder von 4–14 Jahren) (1931–1932),
- Studium an der Riverdale Country School, N. Y. (Jugendliche von 14–18 Jahren) (1932),
- Soziometrisches Studium an der New York State Trainings School for Girls, Hudson, N. Y. (1932–1938),
- Entwicklung des Rollenspieltests, des Spontaneitätstests (Stegreifprobe) und Spontaneitätstrainings (Stegreifübung) am Stegreiftheater in Wien (1922–1925), Grosvenor Neighbour House, New York City, und der New York State Training School for Girls, Hudson, N. Y. (1932–1938),
- Anwendung des soziometrischen Bevölkerungstests und der psychosozialen Planung bei der Bildung neuer Gemeinschaften, Centerville und Freetown, N. Y. (1933–1938).

Kernpunkt der Soziometrie

> „[…] ist eine, in Abhängigkeit von einem Kriterium, mehr oder weniger ausführliche Netzwerkanalyse. Moreno nannte sie auch „Soziologie mikrodynamischer Vorgänge" (1996, S. 19) und verstand darunter das „mathematische[n] Studium psychologischer Eigenschaften der Bevölkerung, mit den experimentellen Methoden und den Ergebnissen, die aus den Anwendungen qualitativer Prinzipien resultieren. Sie beginnt ihre Untersuchung mit der Erforschung der Entwicklung und Organisation der Gruppe und der Stellung der Individuen in ihr. Eine ihrer Hauptaufgaben ist es, die Zahl und die Ausdehnung psychosozia-

> ler Strömungen, wie sie in der Bevölkerung verlaufen, zu ermitteln" (1996, S. 28f.). Dieses mathematische Studium umfasste die Messung, Analyse und Interpretation von Netzwerken. Diese drei sind auch deshalb nötig, da es neben den offensichtlichen Strukturen von Gruppen auch solche gibt, die nicht auf den ersten Blick erkennbar, aber häufig noch wirksamer sind als die sichtbaren: die Tiefenstrukturen. Zwischen Individuen und zwischen Gruppen fließen Energien von Anziehung (positiver Wahl), Abstoßung (negativer Wahl) und Gleichgültigkeit (Neutralität); soziale Systeme sind deshalb Präferentialsysteme." (Stadler 2013b, 31)

Ohne die Kenntnis der Tiefenstrukturen – Moreno (1959, 32) nennt sie „Verkehrswege der sozialen Beziehung" – sind Menschen in ihren Beziehungen nicht verstehbar und letztlich, so der Schluss von Moreno, auch nicht angemessen psychotherapeutisch behandelbar. Die Soziometrie befindet sich damit an der Schnittstelle von Sozialpsychologie, Persönlichkeitspsychologie und klinischer Psychologie. Die soziometrische Grundhaltung Morenos macht erst verstehbar, wie er zu seinem Gruppentherapiekonzept und letztlich zum Psychodrama kommen konnte. Der Übergang von der soziometrischen Messung und Analyse von Gruppen hin zu einer Behandlung von Gruppen fand an der *New York State Training School for Girls* statt. Nach der Datenerhebung, mit wem die Mädchen am liebsten wohnen und arbeiten möchten, und der Datenauswertung in Form von Soziogrammen (vgl. Schlechtriemen 2013), folgte eine gruppentherapeutische Intervention. Die Gruppen wurden entsprechend der Ergebnisse neu zusammengestellt und Moreno machte Rollenspiele und Psychodramen mit den Mädchen, um ihre Situation zu verbessern (Moreno 1954). In diesen Jahren 1932 bis 1934 liegt die Geburtsstunde der Gruppentherapie.

> „Die Gruppenpsychotherapie hat Anerkennung gefunden, weil sie gewisse Bedürfnisse erfüllt, die die individuellen Therapien nicht befriedigen können. Wir leben von Geburt an in Gruppen. Störungen, die in großem Maße durch die uns umgebende Welt bedingt sind, können nicht beseitigt werden, wenn nicht das Milieu zu einem Teil der therapeutischen Situation gemacht und gleichzeitig behandelt wird." (Moreno 2008, 55)

Die Eröffnung des *Beacon Hill Sanatoriums* 1936 war der nächste Schritt der Ausdifferenzierung des gruppentherapeutischen Konzeptes. Hier konzipierte Moreno die Klinik als therapeutische Gemeinschaft: Mitarbeiter und Patienten lebten zusammen auf dem Klinikgelände. Nicht die distanzierte therapeutische Beziehung kann Heilung bringen, sondern die zwischenmenschliche authentische Begegnung. Er schreibt:

> „Mir wurde klar, [...] dass nur Menschen, die sich begegnen, eine natürliche Gruppe und einen kleine tatsächliche menschliche Gemeinschaft formen können. Es sind Menschen, die sich begegnen, die die verantwortlichen und aufrichtigen Begründer sozialen Lebens sind." (Moreno zit. nach Hutter/Schwehm 2009, 192)

In Beacon vollzog Moreno den zweiten wichtigen Schritt in Theorie und Praxis, den von der (soziometrischen) Gruppentherapie hin zur psychodramatischen Therapie. Er rundete sein Konzept des psychodramatischen Spieles ab, indem er hierfür konkrete Abläufe und Bestandteile experimentell mit seinen Patienten erprobte und beschrieb. Dazu gehören die Rollen des Protagonisten, der Mitspieler, der Bühne, der Gruppe und des Spielleiters (siehe *Instrumente des Psychodramas*). Das Psychodrama ist „Therapie in der Gruppe, durch die Gruppe, für die Gruppe und der Gruppe" (Moreno zit. nach Leutz 1986, 92) (siehe *Gruppe*). Die Verbindung von Soziometrie, Gruppentherapie und Psychodrama war hergestellt. Die Grundprinzipien von Morenos psychodramatischer Gruppentherapie sind:

- Die unmittelbare und authentische Begegnung, welche durch den Rollentausch der Gruppenmitglieder untereinander noch verstärkt wird. Prägnant bringt Buber Morenos Idee auf den Punkt: „Der Mensch wird am Du zum Ich" (Buber 1962, 97),
- die Beachtung der Interaktionen der Gruppenmitglieder, der Gruppendynamik und der Gruppenkohärenz,
- das durch gemeinsames Erleben wachsende gemeinsame Bewusste und Unbewusste, welches sich z.B. in Rollenverteilungen innerhalb der Gruppe zeigt,
- das Nutzen der gruppenimmanenten Selbstregulationsmechanismen, d.h. ein Protagonist bearbeitet ein Thema für die Gruppe und ein Thema ergibt sich aus dem anderen,
- das Spiel als Möglichkeit, den eigenen inneren und den gemeinsamen kreativen Selbstheilungsprozess anzustoßen.

Die „Einladung zu einer Begegnung" (in der Gruppe), welche Moreno zu seinen Wiener Zeiten als Titel seiner Schriftenreihe gewählt hatte, bleibt handlungsleitend für sein therapeutisches Vorgehen: Die Begegnung

„bedeutet Zusammentreffen, Berührung von Körpern, gegenseitige Konfrontation, sich gegenüberstehen, zu kämpfen und zu streiten, zu sehen und zu erkennen, sich zu berühren und aufeinander einzugehen, zu teilen und zu lieben, miteinander auf ursprüngliche Art und Weise zu kommunizieren, durch Sprache oder Geste, Kuss und Umarmung, Einswerden – una cum uno." (Moreno 1956 zit. nach Hutter/Schwehm 2009, 192f.)

Aktuelle Entwicklungen

Das Psychodrama nahm seinen Ausgang bei Moreno in Wien und New York bzw. Beacon, hat sich aber danach sehr weit verbreitet und verschiedene Einfärbungen angenommen. Das US-amerikanische Psychodrama hat sich anders entwickelt als das südamerikanische, dies wiederum anders als das europäische. Und selbst letzteres ist kein homogenes Gebilde geblieben. Das US-amerikanische Psychodrama hat sich in mehrere akademische (Soziometrie und Rollenspiel) und einen New-Age-beeinflussten Zweig geteilt, das südamerikanische ist stark politisch und am Theater orientiert, das französische ist mehrheitlich psychoanalytisch geprägt, ein Teil des italienischen und schweizerischen Psychodramas integriert die Konzepte von C. G. Jung. Im deutschsprachigen Raum insgesamt hat sich nicht zuletzt dank Morenos Schülerinnen Grete Leutz und Heika Straub das klassische Psychodrama nach Moreno durchgesetzt und wurde lange Jahre als Gruppenpsychotherapiemethode gelehrt und praktiziert. Die humanistische Grundorientierung ist geblieben, je nach therapeutischem Stil manchmal etwas verhaltensorientierter, manchmal etwas prozessorientierter, manchmal die Psychodynamik etwas mehr in den Vordergrund rückend und manchmal mehr den systemischen Blick betonend. Bislang liegt kein Überblickswerk vor, welches die Entwicklungsstränge des Psychodramas systematisch darstellt. Zwei neuere Bände, der von Gershoni (2003) und der von Baim et al. (2007) beleuchten das Psychodrama aus unterschiedlichen Perspektiven und geben einen guten Überblick über neuere Entwicklungen (Cross-Over mit Kunst- und Familientherapie, traumaspezifische Ansätze, Arbeit in Großgruppen, transgenerationales Arbeiten, Kinderpsychodrama, neurowissenschaftliche Zusammenhänge, Evaluation etc.). Auch die „Zeitschrift für Psychodrama und Soziometrie" (ZPS) als deutschsprachige Fachzeitschrift greift neue Entwicklungen des Psychodramas auf, z. B. das störungsorientierte Vorgehen oder Bezüge zur Neurobiologie und anderen Nachbarwissenschaften.

Monodrama

Vereinfacht gesagt ist Monodrama Psychodrama ohne Mitspieler. Nach dem Gruppenboom in den 1970er Jahren ist das therapeutische Setting Gruppe in den 1990ern aus der Mode gekommen. Gesellschaftliche Einstellungsänderungen und Hürden bei der Antragsstellung im Kassenverfahren in Deutschland sowie die lange Zeit schlechte Bezahlung von Gruppenpsychotherapie brachten Gruppen im ambulanten Setting im deutschsprachigen Raum beinahe zum Verschwinden. Einzig im stationären Bereich wurden noch zahlreiche Gruppen durchgeführt und deren Effektivität auch immer wieder aufs Neue belegt (siehe *Evaluation*). Aus der Not eine Tugend machen, so kann der Beginn des Monodrama-Settings wohl am besten beschrieben werden. Durch den Bedarf an handlungsorientierter Psychotherapie im ambulanten Bereich etablierte sich das Monodrama als Psychodramaspiel, bei dem nur eine Person eine Szene darstellt. Dies geschieht meist unter Zuhilfenahme von Intermediärobjekten wie Figuren, Stühlen und Symbolen. Manchmal ist es auch angezeigt, dass der Therapeut „mitspielt“, meist stellt der Patient seine Szene jedoch alleine dar und wechselt dazu die Rollen der beteiligten Personen.

Heute ist das monodramatische Vorgehen längst nicht mehr der Not geschuldet, sondern inhaltlich sehr elaboriert und detailreich beschrieben.

> „Man kann diese Entwicklung [vom Gruppen- zum Einzelsetting, Erg. d. A.] aus guten wissenschaftlichen und ethischen Gründen (siehe Morenos (1974, S. 444) Postulat des „cosmic man“) bedauern und kritisieren. Diese weltanschaulich-ökologische Forderung darf aber nicht dazu führen, dass wir Psychodramatiker und Psychodramatikerinnen die zentrale Potenz des Psychodramas aus den Augen verlieren: Psychodrama aktiviert und fördert nämlich wie keine andere Psychotherapie-Methode die Kreativität des Menschen und befreit sie durch die Psychodrama-Techniken differenziert aus ihren (durch Abwehr entstandenen) Fixierungen hin zu frei kreativem Fühlen, Denken und Handeln. Diese Wirkung des Psychodramas ist nicht vom Gruppensetting abhängig. Psychodrama ist deshalb in der Einzelarbeit genauso hilfreich wie in der Gruppenarbeit, und das nicht nur als defizitärer Ableger der Gruppenarbeit, ‚wenn man leider keine Mitspieler zur Verfügung hat‘. Die Aktivierung und Befreiung der Kreativität und gerade auch die Möglichkeit, immer wieder zwischen somato-psychischer und metaperspektivisch-symbolisierender Arbeit zu wechseln, macht Psychodrama in der Einzelarbeit zu einem Verfahren mit vielfältigen kreativen Wirkungen und einem breiten Indikationsfeld.“ (Krüger 2005, 266)

Ein erstes Lehrbuch zum monodramatischen Setting erschien 1996 (Erlacher-Farkas/Jorda), neuere Veröffentlichungen dazu liegen von Krüger (2005), Schaller (2009) und Sturm (2009) vor. Monodrama wird heute indikationsabhängig sowohl in der Gruppe als auch im Einzelsetting angewandt. Näheres zum Setting findet sich im Abschnitt zur *Bühne*.

Soziodrama

Das Soziodrama ist eigentlich nicht neu, sondern eher wiederentdeckt (vgl. Wiener 2001; Wiener et al. 2011; Wittinger 2005; Kellermann 2007; Ameln et al. 2009). Meist wird Psychodrama mit einer protagonistenzentrierten Arbeit in Verbindung gebracht (siehe *Instrumente* und *Arrangements*), d. h. eine einzelne Person steht im Vordergrund. Das Soziodrama hat einen anderen Fokus. Hier steht eine ganze Gruppe im Mittelpunkt.

> „Es handelt sich nicht um ein privates Problem von dem einen oder anderen Individuum in der Gruppe wie im Psychodrama, sondern um ein Problem, mit dem alle Individuen der Gruppe, indem sie an einem verbreiteten sozialen Konflikt bewusst oder unbewusst teilhaben, involviert sind. […] Wenn das Thema die Beziehung zwischen Liebe und Ehe ist, wird nicht die private Welt eines bestimmten Individuums, ein Liebhaber oder eine Ehefrau oder ein Ehemann und die Dreiecksbeziehung zwischen ihnen gezeigt, sondern die Rolle der Ehefrau, des Ehemannes, der anderen Frau, wie sie kollektiv in Erscheinung treten." (Moreno 1948 zit. nach Hutter/Schwehm 2009, 354)

Das Soziodrama wird an dieser Stelle angeführt, weil es lange Zeit nur eine Nebenrolle spielte, was nicht zuletzt auch damit zu tun hatte, dass seit etwa Mitte der 1980er Jahre die Gruppe im therapeutischen Setting nicht mehr en vogue war. Dies hat sich erst wieder in den letzten drei bis vier Jahren geändert: Gruppen werden im therapeutischen Setting wieder gefördert (vgl. Mattke et al. 2009).

Klassischerweise werden Soziodramen zu Themen inszeniert, welche ganze Gruppen und ihre Beziehungen untereinander und in ihnen fokussieren. Die Gruppe wird vom Leiter gebeten, sich ein kollektives, soziokulturelles Thema auszusuchen, welches dann szenisch dargestellt wird. Eine typische Konstellation ist z. B. die Gruppenkonstellation Schüler und Lehrer. Die Gruppe wird in zwei Hälften aufgeteilt, die eine Hälfte spielt die Schüler, die andere die Lehrer. Nach einer gewissen Aktionszeit tauschen die Gruppen kollektiv die Rollen und sammeln Erfahrungen in der Gegenposition. Den Abschluss bildet die Integrations- und Auswertungsphase. In der Integrationsphase berichten die Teilnehmer, was sie in ihren jeweiligen Rollen persönlich erlebt haben. Im Beispiel könnte ein „Schüler“ berichten, dass er sich in einer bestimmten Situation ohnmächtig gegenüber den Lehrern gefühlt habe, oder dass er sich als Schüler so verhalten habe, wie er es aus seinem Arbeitsleben kenne. In der Auswertungsphase geht es dagegen darum, den Bezug des in der Aktionsphase gezeigten Verhaltens zu aktuellen Themen in der Gruppe herzustellen. Es wird betrachtet, inwieweit die Gruppendynamik sich in dem Soziodrama Platz verschafft hat. Im Beispiel kann festgestellt werden, dass in der Gruppe eine Stimmung von Belehren und richtigen bzw. falschen Beiträgen herrscht.

Ameln et al. (2009, 90 ff.) treffen in Abgrenzung zu vorstehender Beschreibung des klassischen Soziodramas eine hilfreiche Unterscheidung zwischen verschiedenen soziodramatischen Arbeitsformen:

1. themenzentriert,
2. gruppenzentriert,
3. soziokulturell.

Die Autoren beziehen sich dabei auf das psychodramatische Konzept der Surplus-Realität. „Im Psychodrama werden nicht nur vergangene, gegenwärtige und zukünftige real erfahr- und vorstellbare Episoden gespielt und erlebt. […] Im Psychodrama können auch Erfahrungen gemacht werden, die über die Wirklichkeit hinaus ein neues und umfassenderes Wirklichkeitserleben ermöglichen.“ (Moreno 1974, 213) Diese Surplus-Realität wird eröffnet, sobald auf der psychodramatischen Bühne gespielt wird (siehe *Abschnitt Bühne*), also eine innere Wirklichkeit im Außen der Bühne gezeigt wird. Ameln dazu: „Ich fasse Surplus Reality daher nicht als einen durch den Inhalt des Dargestellten definierten Oberbegriff für Bühnen mit ‚unrealistischen‘ Themen auf, sondern als „Modus der Erfahrung“ (Moreno 1965, 212), der in jeder psychodramatischen Arbeit durch die Externalisierung der Wirklichkeit der KlientInnen entsteht.“ (Ameln 2013, 7) Im (protagonistenzentrierten) Psychodrama geht es dabei um die Externalisierung der Wirklichkeit einer Person, im Soziodrama hingegen um die Wirklichkeit mehrerer Personen bzw. einer Gruppe.

Themenzentriertes Soziodrama

Im *themenzentrierten Soziodrama* werden Sachthemen mithilfe erlebnisorientierter Methoden vermittelt. Das heißt, die Teilnehmer nehmen die Informationen nicht nur kognitiv auf, sondern erschließen sich ihre Themen auch über szenische Darstellungen, Rollenspiele etc. Auf diese Weise verankern sich die Lerninhalte ganzheitlicher und nachhaltiger.

Soziodrama im Rahmen einer psychiatrischen Fortbildung zum Thema Stimmenhören
Die Gruppe wird vom Leiter in vier Teile aufgeteilt. Aus diesem Pool werden Kleingruppen zu je vier gebildet, wobei ein Teilnehmer aus jeder der Teilgruppen kommt. Teilgruppe 1 sind die Patienten, Teilgruppe 2 sind die Therapeuten, Teilgruppe 3 sind die positiv kommentierenden Stimmen der Patienten, Teilgruppe 4 die negativ kommentierenden Stimmen der Patienten.
Die 4er-Kleingruppen haben nun den Auftrag für fünf Minuten eine Sequenz aus einem Beratungsgespräch mit einem akut stimmenhörenden Patienten nachzuspielen. Der Therapeut kommt ins Gespräch mit dem Patienten, die beiden Stimmen reden gleichzeitig auf den Patienten ein.

Das *Bibliodrama* ist ebenfalls ein themenbezogenes Soziodrama. Bei diesem werden biblische Szenen von der Gruppe mit verteilten Rollen nachgespielt. Auch das *psychodramatische Märchenspiel* (vgl. Franzke 1991; Bender/Stadler 2012) kann unter diese Kategorie gefasst werden.

Beim Märchenspiel gibt es verschiedene Varianten (Stadler 2014). Der einfachste Ablauf ist folgender: Die Gruppe wählt ein Märchen aus, es wird gemeinsam gelesen, die darin vorkommenden Rollen werden auf die Teilnehmer verteilt; dabei wählt sich jeder selbst seine Rolle. Das Märchen wird dann mit diesen verteilten Rollen nachgespielt. In der anschließenden Auswertung geht es zunächst um die Frage, was die Teilnehmer von der Märchenrolle aus ihren eigenen Rollen kennen, oder aber gerade nicht kennen. Diese Fragestellung betont den Selbsterfahrungsaspekt, weniger den soziodramatischen. Letzterer wird besprochen, indem die Gruppe reflektiert, warum gerade *dieses* Märchen mit *diesen* Interaktionen und Rollen von der Gruppe gewählt wurde.

In Märchen verbergen sich spezifische Themen (Eltern-Kind-Interaktionen, Umgang mit Angst und Initiation, etc.) und durch die Art der Erzählung verfremdete soziokulturelle Rollen (Königin, Stiefmutter, Ausgestoßene). Mit diesen kann sich die Gruppe durch das Märchenspiel auseinandersetzen. Eine andere Variante, welche z. B. mehr die Gruppendynamik fokussiert, ist das *Märchenspiel mit zugewiesenen Rollen*. Die

Rollen werden nach dem gemeinsamen Lesen nicht selbst ausgesucht, sondern die Gruppe schlägt vor, wer welche Rolle übernehmen soll. Bei dieser Option ist es wichtig, in der Nachbesprechungsphase ausreichend Zeit einzuplanen. Jeder Gruppenteilnehmer muss die Möglichkeit haben, etwas zu seiner Rollenzuweisung zu sagen und auch den anderen Fragen zum Motiv der Zuweisung zu stellen („Ich denke, dass ich die Rolle der Hexe bekommen habe, weil …, aber ich möchte auch gerne von euch wissen, ob meine Hypothese stimmt, oder ob Ihr andere Gründe hattet, mir diese Rolle zu geben?").

Gruppenzentriertes Soziodrama

Beim gruppenzentrierten Soziodrama steht die eigene Gruppe im Zentrum der Aufmerksamkeit: Die Gruppe erforscht sich selbst. Dies ist auch als klassisches gruppenzentriertes Psychodramaspiel bekannt. Häufig wird es in Form eines Stegreifspieles (vgl. *Arrangement Stegreif*) angewendet, d.h. die Gruppe wählt sich eine Ausgangssituation (z.B. auf einem Kreuzfahrtschiff) oder der Leiter gibt eine Ausgangssituation („Sie sitzen in einem Zugabteil, es ist 18 Uhr …") vor. Anschließend wählt sich jeder selbst eine Rolle in der vorgegebenen Situation. Alle sind gemeinsam auf der Bühne und interagieren, wobei die Handlung nicht vorher festgelegt wird.

Zur Auswertung des soziodramatischen Gruppenspieles mit Fokus auf die Gruppendynamik sind drei Fragen von Bedeutung:

1. Was kennst du von deinem gezeigten *Rollenverhalten* aus deinem Leben *außerhalb* der Gruppe?
2. Was kennst du von deinem gezeigten *Rollenverhalten* aus deinem Leben *innerhalb* der Gruppe?
3. Mit wem hattest du (welche Art von) *Kontakt* bzw. zu wem nicht?

Ameln et al. (2009, 91) schlagen noch andere Fragen vor, die sich besonders bei Maßnahmen zur Teamentwicklung anbieten: Parallelen der gespielten Rollen zu den Arbeitsalltagsrollen (z.B. macht eine Person auf dem Kreuzfahrtschiff den Kellner, der im Team auch immer für alle den Kaffee kocht) und die Frage nach der Über- oder Unterrepräsentierung gewisser Rollen (z.B. im Zugabteil vier Fahrscheinkontrolleure, aber nur zwei Fahrgäste).

Das gruppenzentrierte Soziodrama ist das Mittel der Wahl, wenn es um Gruppenprozesse geht, die sich z.B. innerhalb eines Teams, einer Arbeitsgruppe, oder innerhalb von Weiterbildungsgruppen abzeichnen. Verdeckte Gruppenprozesse sowie Strukturen können so auf elegante Weise bearbeitet werden, Rollenverteilungen werden sichtbar und die Gruppendynamik erhält ein konstruktives Gefäß. Durch diese Art von Soziodramen wird die Kohäsion innerhalb der Gruppe erhöht, die Zusammenarbeit dadurch verbessert, gleichzeitig ist aber darauf zu achten, dass diese Soziodramen nicht ohne Indikation und zu einem zu frühen Zeitpunkt vorgeschlagen werden. Eine Gruppendynamik entwickelt sich zwar in der ersten gemeinsamen Minute, welche die Gruppe erlebt, aber die Gruppe muss auch bereit sein, sich mit diesen Themen konstruktiv zu beschäftigen.

Soziokulturelles Soziodrama

Ein Beispiel für ein soziokulturelles Soziodrama findet sich zu Beginn des Abschnitts: die Schüler-Lehrer-Interaktion.

> „Das soziokulturelle Soziodrama simuliert Dynamiken zwischen verschiedenen gesellschaftlich relevanten Rollen, um das Verständnis für diese Dynamiken und ihre Verflechtung mit dem Erleben und Handeln des Einzelnen zu schärfen." (Ameln et al. 2009, 101)

Konfliktlagen zwischen verschiedenen Gruppen können so spielerisch bearbeitet werden. Dies findet z. B. Anwendung in der Bildungs- und Friedensarbeit, in verschiedenen Formen von Konfliktmanagement (z. B. Arbeitgeber und Arbeitnehmer) oder bei der Erarbeitung eines effektiven Umgangs mit Minderheitenpositionen. Neben der Darstellung der (unterschiedlichen) Positionen geht es um einen konkreten Perspektivenwechsel, der es möglich macht, eine kollektive Rolle zu verstehen (z. B. Rolle einer berufstätigen Mutter oder eines allein erziehenden Vaters). Dies wird durch einen kollektiven Rollentausch erreicht, d. h. die gesamte Gruppe wechselt ihre Rolle (die Schüler werden zu Lehrern, während die Lehrer zu Schülern werden). Das Verständnis für die andere Rolle bedeutet nicht automatisch eine Annäherung oder Integration. Der Rollentausch (siehe Abschnitt *Techniken Rollentausch*) macht die Perspektive und die Beziehung deutlicher, und damit unter Umständen auch den Konflikt (z. B. zwischen Anhängern von Bündnis 90/Die GRÜNEN und der FDP). Kellermann (2007) zeigt verschiedene Formen konkreten sozio-therapeutischen Arbeitens mit dem Soziodrama in Situationen von kollektiver Traumatisierung auf. Beispiele, wie die Arbeit mit dem soziokulturellen Soziodrama in verschiedenen Feldern sinnvoll eingesetzt werden kann, werden im Buch von Wiener et al. (2011) beschrieben.

Störungsorientierung

Die explizite Störungsorientierung in der Psychotherapie allgemein, und so auch in der Psychodramatherapie, ist eine neuere Entwicklung, die sich dort z. B. in Bezug auf die spezifische Anwendung der Psychodrama-Techniken (siehe *Techniken*) wiederfindet. Der Weg zur Störungsorientierung im Psychodrama lag nahe, da es in der Psychodramaliteratur schon bei Moreno (2008, Erstveröffentlichung 1959), aber auch später zahlreiche Kasuistiken gab, die das Vorgehen in Bezug auf eine spezielle Störung oder Erkrankung beschrieben, z. B. in den Sammelbänden von Bosselmann et al. (1992) und von Fürst et al. (2004), und nicht zuletzt in den Beiträgen der Zeitschrift für Psychodrama und Soziometrie. Die erste systematische Beschreibung störungsorientierten Vorgehens ist von Krüger (1997). Er bezieht die Anwendung von Psychodramatechniken auf eine Prozessorientierung und verknüpft diese mit der psychodramatischen Kreativitätstheorie (Krüger 2004a; 2009; siehe *Kreativitätstheorie*). Bender (1981; 1982; 1986; 1991; 1996) beschäftigte sich ausführlich mit der Anwendung des Psychodramas bei Menschen mit Psychosen, ebenso Krüger (2007a). Neuere Entwicklungen im deutschsprachigen Raum finden sich bei Schacht (2009), Krüger (2009), Bender/Stadler (2012). Vieira/Risques (2007) geben einen grundsätzlichen Überblick, ebenso die Arbeit von Wieser (2007). Für einzelne Störungsbilder liegen mittlerweile eine Reihe spezifischer Ansätze vor, so für die Therapie mit traumatisierten Menschen (Kellerman/Hudgins 2000; Krüger 2002a; Pruckner 2002; Stadler 2002; Ottomeyer 2004; Hudgins 2007; Bender/Stadler 2012), für die Therapie von Sucht- und Abhängigkeitskranken (Krüger 2004b; Schwehm 2004; Kern/Spitzer 2012; Spitzer-Prochaska 2012; Stadler 2013a), für die Therapie von Menschen mit strukturellen oder Persönlichkeitsstörungen (Schacht 2009; Hintermeier 2010; Bender/Stadler 2012) und für Menschen mit depressiven Erkrankungen (Schacht 2009; Krüger 2012).

Für die Anwendung des Psychodramas in der Therapie mit Kindern und Jugendlichen sei verwiesen auf die grundlegenden Ansätze von Aichinger/Holl (2010; 2011; 2013) sowie Pruckner (2001), aber auch auf die Arbeiten von Amatruda (2003), Cossa (2003), Biegler-Vitek (2011), Scheuffgen (2012), Staudinger (2013). Psychodrama im Paarsetting beschreiben z. B. Bleckwedel (2008) und Bracke (2010).

Da es sich jeweils um sehr spezifische Anwendungsformen handelt, können sie an dieser Stelle nicht ausführlicher dargestellt werden. Für eine vertiefte Auseinandersetzung sei auf die zitierte Spezialliteratur verwiesen.

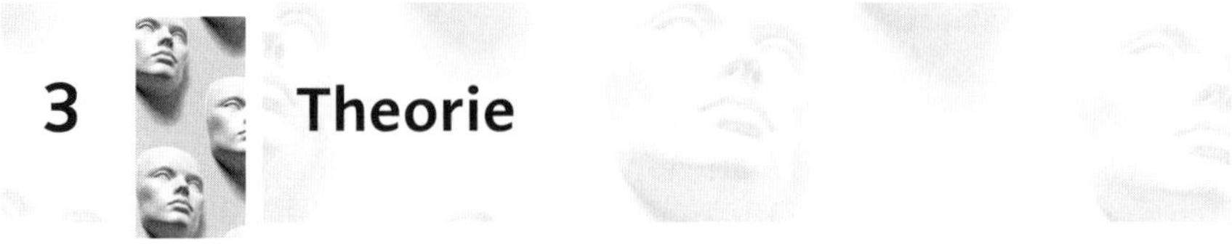

3 Theorie

Das Menschen- und Weltbild

Psychodrama kann man nur verstehen, wenn man das Menschen- und Weltbild seines Begründers berücksichtigt. Jakob Levy Moreno war zu allererst eigentlich ein Philosoph, der von religiösen Ideen durchdrungen war. Obwohl seine Hauptausrichtung durch seine Familie eine jüdische war, sind auch christliche und asiatische Religionsphilosophien in seinen Schriften und seinem Denken zu erkennen. Das Konzept der *Kreativität*, einer der Dreh- und Angelpunkte in Morenos Denken ist z. B. ohne seinen religiös-philosophischen Hintergrund nicht verständlich. „Eine Möglichkeit zur Definition der Kreativität ist die Beschreibung ihrer maximalen Erscheinungsform, des Universums, das von Urbeginn an von Kreativität durchdrungen war, und seit seiner Existenz nicht aufhört, kreativ zu sein.“ (Moreno zit. nach Hutter/Schwehm 2009, 296 f.) Moreno verstand die menschliche Kreativität, den Ursprung von Veränderung und Heilung so, dass sich darin die Kraft Gottes, die durch den Menschen wirkt, zeige (vgl. Blatner/Cukier 2007).

Das soziale Netzwerk als Diagnostik: Messung, Analyse und Intervention

Das soziale Netzwerk ist eines der zentralen Tools in der psychodramatischen Arbeit. Der Gedanke des sozialen Netzwerkes ist auch das Kernstück der Soziometrie. Moreno nannte es soziales Atom, da er in seiner Zeit das Atom für die kleinste unteilbare Einheit hielt (Moreno 1981, 93). Die Gleichsetzung von sozialem Netzwerk und sozialem Atom ist nicht ganz korrekt, da Moreno das soziale Atom noch vom sozialen Netzwerk unterschieden hatte. In der neueren Netzwerkliteratur hat sich aber der Begriff Netzwerk durchgesetzt, und der Unterschied zwischen den beiden Begriffen macht aus heutiger Sicht keinen Sinn mehr.

Im Psychodrama wird davon ausgegangen, dass ein Individuum nicht isoliert, sondern nur im Kontext seiner sozialen Beziehungen betrachtet werden kann. Der Mensch erlebt sich selbst im Kontext seiner Beziehungen und wird auch von anderen nur in diesem Zusammenhang erlebt und verstanden. Der Mensch ist damit ein Begegnungswesen. Bereits vorgeburtlich ist sein Netzwerk vorhanden (Eltern, Großeltern, Geschwister, Nachbarn der Eltern etc.), das sich nach der Geburt rasch weiterentwickelt (Hebamme, Arzt, Kinderkrankenschwester) und sich letztendlich lebenslang verändert. Das soziale Netzwerk kann wachsen, schrumpfen, zeitweise stagnieren, d.h. bei der psychodramatischen Arbeit mit Menschen kann immer nur ein soziales Netzwerk zu einem bestimmten Zeitpunkt x erhoben werden. Soziale Netzwerke können in Zeitreihen oder interpersonell verglichen werden.

Soziales Atom in einer Zeitreihe
Seit Frau Mayer (51 J.) arbeitslos ist, hat sich ihre psychische und soziale Situation verändert. In der Therapiesitzung wird mit ihr erarbeitet, worauf sich die Veränderungen beziehen. Der Therapeut schlägt vor, zu diesem Zweck ihr soziales Netzwerk anschaulich zu machen. Die Patientin malt zunächst auf einem Blatt Papier ihr aktuelles Netzwerk auf. Dazu werden zwei konzentrische Kreise auf das Blatt gezeichnet und Frau Mayer wird gebeten, alle für sie aktuell relevanten Kontakte einzuzeichnen. Dazu können lebende wie tote Menschen gehören, solche, die weiter weg wohnen oder zu denen nur sporadisch Kontakt besteht, selbst Haustiere. Für die eigene Person wird ein Symbol in die Mitte des innersten Kreises gemacht. Im inneren Kreis stehen alle Personen, zu denen ein Kontakt besteht, im nächstäußeren diejenigen Personen, zu denen ein Kontakt gewünscht wird. Frau Mayer erkennt rasch, dass viele ihrer früheren Kontakte heute im äußeren Kreis „gelandet" sind, und es können mit ihr Ursachen und Motive für diese unliebsame Veränderung gefunden werden. In einem nächsten Schritt wird mit ihr ein Zukunfts-Wunsch Atom in einem Jahr erarbeitet. Ein paar von den alten Freunden und Bekannten rutschen dadurch wieder in den inneren Kreis, aber es kommen auch neue Personen dazu. Kleinschrittig wird anhand der beiden Netzwerke besprochen, wie die gewünschte Veränderung vom ersten sozialen Atom zum zweiten in die Realität umgesetzt werden kann.

Soziale Netzwerke im interpersonellen Vergleich
Herr und Frau Fuchs kommen aufgrund massiver Beziehungsprobleme zur Paartherapie. Seit längerer Zeit leben die beiden nur noch nebeneinander her, unternehmen nichts Gemeinsames mehr, und selbst in Fragen der Kindererziehung – das Paar hat drei Kinder – gibt es im Gegensatz zu frü-

her ständig Konflikte. Der Paartherapeut bittet die beiden, jeder auf einem Blatt, sein aktuelles soziales Netzwerk zu zeichnen. Sie sollen dabei zunächst einen Platz für sich selbst auf dem Blatt suchen, dann die für sie emotional relevanten Personen einzeichnen, Männer als Dreiecke, Frauen als Kreise. Die emotionale Bedeutung kann durch zwei Möglichkeiten verdeutlicht werden, einmal durch die Größe der gewählten Symbole und einmal durch Nähe und Distanz der Symbole zum eigenen. Nach Fertigstellung der Zeichnung werden die beiden Netzwerke einander vorgestellt. Es gibt überraschende Einsichten, wie der jeweils andere einen positioniert hat und welche Bedeutung man bekommen hat. Auch die Schnittmengen bezüglich der Freunde und die Positionen der Kinder führen zu ergiebigen – konfliktfreien – Diskussionen. Abschließend zu dieser Sitzung werden auch Fragen der Umsetzbarkeit im Alltag besprochen und ein paar Ideen gesammelt, wie die Schnittmenge der sozialen Atome vergrößert bzw. Unterschiede akzeptiert werden können.

Das klassische soziale Atom kann auf unterschiedliche Weise dargestellt werden, in der Regel wird es zunächst gezeichnet wie in den beiden Beispielen. Sie können aber auch mit Symbolen oder Stühlen oder aber als Aufstellung mit Personen gestellt werden. Im klassischen sozialen Atom steht der Patient im Mittelpunkt dreier konzentrischer Kreise. Diese Form wird in der aktuellen Netzwerkliteratur *egozentriertes Netzwerk* genannt. Dabei stehen im innersten Kreis diejenigen Personen, mit denen *Beziehungen unterhalten* werden, im nächstäußeren diejenigen Personen, zu denen *Beziehungen gewünscht* werden. Der äußerste Kreis stellt das gesamte *Bekanntschaftsvolumen* dar (vgl. Abbildung). Wenn das Bekanntschaftsvolumen und der innere Kreis deckungsgleich sind, ist dies nach Moreno der „ideale soziometrische Status. […] ein jeglicher [Kontakt] hätte sich in eine soziale Wirklichkeit verwandelt." (1996, 370) Außerhalb des Bekanntschaftsvolumens befindet sich die Masse. Das zweite Beispiel zeigt ein Vorgehen mit einem *dezentralen sozialen Atom*. Die Probanden wählen dazu ihre eigene Position auf dem Blatt selbst. Damit liefern sie eine Zusatzinformation darüber, wie „zentral" sie sich selbst in dem sozialen Gefüge sehen.

In den Beispielen wird deutlich, dass das Vorgehen mit sozialen Netzwerken nicht allein ein diagnostisches Instrument der Darstellung und Analyse ist, sondern gleichzeitig eine therapeutische Intervention für die Betroffenen. Den äußeren Prozessen bei der Darstellung liegen innere, psychodynamische Prozesse zugrunde, zu denen sich Moreno in seinem soziometrischen Konzept zahlreiche Gedanken gemacht hat (vgl. Moreno 1996; Petzold/Mathias 1982; Stadler 2013b). Es handelt sich dabei um

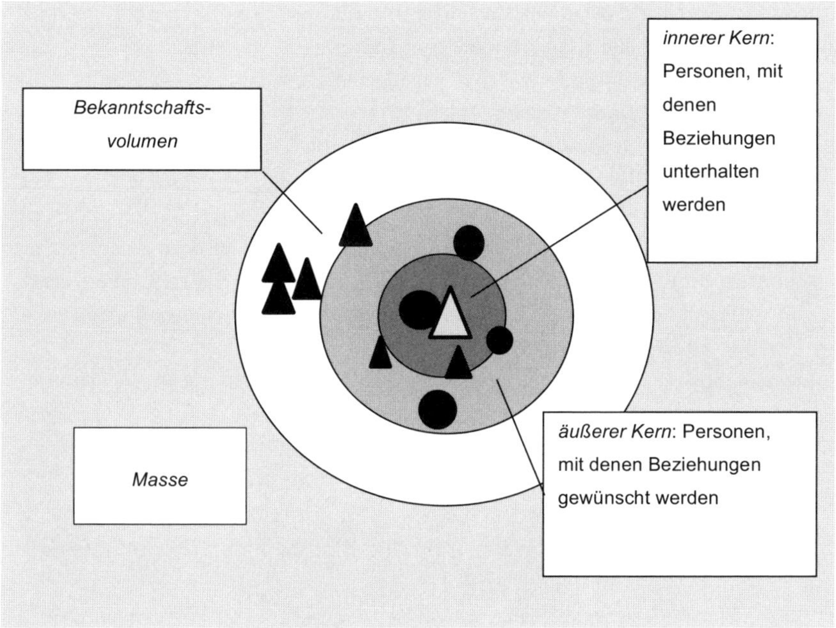

Abbildung 1: Soziales Atom

Tiefenstrukturen von Beziehungen und Gemeinschaften, die sich zum Teil erheblich von den Oberflächenstrukturen unterscheiden können. Eine Familie kann in ihrer emotionalen Tiefenstruktur, in ihrem Erleben von emotionaler Nähe und Distanz ganz anders aussehen, als die Begriffe „Vater und Mutter als Elternpaar“ oder „drei Geschwister“ abbilden können. Ein Vater kann sich nicht als Elternteil fühlen, da er Zweifel hat, dass eines der Kinder von ihm ist, oder ein Kind kann sich emotional einer Nachbarin näher fühlen als den Eltern und Geschwistern, da es dort die emotionale Wärme bekommt, die in der Familie nicht spürbar ist. Die Soziometrie befasst sich mit diesen Tiefenstrukturen in sozialen Einheiten, da diese meist wirksamer sind als die Oberflächenstruktur. Dies zeigt sich z. B. auch deutlich in Kontexten von Arbeitsteams und Organisationen, wenn Chefs nicht akzeptiert werden, weil die Gruppe in ihrer Tiefenstruktur eine graue Eminenz als Chef „gewählt“ hat, oder eine andere Person aus dem Team für kompetenter hält.

Arbeitet man mit dem Psychodrama in der Gruppe, bietet sich an, die gezeichneten sozialen Netzwerke zu beleben. Dazu wird der Patient gebeten, für die Personen auf seiner Zeichnung Gruppenmitglieder zu wählen und diese entsprechend seiner Zeichnung aufzustellen. Es entsteht damit ein dreidimensionales Gebilde, in welchem die interpersonellen Dynamiken noch besser erspürt werden können.

Die Aufstellung eines sozialen Netzwerks
Frau Mayer (aus dem vorangegangenen Beispiel) möchte in der Aufstellung ihres sozialen Netzwerkes herausfinden, wie sich die verschiedenen Perspektiven und Positionen anfühlen. Nachdem alle Personen stehen, entscheidet sie sich für die Exploration von drei Personen. Anna befindet sich im inneren Kreis; zu ihr hat sie auch seit der Zeit der Arbeitslosigkeit engen, beinahe täglichen Kontakt. Bernd und Christine befinden sich im Kreis der gewünschten Beziehungen.
Sie formuliert für sich drei Ziele:

- „Ich möchte wissen, wie es Anna mit unserem Kontakt geht. Ich mag sie gern, aber ich habe Angst, dass ich ihr auf den Wecker gehe."
- „Ich mag Bernd sehr und ich würde mir mehr Kontakt wünschen, aber ich schäme mich für meine Situation und möchte nicht, dass er denkt, dass ich ihm hinterher laufe."
- „Christine ist meine ältere Schwester. Ich glaube, sie kann mit meiner Situation nicht umgehen. Sie hat mir zwar schon Geld geliehen, aber sie fragt mich immer, ob ich jetzt schon eine neue Stelle habe und interessiert sich nicht dafür, wie es mir geht. Ich will ja selbst wieder eine Stelle, ist doch klar, aber ich brauche manchmal einfach Trost und das Gefühl von ihr, dass ich noch ein Mensch bin, auch wenn ich gerade keinen Job habe."

Frau Mayer wählt aus der Gruppe Personen, welche die Rollen der Personen ihres sozialen Netzwerkes übernehmen. Als alle an den zugewiesenen Plätzen stehen, begibt sich die Patientin auf ihre Position. Sie formuliert von dieser Stelle aus noch einmal ihr Anliegen in direkter Rede nacheinander an die drei Personen, die sie vorrangig interessieren („Anna, ich freue mich, dass wir so eine gute Beziehung haben, aber ich habe Angst, dass ich dir auf den Wecker falle …"). Dann tauscht sie mit Anna die Rolle, d. h. Frau Mayer ist jetzt in der Rolle von Anna und die Mitspielerin, welche Anna dargestellt hat, ist jetzt in der Rolle von Frau Mayer (vgl. Abschnitt *Rollentausch*). „Frau Mayer" (die Mitspielerin) wiederholt noch einmal das Gesagte, und „Anna" (Frau Mayer) lässt den Satz auf sich wirken und versucht, aus der Rolle heraus eine Antwort zu formulieren. So geht das Gespräch über mehrere Rollentausche hin und her, damit die Beziehungswirklichkeit der Patientin deutlicher werden kann. Das gleiche Vorgehen erfolgt mit den beiden anderen, mit Bernd und Christine. Nach Abschluss dieser Interaktionsphase kommt die Gruppe wieder zusammen und die Rollenträger, also die Mitspieler, welche Rollen übernommen hatten, berichten, wie es ihnen in ihren Rollen erging (Gefühle, Gedanken, Handlungsimpulse). Abschließend erzählt Frau Mayer in der Gruppe, was sie aus den Beziehungsexplorationen für sich für Erkenntnisse gewonnen hat, evtl. auch, was sie als nächste Schritte plant und wie ihre aktuelle Befindlichkeit ist.

Durch die szenisch handelnd dargestellten Interaktionen wird die Beziehungswirklichkeit für die Patienten deutlicher. Sie erleben ihr soziales Netzwerk, wie es interagiert und durch die seriellen Rollenwechsel kommen nicht nur die einzelnen Personen klarer heraus, sondern auch die Beziehung *zwischen* den Personen wird anschaulicher. Es ist als ob durch die wiederholten Rollenwechsel die nicht bewusste Beziehung an die Oberfläche treibt und damit sichtbar wird. In diesem Zusammenhang ist es wichtig zu erwähnen, dass die psychodramatischen oder soziometrischen Aufstellungen *das innere Bild* der Hauptperson, *des Protagonisten*, zeigen und nicht eine *objektive Wirklichkeit*. Hierin unterscheidet sich das Psychodramavorgehen von dem Vorgehen der meisten systemischen Aufstellungen im engeren Sinne. In letzterer wird von einer Matrixstruktur ausgegangen, die von allen Mitspielern im System erkannt werden kann und die eine objektive Kategorie, eine Wahrheit darstellt. Da im Psychodrama immer nur von der *subjektiven* Wahrheit des Protagonisten ausgegangen wird, dessen Welt nach außen sichtbar gemacht wird („inner world outside"), werden Antworten und Statements der anderen Personen des sozialen Atoms auch nur von dem Protagonisten im Rollentausch gegeben. Informationen, die sich durch die Gesamtdarstellung des sozialen Atoms ergeben, werden in einem Rollenfeedback am Ende der Spielphase erhoben, indem die Mitspieler befragt werden, was sie in ihren Rollen erlebt haben. Dieses Vorgehen in Aufstellungen schützt die „Wahrheit" des Protagonisten und bietet gleichzeitig die Gelegenheit, andere Inputs als ergänzende *Hypothesen* einzubeziehen.

Wie bereits erwähnt ist die Soziometrie in all ihren Ausprägungen weitaus umfangreicher als sie an dieser Stelle aufgezeigt werden kann (vgl. Moreno 1996; Ameln et al. 2009; Stadler/Kern 2010; Stadler 2013b). Neben dem Konzept des sozialen Atoms gibt es das Rollen- oder kulturelle Atom, auf das im folgenden Abschnitt eingegangen wird. Das weite Feld des soziometrischen Tests in Gruppen wird in der angegebenen Literatur ausführlicher besprochen. Im soziometrischen Test geht es vereinfacht gesagt um die Erhebung der Tiefenstruktur einer bestimmten Gruppe zu einem bestimmten Zeitpunkt zu einer bestimmten Fragestellung („Kriterium"). Z. B. kann es für ein Team interessant sein, wer mit wem am besten ein Projekt ausarbeiten kann, oder es kann für eine Schulklasse interessant sein, wer neben wem sitzen möchte, oder es kann für eine Selbsterfahrungsgruppe interessant sein, wer sich mit wem ein Dreibettzimmer am geplanten gemeinsamen Auswärtswochenende im Tagungshaus teilen möchte. Der Test zielt darauf ab, eine bestimmte Gruppe in Bezug auf eine Fragestellung arbeitsfähiger oder effektiver zu machen. Zugrunde liegt der Gedanke, dass Menschen in Gruppen immer Wahlen bezüglich der anderen treffen. Diese Wahlen sind im Alltag meist nicht bewusst und oft Kriterien übergreifend formuliert(„die Beate finde ich irgendwie sympathisch"), können aber spezifiziert werden („Wenn ich jetzt entscheiden müsste, mit wem ich einen Vortrag zusammen vorbereiten soll, würde ich Beate wählen, für die Wahl des Dreibettzimmers dagegen würde ich Sebastian und Klaus wählen"). Wahlen und auch die entsprechenden Nicht-Wahlen oder Abwahlen sind neben ihrer Kriteriumsspezifität auch an einen Erhebungszeitpunkt gebunden und stellen keine übergreifenden grundsätzlichen Aussagen zu Beziehungen dar; zu einem anderen Zeitpunkt kann die gleiche Fragestellung durchaus ein anderes Ergebnis zeitigen.

Die Rollentheorie: Grundlage der Entwicklungspsychologie, Sozialpsychologie und Psychotherapie

Die Rollentheorie stellt im Gedankengebäude des Psychodramas einen zentralen Bezugspunkt dar. Moreno kann mit seiner frühen Rollenkonzeptualisierung als einer der Vordenker sozialpsychologischer und auch soziologischer Rollentheorien angesehen werden (vgl. Ameln et al. 2009). Neben Moreno werden Mead (1934) und Linton, die wesentlich bekannter wurden, heute mit sozialpsychologischen Rollentheorien in Verbindung gebracht. Die Rolle, die in der Soziologie populär wurde, nämlich die gesellschaftlich geprägte Rolle, ist jedoch nur ein Ausschnitt aus Morenos Rollenkonzept, wie zu zeigen sein wird.

Grundsätzlich sieht Moreno den Menschen als Rollen„spieler" an. Jeder Mensch ist immer und überall in Rollen zu verstehen. Dies kann verschiedene Formen annehmen.

Rollendimensionen

Eine Form ist die Rollendimension. Zeintlinger-Hochreiter (1996) hat die verschiedenen Systematiken zu Morenos Rollenbegriffen zusammenfassend dargestellt. Sie unterscheidet dabei folgende vier Dimensionen von Rollen:

- Rollen als kollektive soziokulturelle Stereotypien,
- Rollen als vorgegebene individuelle Handlungsmuster,
- Rollen als individuell gestaltete, abrufbare Handlungsmuster,
- Rollen als tatsächliches Handeln in einer aktuellen Situation.

In der Regel zeigen sich alle vier Aspekte in einer konkreten Situation. Um dies deutlich zu machen, sei ein kurzes Beispiel angeführt.

Rollendimensionen
Frau Stein ist von Beruf Rechtsanwältin. Sie betreibt eine eigene Kanzlei und ist gewählte Vorsitzende in einer Bürgerinitiative, die sich für die Integration straffällig gewordener Jugendlicher einsetzt. Sie ist zum zweiten Mal verheiratet und hat aus erster Ehe zwei Kinder. In ihrer Freizeit spielt sie in einer Laiengruppe Theater.
Die Berufsrolle entspricht der ersten Dimension, auch die Rolle der BI-Vorsitzenden. Es sind *soziokulturelle Rollen*, die unabhängig von der sie innehabenden Person bestehen und mit denen bestimmte Erwartungen verknüpft sind. Auch die Rollen der Ehefrau und Mutter sind soziokulturelle Rollen.
Mit Rollen als *individuell vorgegebene Handlungsmuster* hat Frau Stein zu tun, wenn sie Theater spielt. Sie lernt Handlungsabläufe und Texte auswendig und rezitiert letztere in der Vorstellung.
Die *individuell gestalteten, abrufbaren Handlungsmuster* zeigen sich darin, *wie* Frau Stein ihre soziokulturellen Rollen ausfüllt. Ihr persönlicher Gestaltungsspielraum kommt hier zum Tragen. Frau Stein ist eine streitbare Juristin, die sich mit Haut und Haar in ihre Prozesse stürzt, dagegen handelt sie eher vorsichtig und bedächtig als Vorsitzende der BI. Als Ehefrau begegnet sie ihrem Mann auf Augenhöhe und als Mutter ist sie äußerst fürsorglich.
Die Rollen als tatsächliches Handeln kann man in der unmittelbaren Situation erleben. Sie sind nicht nur von den soziokulturellen und den individuellen Mustern geprägt, sondern ebenso abhängig von Tagesform, beteiligten anderen Personen, Stimmungen, Affekten etc. Frau Stein zeigt sich zum Beispiel an einem ganz bestimmten Montag in der Verhandlung mit einem Kollegen für ihre Verhältnisse als äußerst kompromissbereit.

Kollektive Muster treffen also auf individuelle Ausgestaltungen und formen in der Gesamtheit dieser Rollen das Selbst des Menschen. „Rollen entstehen nicht aus dem Selbst, sondern das Selbst kann sich aus den Rollen entwickeln“, so Moreno (1982a, 280). Dieses Selbst mit all seinen Bestandteilen zeigt sich in konkreten Situationen mit konkreten Personen als individuell eingefärbtes Gesamtbild. Petzold/Mathias (1982) unterscheiden in dem beschriebenen Prozess *kategoriale* und *aktionale* Rollen und es wird deutlich, dass der Mensch ein Begegnungswesen ist, was bereits im vorhergehenden Abschnitt (*Soziales Netzwerk*) beschrieben wurde. Die Rollen eines Menschen sind immer nur als aktionale Rollen in einer konkreten Situation und in Begegnung mit anderen erlebbar; sie haben immer eine eigene Note. Niemand kann der Kategorialrolle *Rechtsanwältin* an sich begegnen. Kategorialrollen gewähren den Beteiligten Verhaltenssicherheit, einen Orientierungsrahmen, man hat eine Vorstellung, was alles zu so einer Rolle gehört: eine Kanzlei, ein Telefon, eine Robe, die Bereitschaft zu Auseinandersetzung, Mandantenkontakte, Termine bei Gericht etc. Wie eine konkrete Person den Mandantenkontakt gestaltet oder die Kanzlei einrichtet, zeigt sich erst in den aktionalen Rollen.

In den Interaktionen mit konkreten anderen Menschen bilden sich Rollenpaarungen, die einmal besser, einmal schlechter miteinander harmonieren: die streitsüchtige Rechtsanwältin und der aggressiv gehemmte Mandant, oder der impulsive Chef und seine devote Mitarbeiterin, der jähzornige Mann und seine jähzornige Frau, die narzisstische Lehrerin und ihr bewundernder Schüler und in einer günstigen Konstellation die einfühlsame Therapeutin und der Vertrauen fassende Patient. Von den Psychodramatherapeuten, welche neben der Einbeziehung der *Telebeziehung* und der *Übertragungen* mit dem *Gegenübertragungsgeschehen* arbeiten (siehe nächstes Fallbeispiel), werden diese Rollenpaarungen vom Therapeuten reflektiert, um sich die Psychodynamik des Patienten anschaulicher zu machen: Ein Therapeut fühlt sich wie ein böser Vater gegenüber seinem ungezogenen Sohn, oder eine Therapeutin fühlt sich wie ein tröstender und haltgebender Großvater gegenüber seiner hilflosen Enkelin. In der Reflexion der Gegenübertragung werden Rollenpaarungen sichtbar, die therapeutisch mit dem Patienten genutzt werden können. Es können sich in diesen Konstellationen *konkordante* oder *komplementäre* Rollen zeigen. Eine *konkordante* Rollenpaarung ist dann gegeben, wenn der Therapeut die gleiche Empfindung gegenüber dem Patienten hat wie dieser selbst zu sich. Der Therapeut identifiziert sich mit einer Rolle aus dem *kulturellen* Atom (siehe nächster Absatz) des Patienten. Eine Ausnahme bildet hier das *Introjekt*, da sich diese Rolle aus dem sozialen und kulturellen Atom zusammensetzt. Eine *komplementäre* Rollenpaarung ist dann gegeben, wenn der Therapeut eine komplementär sprich ergänzende Empfindung hat, also mit dem Gefühl einer Person aus dem *sozialen* Netzwerk des Patienten identifiziert ist.

Die Reflexion einer therapeutischen Situation anhand Übertragung, Gegenübertragung und Telebeziehung

Die 22-jährige Manuela macht eine Ausbildung zur Heilerziehungspflegerin. In ihrer Vorgeschichte gibt es zahlreiche Hinweise auf starke emotionale Vernachlässigung durch die Eltern. Während eines zunächst einjährigen Auslandsaufenthaltes bei einer Gastfamilie erlebte sie als 15-Jährige wiederholte sexuelle Übergriffe durch ihren Gastvater. In der Folge entwickelte sie zu dem 25 Jahre älteren Mann eine sexuelle Abhängigkeitsbeziehung, aus der sie sich erst nach fünf Jahren unter großer Anstrengung lösen konnte. Wieder zurück in ihrer Heimat suchte sie in ihrer Ausbildungszeit wegen massiver Einsamkeitsgefühle und sich wiederholender Beziehungsprobleme einen Therapeuten auf. Sie schilderte den Wunsch nach einer perfekten Beziehung mit extrem viel wechselseitiger Einfühlung, was aber zu ihrem gelebten Beziehungsverhalten nicht zu passen schien, das sich entweder durch lose Social-Network-, Mail- und Chatkontakte in weitem Umkreis oder durch One-Night-Stands ohne jedwede emotionale Beteiligung auszeichnete.

Die Patientin berichtete von unterschiedlichen Rollen über sich in der Therapie: von der Missbrauchten, der Geliebten, der Abhängigen, der Einsamen, der Hilflosen etc. (*Rollenatom*). Unbewusst versuchte sie, die dazugehörigen Rollen auf den Therapeuten zu übertragen: den Missbraucher, den Liebenden, den Abhängigkeit Herstellenden, den Retter, den Einfühlsamen etc. In der Gegenübertragung stellten sich beim Therapeuten unterschiedliche Rollen ein, als *konkordante Gegenübertragungsrollen* der sich missbraucht Fühlende (Therapeut soll für die Patientin einen Konflikt mit der Hausärztin klären), der sich abhängig Fühlende (Therapeut hat Sorge, dass die Patientin die Therapie abbricht/ihn „verlässt"), und als *komplementäre Gegenübertragungsrollen* der die Patientin Verstoßende (Vernachlässigung wie Eltern), der die Patientin mit Macht Zurechtweisende (Machtmissbrauch), der etwas falsch Machende (Missbrauch, Schuldgefühl), der Retter etc. Neben dem Übertragungs- und Gegenübertragungserleben, das sich nur in der ständigen Reflexion und der supervisorischen Bearbeitung handhaben lässt, besteht zwischen der Patientin und dem Therapeuten eine *Telebeziehung*, welche im Wesentlichen von positiven Gefühlen getragen ist. Jenseits der mächtigen Übertragungs- und Gegenübertragungsrollen besteht eine „Erkenntnis für die wirkliche Situation der anderen Person" (Moreno 1959, 29). Diese intersubjektive Wahrnehmung, Blatner schlägt vor, den Begriff Tele durch Rapport zu ersetzen (Blatner/Cukier 2007, 297), kann nicht von den realen Personen abgetrennt werden (im Gegensatz zu den Übertragungs- und Gegenübertragungsrollen). Für den weiteren therapeutischen Fortschritt war es von Bedeutung, immer wieder mit der Patientin durch psychodramatisch-szenisch gestaltete Beziehungsklärungen zur Differenzierung von Tele- und Übertragungsbeziehung zu gelangen.

Das kulturelle oder Rollen-Atom

Während das soziale Netzwerk die Personen im Umfeld des Individuums fokussiert, wird durch das kulturelle Atom der Blick nach innen, zu den eigenen Rollen hin gewendet.

> „Jeder Mensch ist […] der Brennpunkt zahlreicher Rollen, die mit den Rollen anderer Menschen verbunden sind. Jeder Mensch hat […] eine Reihe von Rollen und sieht sich einer Reihe von Rollen gegenüber. Sie sind in verschiedenen Entwicklungsstadien. Die erfassbaren Aspekte dessen, was als ‚Ich' bekannt ist, sind die Rollen, in denen der Mensch handelt. Das Netz von Rollenbeziehungen um ein bestimmtes Individuum herum wird sein kulturelles Atom genannt." (Moreno 1982b, 305)

Ein Beispiel soll veranschaulichen, wie mit dem Rollenatom gearbeitet werden kann.

Rollenatom der Tochter

Die 50-jährige Patientin berichtet in der aktuellen Gruppensitzung, dass sie sich gerade sehr viele Gedanken um ihre Tochter mache. Diese sei 13 Jahre alt und zeige Verhaltensweisen, von denen sie als Mutter nicht sagen könne, ob sie noch normal pubertär seien oder etwas anderes. Die Mutter der Patientin war an einer paranoid-halluzinatorischen schizophrenen Psychose erkrankt und bezog die Patientin in ihrem chronifizierten Verfolgungs- und Vergiftungswahn als junges Mädchen als einzige Person nicht in ihren Wahn ein. So war die Patientin bis zuletzt ihre Gewährsperson und musste für ihre Mutter die Wohnung durchsuchen nach feindlichen Dingen. Die Patientin zog deswegen in jungen Jahren von zuhause aus und begann, sich aus einer depressiven Lage heraus ein eigenes Leben aufzubauen.

Sabine, eine andere Gruppenteilnehmerin (28 J.), übernimmt nacheinander die Rollen, in denen die Protagonistin ihre Tochter erlebt (kulturelles Atom der Tochter): die fröhlich-aufgeweckte Tochter (1), die aggressiv-pubertäre Tochter (2) und die traurige, verheimlichende Tochter (3). Mit den beiden Personen, der Patientin (Protagonistin) und der Mitspielerin wurde folgende Szene aufgebaut (siehe Abb. 2). Danach wurde mit der Protagonistin das wahrgenommene Rollenatom der Tochter exploriert. Die Mitspielerin nahm dazu zunächst auf dem Stuhl „Tochter 1" Platz.

Therapeut: „Könnten Sie bitte Ihrer Tochter sagen, wie es Ihnen mit dieser Rolle geht? Eventuell, was Sie mögen, was Sie weniger mögen …"

Protagonistin: „So warst du schon immer. Du warst fröhlich, konntest immer lustig sein, herumalbern, wir können gut gemeinsam lachen. Das ist aber

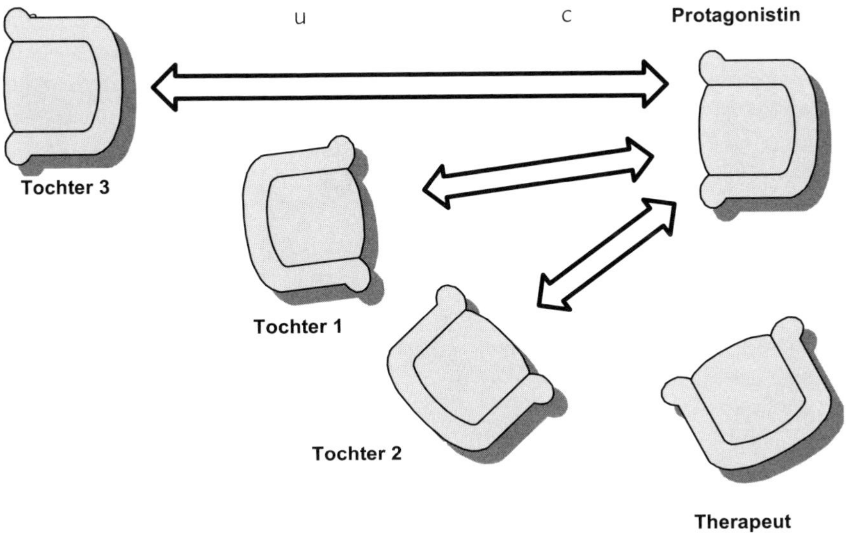

Abbildung 2: Exploration eines Rollenatoms

deine kuschelige Seite und die Seite, wo wir gut miteinander sprechen können. Das ging schon immer, also immer in der altersangemessenen Sprache."
Therapeut doppelt: „Wir verstehen uns hier richtig gut und reden hier auf Augenhöhe ..."
Protagonistin: „Ja, genau!"
Therapeut: „Könnten Sie beide bitte jetzt einmal die Rollen tauschen."
Die Protagonistin spielt jetzt ihre Tochter und die Mitspielerin übernimmt die Rolle der Mutter. Die Mitspielerin wiederholt nun die Worte, welche die Protagonistin als Mutter zu ihrer Tochter gesagt hatte; die Protagonistin hört diese in der Rolle ihrer Tochter und antwortet dann als Tochter.
Tochter: „Ich mag das auch, wie wir gemeinsam lachen können, und manchmal brauche ich das auch, dass ich auf deinen Schoß kriechen darf. Wenn wir beide sprechen, fühle ich mich von dir wahrgenommen."
Der Therapeut fragt an dieser Stelle die Tochter nach der Beziehung zum Vater und es stellt sich heraus, dass die Beziehung anders ist, weniger auf Augenhöhe, mehr bestimmend und erklärend. Anschließend tauschen die beiden wieder zurück in ihre Ausgangsrollen. Als nächsten Schritt übernimmt die Mitspielerin die Rolle 2 der Tochter, die aggressiv-pubertäre.
Protagonistin: „Du hast dich hier manchmal nicht unter Kontrolle, dann schreist du herum, und man muss dich fragen, was dich so aufregt, dass du dich so benimmst."

Therapeut beschreibt mentalisierend: „Also Sie sind hier ganz ruhig, gehen nicht aggressiv in den Konflikt, und spiegeln Ihre Tochter?“
Protagonistin: „Ja, spiegeln drückt das ganz gut aus. Meist reicht das auch schon, dann sieht sie es ein.“
Mutter und Tochter tauschen wieder die Rollen. Im Anschluss passiert etwas Ungewöhnliches: Die Mitspielerin kann den Text der Mutter nicht sprechen, ist wie blockiert.
Therapeut: „Was ist gerade?“
Mutter (Mitspielerin): „Ich muss an meine Mutter denken, wie aggressiv die ist.“
Therapeut: „Bitte merken Sie sich diesen Impuls, das ist wichtig, dazu kommen wir nachher im Rollenfeedback.“
Mit Unterstützung des Therapeuten kann sie den Text dann sprechen.
Die Tochter antwortet: „Hmm, hier gibt es zwei Möglichkeiten, manchmal will ich einfach bocken, da muss das Gefühl raus. Und manchmal macht mir das so eine Spannung, dass ich das Gefühl selbst nicht gut aushalte. Dann hilft mir das, wenn du (zur Mutter) mir hilfst, wie ich dieses blöde Gefühl abbauen kann.“
Erneut tauschen die beiden in ihre Ausgangsrollen zurück, und danach übernimmt die Mitspielerin die „Tochterrolle 3“.
Protagonistin: „Das ist am schwierigsten, das kann ich gar nicht einschätzen. Du hast mir nicht erzählt, dass du drei Monate einen Freund hattest, das habe ich über jemand anderen gehört. Und oft wirkst du so traurig auf mich. Du bist dann so still. Ich möchte dir sagen, dass ich für dich da bin, du kannst ruhig zu mir kommen. Ich will dich nicht kontrollieren, aber ich möchte, dass du weißt, dass du zu mir kommen kannst.“
Therapeut doppelt: „Ich habe Angst um sie, ich mache mir Sorgen.“
Protagonistin: „Ja, ich habe Angst, dass du mit deinen Gefühlen nicht klar kommst, in einen Strudel gerätst und da immer weiter ′runter kommst.“
Therapeut doppelt: „Ich möchte nicht so sein wie meine Mutter, ich bin für sie da.“
Protagonistin: „Weißt du, als ich so alt war wie du jetzt, habe ich eine schlimme Depression bekommen, und es hat niemand gemerkt, und es hat so lange gedauert, bis ich da alleine wieder herausgekommen bin. Das möchte ich dir ersparen.“
Die beiden tauschen wieder die Rollen.
Tochter: „Hier gibt es wieder zwei Möglichkeiten. ‚Mama, du siehst mal wieder Gespenster!‘ und ‚Ja, es stimmt, hier gibt es etwas Trauriges. Aber ich muss das selbst erst mal sortieren …“
Therapeut doppelt: „… verstehen …“
Tochter: „Verstehen, und dann kann ich vielleicht mit dir darüber sprechen.“

Die beiden tauschen wieder in ihre Ausgangsrollen zurück und die Protagonistin hört den Text der Tochter in ihrer Mutterrolle.
Darauf die Protagonistin: „Ich möchte nicht, dass du dich so allein fühlst."
Therapeut doppelt: „Meine Gespenster ..., das wäre dann ja so wie meine psychotische Mutter ..."
Protagonistin: „... die ihrer Tochter etwas übergestülpt hat!"
Nachdem der Therapeut mit der Patientin besprochen hat, dass nicht nur die Tochter, sondern auch sie selbst verschiedene Rollen aktiviert hatte, je nach situativer Erfordernis, beendet er an dieser Stelle die Szene und bittet die Mitspielerin darum, der Protagonistin zu berichten, wie es ihr in den verschiedenen Rollen ergangen ist (*siehe Abschnitt Rollenfeedback*).
Mitspielerin: „Das erste kenne ich auch! Ich war in unserer Familie auch der Sonnenschein bis zur Pubertät, danach wurde es anders. In der Rolle der fröhlichen Tochter habe ich gedacht: ‚Schön, jetzt freut sie [die Mutter] sich, jetzt strahlt sie auch! Ich habe sie zum Lachen gebracht.' Das ist schön, wenn wir gemeinsam lachen. In der zweiten Rolle kam ich mir so brav vor, da ginge mehr an Aggression. Vielleicht habe ich da die Hälfte gezeigt. Aber ich habe gedacht, dass meine Mama ohnehin schon so ein schweres Leben hat, da will ich ihr nicht auch noch eins reindrücken. Und in der dritten Tochterrolle gab es zwei Impulse. Zunächst zu den Gespenstern. Da war so etwas Nerviges: ‚Oh mei, jetzt kommt das schon wieder ...' Mir war klar, dass das die Geschichte meiner Mutter ist; das hat mit mir nichts zu tun. Und bei der zweiten Situation, ja, da gab es etwas, das habe ich wie so ein komisches Magengefühl gespürt, ich konnte das gar nicht genau fassen, irgendetwas wirklich Unangenehmes. Ich konnte das nicht benennen. Da wollte ich am liebsten weg, raus aus dem Raum. Auf keinen Fall mit meiner Mutter reden, erst mal alleine sein und für mich sortieren, klären, was das eigentlich ist, und dann *vielleicht* mit meiner Mutter reden."
Therapeut: „Und dann war da ja noch diese Blockade in der Rolle der Mutter."
Mitspielerin: „Ja, da habe ich so intensiv an meine *eigene* Mutter gedacht, dass die nie so verständnisvoll ‚gespiegelt' hätte, sondern immer total aggressiv reagiert hätte."
Therapeut: „Waren Sie da mit der Rolle der Tochter oder mit der Rolle der Mutter identifiziert?"
Mitspielerin: „Das weiß ich nicht, das hat sich so gemischt."
Therapeut zur Protagonistin: „Das könnte zweierlei bedeuten für Sie. Wenn es eine Identifikation mit Ihnen als Mutter [konkordante Gegenübertragung] war, könnte es heißen, dass Sie als Mutter Ihre aggressiven Gefühle auf ihre Tochter zwar kontrollieren, aber diese Gefühle in abgespaltener Form ihr Eigenleben führen. Wenn es eine Identifikation mit Ihnen als Tochter (Ihrer Mutter) [komplementäre Gegenübertragung] war, könnte es dar-

auf hinweisen, dass Sie als Tochter von Ihrer Mutter (wahrscheinlich im Verborgenen) aggressive Gefühle aushalten mussten.
Protagonistin: „Das kann ich nicht klar trennen, das ist wahrscheinlich von beidem etwas."

In dem Beispiel wurde mit der Patientin daran gearbeitet, vor allem das Rollenatom ihrer Tochter besser zu verstehen, mit dem Ziel, dass sich die Empathie für die Tochter und damit die Beziehung zu ihr verbessert. Insgesamt diente es aber auch der Klärung des eigenen Rollenverhaltens der Patientin.

Meist sind Patienten nicht nur die Rollen der anderen fremd oder unverständlich, sondern besonders die eigenen. Auch diese können durch eine entsprechende Aufstellung exploriert werden. So können Patienten mit eigenen Anteilen ins Gespräch kommen. Schulz von Thun (2004) gelangte mit seinem Konzept des „Inneren Teams" zu großer Popularität; hierbei handelt es sich letztlich um einen spezifischen Ausschnitt aus dem eigenen Rollenatom einer Person. Nicht zuletzt erlaubt das Rollenkonzept des „Inneren Teams" auch die Arbeit mit Paaren in der Therapie. Die Paare werden gebeten, zunächst jeder für sich, ihre eigenen in der Partnerschaft aktiven Rollen auf einem Blatt zu notieren. Danach stellen sich beide ihre Rollenatome vor, und in einem weiteren Schritt wird gesucht, welche Rollen gut zusammenpassen, sich ergänzen oder sich gegenseitig evtl. behindern. Auch hier kann ein Blick auf ein früheres Rollenatom hilfreich sein, denn häufig ist eine aktuell „nervende" Rolle beim anderen eine, die früher zur Partnerwahl geführt hatte (vgl. Krüger 2010b).

Das kulturelle Atom steht ebenso wenig für sich alleine wie das soziale. Letztlich ist der Mensch ein Wesen mit einem *soziokulturellen* Atom, denn die eigenen inneren Rollen gibt es nur in Kombination mit den äußeren, den Rollen der Interaktionspartner. Ein verständnisvoller Therapeut (kulturelles Atom) kann man nur sein, wenn es ein entsprechendes Gegenüber, einen erzählenden Patienten (soziales Atom) gibt, ein konfrontierender Chef kann man nur sein, wenn es ein entsprechendes Gegenüber, einen Angestellten oder Mitarbeiter gibt.

Die Anzahl der Rollen im kulturellen Atom sind theoretisch unbegrenzt. Praktisch unterliegen sie aber Begrenzungen. Dies ist unmittelbar einleuchtend in Bezug auf Berufsrollen: Niemand kann eine unendliche Zahl an verschiedenen Berufen erlernen und ausüben. Die Grenze zeigt sich aber auch in den individuellen Handlungsmustern, welche durch den Faktor Kreativität und soziale Situation vorgegeben sind (siehe *Kreativitätstheorie*). Mit einer entsprechenden Kreativität ist es möglich, viele verschiedene Verhaltensweisen hervorzubringen, die aber von der sozialen Situation oder wie Moreno es nannte, von der Lage abhängen. Eine andere Einschränkung kann in der differentiellen oder persönlichkeitspsychologischen Perspektive gesehen werden: Menschen sind verschiedene Typen oder Charaktere; ob eine Person, auch bei größtem kreativen Potenzial, einen impulsiven oder einen melancholischen Menschen rollenmäßig ausfüllen kann, wenn dies ihrer Persönlichkeit nicht entspricht, sei dahingestellt. Rollen können zwar gespielt und im Sinne der Erweiterung des Rollenrepertoires trainiert werden, die Authentizität hängt aber von der Gesamtpassung ab. Ein bestimmtes Set an inneren Rollen macht die Persönlichkeit aus. Zu diesem Set können nicht beliebige andere Rollen hinzugefügt werden, wenn sie nicht fremd oder aufgesetzt wirken sollen. Dennoch gilt, was Moreno sagte: „[...] jedes Individuum drängt danach, weitaus mehr Rollen zu verkörpern, als die, die ihm im Leben gestattet sind zu spielen und sogar in ein und derselben Rolle mehrere Variationen darzustellen." (1934 in: 2001, 106)

Rollenentwicklung

Das Psychodrama fußt auf einer Theorie der Rollenentwicklung (Moreno 1980; Leutz 1974; Schacht 2003; Stadler/Kern 2010). Schacht (2003) vertritt einen Ansatz, der moderne Entwicklungspsychologie mit der psychodramatischen Theorie verbindet; er unterscheidet dabei drei Rollenkategorien, die psychosomatische, die psychodramatische und die soziodramatische. Jede dieser Kategorien ist mit kognitiven Kompetenzen und Handlungskompetenzen verknüpft, die in der kindlichen Entwicklung erworben werden und für die Alltagsbewältigung notwendig sind.

Es beginnt mit der *psychosomatischen Rollenebene* (Geburt bis ca. 15./18. Lebensmonat). Hiermit sind folgende Inhalte verbunden:

1. Aushandeln der Rollenerwartungen über Gestik und Mimik,
2. erlebt sich selbst als Objekt, kann noch nicht „ich" sagen,
3. implizites Wissen,
4. Sinngebung durch affektives Erleben.

Im Übergang von der ersten zur zweiten Ebene kommt das Erkennen des Selbst im Spiegel. Darauf folgt die *psychodramatische Rollenebene* (15./18. Lebensmonat bis ca. 4./6. Lebensjahr) mit den folgenden Inhalten:

1. Rollenerwartungen können mittels Sprache ausgehandelt werden,

2. Selbstbewusstsein,
3. voroperatorisches, konkret anschauliches Denken, Verstehen psychischer Prozesse, Wünsche,
4. Sinngebung durch präsentative und diskursive Symbolik.

Im Übergang von Ebene 2 zu Ebene 3 kommt die Sprache als Werkzeug der Selbstinstruktion zur Geltung und Personen können differenziert wahrgenommen werden. Als letzte folgt die *soziodramatische Rollenebene* (4./6. Lebensjahr bis Postadoleszenz):

1. verbales Aushandeln von Rollenerwartungen, zunehmend mittels Perspektivenübernahme,
2. Selbstreflexion, Denken über das eigene Denken (Metaperspektive),
3. konkret- bzw. formal-operatorisches Stadium, Verstehen psychischer Prozesse, Denken,
4. Sinngebung mittels diskursiver Symbolik.

Auch wenn einige Rollen in ihrer zeitlichen Ausdehnung begrenzt sind (Kindergartenkind, Schüler, Auszubildender etc.) wird Rollenentwicklung als lebenslanger Prozess verstanden. Bei einigen Rollen lassen sich Entwicklungsverläufe feststellen mit einer Anfangs-, einer Reifephase und einer Phase des Abnehmens. Nicht mehr aktive Rollen können aber den Boden für neue Rollen bilden.

Einer anderen Begrifflichkeit folgt die Einteilung in die so genannten *psychischen Universen*, die sich eher mit der psychoanalytisch geprägten Entwicklungstheorie kombinieren lässt (Moreno 1980; Leutz 1986). Das Kind beginnt im *ersten psychischen Universum* (0–3 Jahre), dabei zunächst in einer Phase der *All-Identität*, bei der noch keine klare Ich-Du-Differenzierung möglich ist. Diese Phase wird abgelöst von der *All-Realität*, in welcher Unterschiede zwischen der eigenen Person und den anderen wahrgenommen werden. Das *zweite psychische Universum* wird betreten, wenn vom Kind erkannt wird, dass die andere Person eine eigenständige Person ist; dies wird mit der Rollenwahrnehmung (role perception) und der Rollenerkenntnis (role recognition) verbunden. Der nächste Schritt der Rollentwicklung folgt: „Das Kind nimmt die Rolle des anderen Menschen (der Mutter) nicht nur wahr, sondern kann sich jetzt aktiv in dessen Rolle hineinversetzen (role-taking) und sie spielen (role-playing)“ (Leutz 1986, 43).

Rollenkonflikte

Wenn Menschen in verschiedenen Rollen sind und sich gegenseitig auch in unterschiedlichen Rollen wahrnehmen, ist es naheliegend, dass es auch zu Konflikten zwischen diesen Rollen kommen kann. Diese können sich zwischen verschiedenen Rollen einer Person zeigen, oder aber zwischen Rollen verschiedener Personen, die in einer Situation miteinander zu tun haben. Es werden folgende Formen unterschieden:

1. Intra-Sender-Konflikt: widersprüchliche Anforderungen oder Botschaften eines Gegenübers (z. B. „Sei spontan“ oder Double-Bind),
2. Inter-Sender-Konflikt: Widersprüche zwischen verschiedenen Personen (Sendern) gegenüber einer Person (z. B. die Eltern stellen widersprüchliche Anforderungen an ihr Kind),
3. Person-Rollen-Konflikt: Widerspruch in Bezug auf Rollenerwartung und eigenem Gestaltungswunsch (z. B. Zölibat bei katholischem Priester bei gleichzeitigem Wunsch nach einem Kind),
4. Inter-Rollen-Konflikt: Widerspruch zwischen zwei Rollen (z. B. Familienvater mit Zeit für Kinder und beruflich engagierter Selbständiger),
5. Rollenambiguität: unpräzise, mehrdeutige oder missverständliche Rollenerwartungen an eine Person (z. B. Job ohne klare Stellenbeschreibung).

Eine ausführlichere Darstellung dieser unterschiedlichen Konfliktlagen anhand von Beispielen findet sich bei Stadler/Kern (2010). Je nach Konflikttyp sind weitere therapeutische Schritte sinnvoll, z. B. bei Inter-Sender-Konflikten die Arbeit am *sozialen* Atom, bei Inter-Rollen-Konflikten eher die Arbeit am *kulturellen* Atom. Neben dem Blick auf die Rollen ist für das Verständnis von Störung, Symptomatik und Pathologie sowie Gesundheit, Salutogenese und Veränderung das Modell der Kreativität von zentraler Bedeutung.

Die Kreativitätstheorie

Krankheitslehre, Salutogenese und Modell der Veränderung

Das Konzept der Kreativität verbindet den Gesundheits- und Krankheitsbegriff des Psychodramas mit dem Modell von Verhalten bzw. dessen Veränderung. Das klassische Psychodrama nach Moreno betrachtet den Wunsch oder das Verlangen des Menschen nach Kreativität, als Schöpfer tätig zu sein, als eine Grundmotivation im menschlichen Leben. Damit ist nicht das schöpferisch und kreativ Sein eines Künstlers gemeint, sondern viel allgemeiner die einem Menschen innewohnende Kraft zu wachsen, sich zu verändern, sich selbst zu verwirklichen bzw. sich in Einzelaspekten neu zu erschaffen. Besonders dieses Konzept zeichnet das Psychodrama als ein humanistisches Verfahren aus, welches sich damit deutlich unterscheidet von den triebdynamischen Konzepten der frühen Psychoanalyse oder den frühen behavioralen Konzepten. Die humanistischen Psychotherapieformen fokussieren Selbstverwirklichung, Selbstaktualisierung, eine Vertiefung und Verbesserung zwischenmenschlichen Zusammenlebens, psychisches Wachstum allgemein und die Vergrößerung von Wahlfreiheit (vgl. Gerrig/Zimbardo 2008, 597) und beziehen sich in der Mehrheit auf Maslow (Maslow et al. 1993) mit seinem Konzept der Bedürfnispyramide. Bei der psychodramatischen Kreativitätstheorie zeigen sich Morenos Bezüge zu kosmologischen Konzepten. Kreativität ist für ihn die „Ursubstanz“ (Moreno 1996, 12), aus der sich alle schöpferischen Prozesse nähren. „Wenn es eine allerhöchste kreative, nukleare Struktur des Universums gibt, gleich ob wir sie „x“, „Gott“ oder bei irgendeinem anderen Namen nennen, so vermuten wir, dass diese nichts ist als reine Kreativität“ (Moreno 1991, 20). Kreativität auf der menschlichen Ebene ist damit *Wachstumsenergie* oder *Schöpferkraft*. Im Zusammenhang mit der Kreativität wird im Psychodrama auch von der *Spontaneität* gesprochen. Während Kreativität den Aspekt der Energie abdeckt, zielt Spontaneität auf den *Zustand*. Unter Spontaneität wird nicht das umgangssprachliche „spontan“ sein verstanden, sondern zweierlei: das (situationsangemessene) neue Reagieren auf eine (alte) bekannte Situation und das adäquate Reagieren auf eine neue Situation. Es verbirgt sich, wie an dieser Definition deutlich wird, ein sehr komplexes Konzept hinter der Spontaneität: Sie beinhaltet eine wirklichkeitsnahe Situationswahrnehmung, eine realistische Wahrnehmung eigener Handlungsoptionen und –ziele sowie eine dazu passende Auswahl vorhandener Handlungsmuster bzw. die Initiierung eines kreativen Prozesses zur Herausbildung von Handlungsmustern, die für die gesetzten Ziele zielführend sind.

Kreativität und Spontaneität sind in der psychodramatischen Theorie Grundmotivatoren im Leben eines Menschen. Ein gesunder Mensch zeichnet sich dadurch aus, dass er eine situationsangemessene, zu ihm passende Balance zwischen kreativen und konservativen Prozessen herstellen kann; er steuert damit den inneren Prozess zwischen dem, was er in seinem Leben bewahren und dem, was er verändern (im Sinne von subjektiv verbessern) möchte. Ein Mensch, welcher ausschließlich im Modus der Kreativität agiert, brennt früher oder später aus, da er sich im immer neu schöpferisch Sein verausgabt, er kann nicht auf Bekanntes zurückgreifen. Es entsteht hirnphysiologisch eine Situation, in der entweder Erlebtes nicht als Handlungs- oder Ablaufmuster im Cortex abgespeichert werden, oder das Abgespeicherte nicht abgerufen werden kann, wenn es die Situation erfordert. Ein Mensch, welcher hingegen ausschließlich auf das bereits Bekannte zurückgreift, würde nicht zurechtkommen in einer sich verändernden, sozialen Welt und ständig in innere und äußere Konflikte geraten. Eine aktuelle Situations- und Eigenwahrnehmung führt zu keiner Verhaltensänderung, im Gegenteil wird stereotyp immer wieder das gleiche innere Muster abgerufen, unabhängig davon, ob es zur Situation passt oder nicht.

Das allgemeine Modell des *kreativen Zirkels* (vgl. Hutter/Schwehm 2009; Schacht 2007) ordnet die oben genannten Begriffe Spontaneität und Kreativität in ein Gesamtsystem ein, welches als Person-Situation-Interaktion verstanden werden kann.

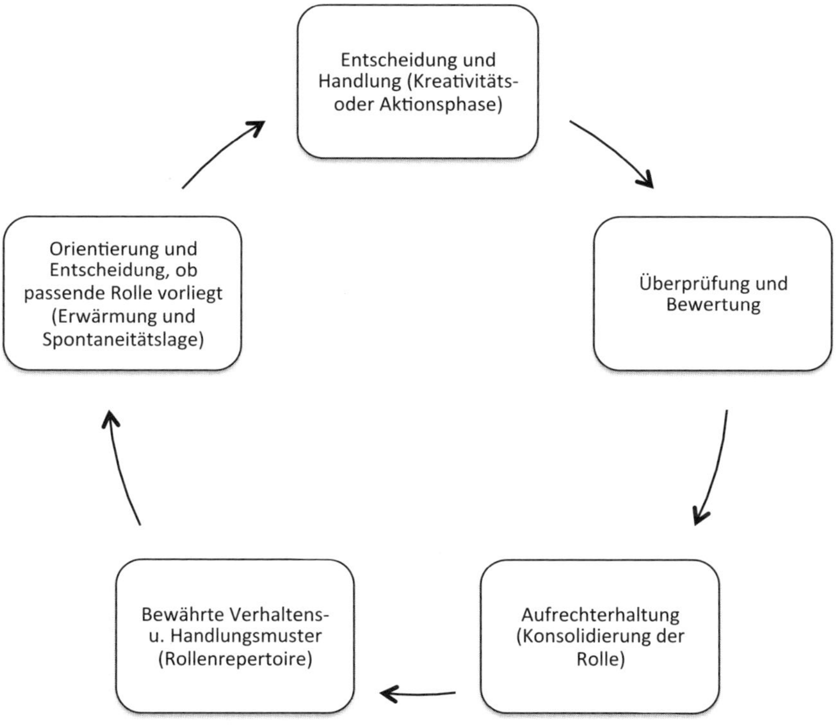

Abbildung 3: Person-Situation-Interaktion/kreativer Zirkel

Ausgehend von einem interaktiv erworbenen *Rollenrepertoire* (links unten, dann im Uhrzeigersinn weiter), welches mit Verhaltensmustern ausgestattet ist, trifft ein Mensch auf eine Situation, die seine (Re-)Aktion, also ein bestimmtes Verhalten erfordert. Er *erwärmt* sich für die Situation. Dies geschieht über die verschiedenen bewussten und unbewussten Wahrnehmungskanäle und die dazu gehörenden kognitiven und affektiven Prozesse.

Er gerät so in die *Spontaneitätslage*, in der er entscheiden muss, ob das vorhandene Repertoire eine passende Rolle für die Situation bereithält oder nicht. Falls ja, wählt er für die Handlungsphase die passende aus. Falls nein, benötigt er seine kreative Energie, um die Situation zu bewältigen, d. h. ein neues Handlungsmuster, respektive eine neue Rolle zu schaffen. Nach Abschluss der kreativen Phase erfolgt eine Überprüfung und *Bewertung*, welche bei positiver Konnotation zur Konsolidierung des bekannten oder neu erworbenen Verhaltens führt; bei negativer Konnotation wird die Rolle im günstigen Fall für diese Art Situationen wieder aus dem Repertoire entfernt. Je nach Lage wurde also eine neue Rolle gebildet, welche bei wiederholter Verwendung und positiver Bewertung zu einer abrufbaren *Rollenkonserve* wird. Moreno definierte Rollenkonserve als konsolidiertes Verhaltensmuster.

Blockaden im kreativen Zirkel

Der Ablauf im kreativen Zirkel stellt sich anders dar, wenn Blockaden vorliegen, d. h. wenn Situationen Rollen und damit Verhalten erfordern, welches nicht im Repertoire der betreffenden Person vorhanden ist, und diese auch ein entsprechendes neues Muster nicht ohne weiteres entwickeln kann. Das folgende Beispiel zeigt einen solchen neurotischen Ablauf; neurotisch deshalb, weil statt eines passenden Verhaltens ein neurotisches, sprich unpassendes Verhaltensmuster aus einem früheren (fixierten) Kontext gewählt wird.

Herr Peter (34 J.) ist seit fünf Jahren in einem Automobilbetrieb beschäftigt. Davor war er in einer ähnlichen Branche tätig. Er wurde aufgrund seiner aktiven, engagierten Arbeitsweise innerhalb der neuen Firma in kürzerer Zeit über verschiedene Ebenen nach oben befördert. Er zeigte sich in allen handwerklichen und praktischen Problemlagen kreativ und lösungsorientiert, ging dabei auch gerne seinen Kollegen zur Hand. Aufgrund seiner neuen Stellung hat Herr Peter nun weniger mit dem technischen Ablauf und operativen Geschäft, sondern deutlich mehr mit Personalführung und Verantwortung zu tun. Auch gerät er durch die neue Stellung häufig in die Notwendigkeit, weite Dienstreisen in Länder aus anderen Kulturkreisen zu unternehmen, und außerdem regelmäßig über seine Abteilung beim Vorstand des Unternehmens Bericht zu erstatten. Herr Peter kommt in Therapie, da er unter Schlafstörungen, Unruhezuständen, Schweißausbrüchen und zeitweilig unter Versagensängsten und deutlichen Selbstwerteinbrüchen leidet. Nach seinem ersten Bericht beim Vorstand, welchen er recht „hemdsärmelig" vorgetragen hatte, erhielt er von seinem unmittelbaren Vorgesetzten die Rückmeldung, seine Darstellung und sein kumpelhaftes Verhalten seien nicht gut angekommen. Herr Peter kommt aus einer Arbeiterfamilie, die immer zupacken musste und eine gewisse Abneigung gegen allzu viel Reden an den Tag legte. Trat ein Problem auf, krempelte man die Ärmel hoch und löste dieses, aber man redete nicht darüber – höchstens am Sonntag am Stammtisch. Man schlug auch mal mit der Faust auf den Tisch oder machte ein paar Witze über die Büroleute. Traten Probleme mit Vorgesetzten auf, wartete man ab bis sich der andere wieder beruhigt hatte, denn: „Nichts wird so heiß gegessen, wie es gekocht wird", hinter vorgehaltener Hand machte man seinem Ärger aber auch schon mal Luft. Herr Peter hatte sich schon deutlich von seinen familiär geprägten Rollenmustern entfernt, er sagte seinem Chef schon mal die Meinung, wenn der „einen Mist baute". Dieser tolerierte das Verhalten, da die Leistungen von Herrn Peter überdurchschnittlich waren. Dennoch hat Herr Peter Rollenmuster, die von zupackender Praktikabilität, Anstrengung, Kumpelhaftigkeit und Ehrgeiz gekennzeichnet sind. Die neue Arbeitssituation als Abteilungsleiter führt dazu, dass er in der Spontaneitätslage immer wieder auf die *alten* Muster zurückgreift, obwohl die Situation *neu* ist. Die Rollenanforderungen lauten nun: Fürsorglichkeit für Mitarbeiter, gestylte PowerPoint-Präsentationen für den Vorstand, vermehrte Abwesenheit von zuhause bei wechselnden Gesprächspartnern. Es gelingt ihm zum Teil noch nicht, die neuen Rollenanforderungen adäquat, d.h. mit neu zu kreierenden Rollen, zu beantworten. An dieser Stelle taucht seine psychische Symptomatik auf, und da er diese Situation auch aus seinem bisherigen Berufsleben nicht kennt, ist sie stark verunsichernd und selbstwertmindernd.

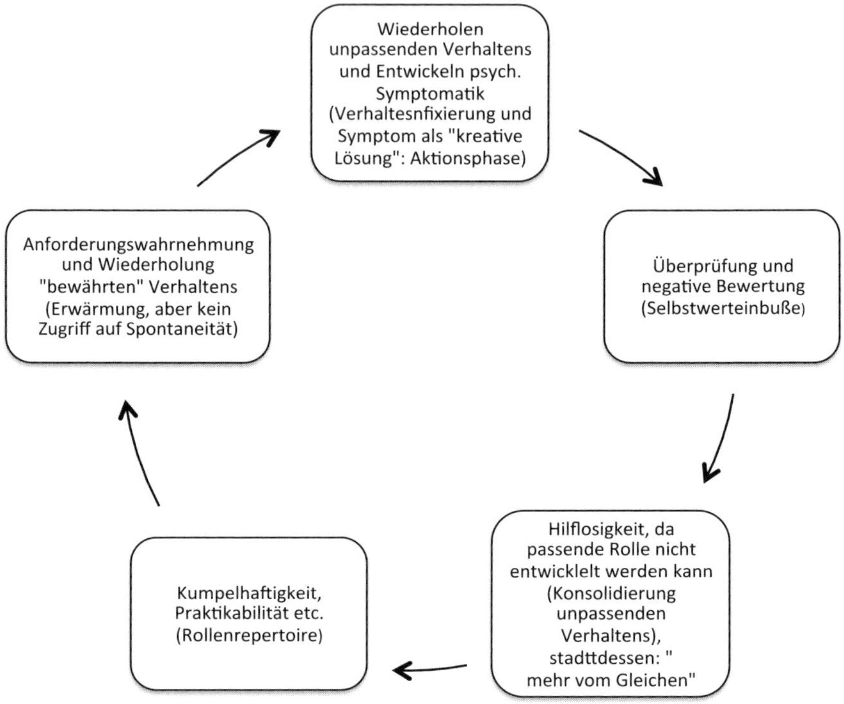

Abbildung 4: Blockade im kreativen Zirkel

Der kreative Zirkel im therapeutischen Prozess

Das Modell des therapeutischen Zirkels kann herangezogen werden, um einerseits den Patienten besser zu verstehen („Wie kann ich ihn und sein Symptom in seiner Genese und seiner Funktion verstehen?“), und andererseits um den therapeutischen Prozess besser zu planen („Wie erreiche ich Veränderung beim Patienten?“). Schacht (2007; 2009) hat das Modell des kreativen Zirkels mit zwei anderen Modellen in Verbindung gebracht, dem *Rubikon-Modell* von Heckhausen (1989) und dem *transtheoretischen Modell* intentionaler Veränderung von Prochaska und DiClemente (Prochaska/Velicer 1997; vgl. Keller 1999). Beides sind Modelle, die einen verhaltensorientierten Ansatz aufweisen. Auf das Rubikon-Modell soll an dieser Stelle nicht eingegangen werden (vgl. dazu Schacht 2007, 22 ff.), jedoch auf das Modell der Verhaltensänderung von Prochaska und DiClemente.

Das Modell von Prochaska und DiClemente

Die Autoren (Prochaska/DiClemente 1982; Prochaska/Velicer 1997) beschreiben in ihrem Stufenmodell der Verhaltensänderung, welche Prozesse von Menschen durchlaufen werden, bis sich ein neues Verhalten eingestellt hat. Es passt damit ausgezeichnet zu der Prozesslogik, wie sie in der psychodramatischen Prozesstheorie des kreativen Zirkels beschrieben wird. Dabei postulieren sie folgende fünf Stadien:

1. Im Präkontemplationsstadium („precontemplation") haben die Personen noch keine Absicht, ihr problematisches Verhalten, z. B. ihr Suchtverhalten zu verändern.
2. Im Kontemplationsstadium („contemplation") bilden die Personen die Absicht, ihr problematisches Verhalten „irgendwann" zu verändern.
3. Im Vorbereitungsstadium („preparation") planen sie dann konkret, in nächster Zeit ihr problematisches Verhalten zu ändern. Sie beginnen auch erste Schritte in Richtung einer Verhaltensänderung zu unternehmen.
4. Im Handlungsstadium („action") nehmen sie schließlich eine konkrete Verhaltensänderung vor.
5. Im Aufrechterhaltungsstadium („maintenance") etabliert und konsolidiert sich dann das neue Verhalten, und das alte/problematische Verhalten wurde aufgegeben.

Die Abbildung zeigt die Zusammenführung der psychodramatischen Begrifflichkeit mit der von Prochaska und DiClemente in Anlehnung an Schacht (2007, 26). Schacht postuliert, dass je nach Stufe, auf der sich der Patient befindet, eine andere therapeutische Haltung und Intervention seitens des Therapeuten nötig und hilfreich ist; so ist es z. B. in der Erwärmungsphase (Präkontemplation) wichtig, die *Ambivalenz* bezüglich der Verhaltensalternativen zu *erhöhen*. In dieser Phase würde mehr Veränderungsdruck seitens des Therapeuten nicht *mehr* Veränderung bewirken, sondern eher mehr Verhaltens*konsolidierung* des maladaptiven Verhaltens erzeugen. Der Patient muss erst ausreichend erwärmt sein für das Problem oder mit Grawe (1995,136) gesprochen, es muss eine *Problemaktualisierung* erfolgt sein, damit er sich dem Prozess der Veränderung annähern kann.

Am Beispiel des oben genannten Patienten: Die Ambivalenz zwischen „Hemdsärmeligkeit und Pragmatismus" und „Jovialität und gestylter PowerPoint-Präsentation" muss in der Präkontemplationsphase erhöht werden, damit der Patient sich dem Prozess der Entscheidung (Spontaneitätslage) nähern kann. Erst danach kann die *Handlung* erfolgen. In der

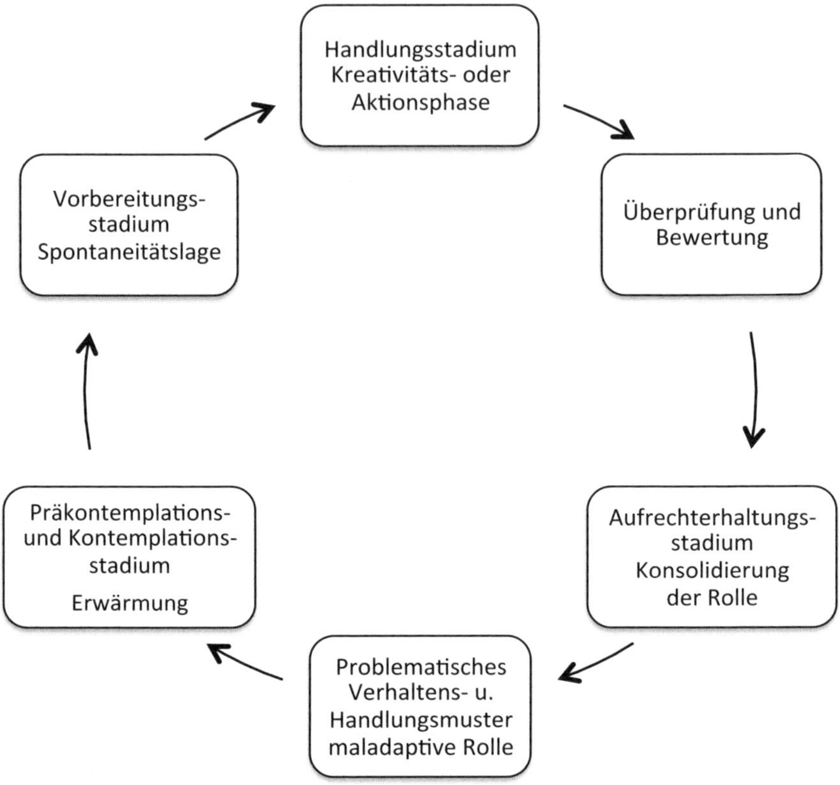

Abbildung 5: Kreativer Zirkel und das Modell von Prochaska und DiClemente

Spontaneitätslage ist die innere Spannung am größten und die Patienten brauchen die meiste Unterstützung. In der Vorbereitungsphase braucht es Ermutigung, Feedback sowie einen Blick auf die Zukunft und das neue Handlungsmuster. Nach Abschluss der Handlungsphase brauchen die Patienten Ermutigung und Unterstützung, damit sie die eigene Verhaltensänderung positiv wertschätzen können und damit indirekt dafür sorgen, dass sich das neue Rollenmuster konsolidieren kann.

Störungsorientierte kreative Prozessgestaltung

Krügers Modell der störungsorientierten Kreativitätstheorie (Krüger 2002b; 2004a; 2009) passt zu dem oben genannten Modell. Er vertritt auch die These, dass das Konzept der Kreativität das zentrale des Psychodramas sei; möchte ein Mensch sich verändern und gelingt dies nicht aus eigener Kraft, kann er unter fachkundiger Anleitung mithilfe der *Psychodramatechniken* dazu befähigt werden, wieder kreativ zu werden (vgl. *Psychodramatechniken*). Der Patient gelangt durch die vom Therapeuten passend gewählte Technik in einen Zustand, in dem sich seine Selbstheilungskräfte frei entfalten können, in einen Zustand freier Kreativität (Spontaneitätslage). Diese stellt den Gegenspieler zur gebundenen Kreativität dar, welche sich in konservierten kognitiven und affektiven Mustern sowie Verhaltensmustern zeigt (Morenos Rollenkonserven). Noch einmal zum Beispiel des Patienten von oben: Mithilfe der Technik des *Rollenspiels in der Rolle eines anderen*, z.B. eines sehr sprunghaften Menschen, könnte der Patient innerlich dazu angewärmt werden, verschiedene neue Rollen auszuprobieren, um flexibler in unterschiedlichen Situationen reagieren zu können. Über einen *Rollenwechsel* in die Rolle seiner Chefs – sofern er diese aufgrund ihres Verhaltens nicht zu sehr ablehnt – könnte er zu einem Perspektivenwechsel ermutigt werden und sich sowie sein Rollenverhalten mit den Augen des Gegenübers sehen. Dies könnte dazu führen, dass er für die konkrete Situation mit dem Vorstand etwas Distanz zu „Hemdsärmeligkeit und Pragmatismus“ gewinnt und eine Idee davon bekommt, welches Verhalten aus den Augen seines Chefs besser ankommt.

Zusammenfassend lässt sich sagen, das therapeutische Psychodrama fokussiert darauf, dass Menschen nach inneren und äußeren situativen Kriterien für ein bestimmtes Ziel ein angemessenes Rollenhandeln bei ausreichender Flexibilität zeigen können. Rollen- und damit Handlungsfixierungen sind unter Einsatz von Psychodramatechniken soweit zu lockern, dass sich der innere kreative Selbstheilungsprozess wieder in Gang setzen kann. Dieser Ablauf ist selbstverständlich kein technizistischer, da das Psychodrama wie oben beschrieben den Menschen als Begegnungswesen sieht und behandelt. Dies bedeutet, dass der kreative Zirkel eingebettet ist in eine therapeutische Beziehung, die von Empathie, Containing, Verständnis der Übertragungs- sowie Gegenübertragungsszenen (Rollenmuster) sowie einer möglichst positiven, wertschätzenden Telebeziehung (Realbeziehung) geprägt ist. In diesem Kontext kann unter Zuhilfenahme psychodramatischer (störungsorientierter) Techniken in der phasenspezifischen Begleitung des Patienten eine Veränderung erreicht werden. Damit sich diese Verhaltensänderung, die gleichzeitig zum Rückgang des neurotischen Symptoms führt, konsolidiert, ist eine wertschätzende (therapeutische) Beziehung, eine positive Bewertung durch den Patienten (und den Therapeuten) und eine entsprechende Mentalisierung des Prozesses notwendig. Die Bostoner Forschungsgruppe um Daniel Stern, welche in der Tradition der Objektbeziehungstheorie die Säuglingsforschung, die

Entwicklungspsychologie und die psychodynamische Therapie verbindet (Stern et al. 2012), kommt mit dem Begriff des *Begegnungsmomentes* dem Psychodrama sehr nahe. Der Veränderungsfaktor wird auch von Stern et al. an die Begegnung innerhalb der therapeutischen Beziehung geknüpft.

Ressource und Lösung im Psychodrama

Ressource

Der bereits mehrfach zitierte Psychotherapieforscher Grawe hat unter den fünf Wirkfaktoren der Psychotherapie auch die *Ressourcenaktivierung* identifiziert (Grawe 2005, 311).

Wie bereits im Abschnitt zum *kreativen Zirkel* dargestellt, ist es dem Psychodrama systemimmanent, bereits vorhandene Ressourcen des Patienten (Rollen) in den therapeutischen Prozess einzubeziehen. Salutogenese im Verfahren Psychodrama wird verstanden als spezifische Aktivierung der kreativen Selbstheilungskräfte des Patienten.

> „Beim Menschen laufen die sich selbst organisierenden Prozesse ohne Beitrag des bewussten Ich dann ab, sobald gewisse Zustände entstanden und ein Schwellenpunkt erreicht worden ist, jenseits dessen das System nicht mehr beruhigt werden kann, nicht mehr ins Gleichgewicht findet, d. h. nicht mehr in den früheren Zustand zurückkehren kann. Dann muss eine neue Ordnung kreiert werden, die aber so nicht vorhersehbar ist. Solche neuen Ordnungen sind als Möglichkeiten des Systems angelegt.“ (Pestalozzi-Bridel 2011, 88 f.)

Die Möglichkeiten des Systems, von denen Pestalozzi-Bridel spricht sind u. a. die Ressourcen, die in Rollen gebunden sind. Auf einer unbewussten Ebene wird in der Erwärmungs- und Spontaneitätsphase vom Patienten innerlich ein Screening durchgeführt, ob für die aktuelle Situation die passende Rolle mitsamt den dazugehörigen Handlungsmustern vorliegt; es wird damit nach einer eigenen Ressource gesucht, die bei der Bewältigung der Situation hilfreich sein kann.

Dieser automatisierte Vorgang kann in der psychodramatischen Therapie auch bewusst gesteuert eingesetzt werden. Dazu wird mit dem Patienten zunächst ein Ressourceninterview geführt (vgl. Schiepek/Matschi 2013, 56 f.); die gemeinsam entdeckten Ressourcen werden dabei in ein *Ressourcen-Atom* des Patienten, analog zum Vorgehen mit dem sozialen oder kulturellen Atom, eingetragen. In einem weiteren Schritt werden einzelne Ressourcen als Rollen auf der Psychodramabühne „belebt". Ohne an dieser Stelle bereits auf allzu viele Details einzugehen zu wollen (siehe Abschnitte *Instrumente*, *Arrangements* und *Techniken*), wird an folgendem kurzen Beispiel veranschaulicht, wie das Thema Ressource aktiv in den Therapieablauf einbezogen werden kann.

Ressourcentransfer aus dem kulturellen Atom

Frau Silber (42 J.) ist Soziologin und hat eine Zusatzausbildung in psychodramatischem Coaching absolviert. Sie möchte sich selbständig machen, nachdem sie über viele Jahre in einem Unternehmen, das Kinderspielzeug herstellt, tätig war. Vor ihrem Studium hat sie eine Lehre als Käsefachverkäuferin absolviert und drei Jahre als Verkäuferin gearbeitet. Nachdem sie bei ihrem letzten Arbeitsgeber gekündigt wurde, geriet sie in eine depressive Krise, die sie in Therapie führte. Sie erkannte, dass sie sich mit ihren aktuell stark wechselnden Stimmungen nicht gut als selbständige Coach-Fachfrau werde verkaufen können. In ihrem Ressourcenatom fanden sich verschiedene Ressourcen aus der näheren Vergangenheit (Freude an konkreten Aufgaben im Job, Jogging, gute Beziehung zu ihren Kinder, Spaß am Laientheaterspiel etc.), sie fand jedoch keinen Zugang dazu, wie sie diese Ressourcen für ihre Selbständigkeit verwenden könne. Immer wieder lagerten sich die depressiven Anteile über die Ressourcen. Der Therapeut erinnerte sich an die Rolle der Käsefachverkäuferin, führte diese als Ressource ein und explorierte sie ausführlich mit der Patienten (Aufgaben, Ort der Handlung, Erfolgserlebnisse). Schließlich bat er die Patientin, diese Rolle einmal einzunehmen und ihm zu zeigen, wie sie auf dem Wochenmarkt „den Käse unter die Leute bringt". Die Patientin wird sehr lebendig und aktiv in ihrem Verkaufsverhalten. Der Therapeut bittet nun die Patientin, diese Ressource symbolisch in die neue Szene – ihre Selbstständigkeit – mitzunehmen. Hier müsse sie keinen Käse verkaufen, aber es gebe auch Kunden, und sie müsse sich und ihre Dienstleistung mit dem gleichen Elan und der gleichen Haltung anpreisen, damit die Leistung gekauft werde. Der Therapeut stellt einen leeren Stuhl vor die Patientin und bittet sie sich vorzustellen, dass da ein potenzieller Kunde sitze, dem sie nun ihr Angebot unterbreite. Als Symbol für die entliehene Ressource wählt die Patientin ein leuchtendes Tuch, das sie während des Kundengespräches in der Hand hält.

Neben dem im Beispiel illustrierten Ressourcentransfer innerhalb des kulturellen Atoms (eigene Rolle oder persönliche Ressource) besteht die Möglichkeit, einen Ressourcentransfer innerhalb des sozialen Atoms als therapeutische Intervention vorzuschlagen (Umfeld-Ressourcen): „Fällt Ihnen jemand ein, den Sie sehr bewundern für seinen Mut und seine

Kraft in perspektivlos wirkenden Situationen? ... Können Sie den Menschen einmal konkret beschreiben, was hat er für Eigenschaften ..., vielleicht gibt es ja welche, die Sie sich manchmal auch wünschen würden ...?" Die Eigenschaften werden symbolisiert oder mit Personen (Gruppensetting) besetzt und dem Patienten wird vorgeschlagen, dass er sie nun einmal an sich nimmt (konkreter Ressourcentransfer). Über einen Rollenwechsel (siehe *Techniken*) werden die Rollen exploriert und innerlich zugänglich: Der Patient erlebt für einen Moment die Rolle bei sich bzw. spürt die Hilfe dieser Rolle und erhält damit eine Ressourcen-„Impfung", welche die eigenen, zur Heilung beitragenden Ressourcen aktiviert.

Mit Ressourcen wird im Psychodrama bewusst (Bsp. Ressourcen-Atom) und unbewusst (kreativer Zirkel) gearbeitet. Zu den bewussten Möglichkeiten zählt auch das Erstellen von *Ressourcen-Landkarten*, welche dem dezentralen sozialen Atom ähnlich sind. Hier werden die wechselseitigen Beziehungen zwischen den Ressourcen und ihren möglichen Gegenspielern (z.B. der *Innere Kritiker* oder der *Perfektionist*) mit Pfeilen eingetragen. Findet das Vorgehen in der Gruppe statt, wird diese Landkarte mit Gruppenteilnehmern besetzt und die einzelnen Ressourcen sowie deren Beziehungen werden ausführlich exploriert.

Psychodramatische Lösungsorientierung

Etwas provokant könnte man sagen, dass Psychotherapie nicht immer nur das *Lösen* von Problemen ist: oder mit Sängerin Annett Louisan gesprochen „Geh mir weg mit deiner Lösung, sie ist der Tod für mein Problem!". Zuweilen geht es in Psychotherapie um die Aussöhnung mit einer inneren Lage. Hält man sich den kreativen Zirkel oder das Veränderungsmodell von Prochaska und DiClemente (1982; Prochaska/Velicer 1997) vor Augen, ist besonders die humanistische, aber auch in weiten Teilen die psychodynamische Psychotherapie ein langwieriger Prozess, bei dem es um Begleitung und Moderation von Selbstheilungsprozessen geht, für die es am Ende – leider – keine Lösungsgarantie gibt. Patienten kommen aber in der Regel in Therapie, weil sie für ein bestimmtes Problem (z.B. ein Konflikt oder ein Symptom) eine Lösung suchen. Auch wenn es also als Therapeut nicht immer gelingt, mit dem Patienten eine Lösung zu erarbeiten, ist die Lösungsfokussierung in der Psychotherapie ein Zeichen von Patientenorientierung. DeShazer (2002) und Berg (1999) haben die Lösungsorientierung mit ihren z.T. provokanten Ansätzen („... finde den richtigen Dreh und alles wird gut!") in das Feld der Therapie eingeführt. Vereinfacht gesagt weisen sie auf drei Grundstrategien der Lösungsfokussierung hin:

1. „Repariere nicht, was nicht kaputt ist!“
2. „Finde heraus, was gut funktioniert und passt – und tu mehr davon!“
3. „Wenn etwas trotz vieler Anstrengungen nicht gut genug funktioniert und passt – dann höre damit auf und versuche etwas anderes!“

Diese Strategien leuchten in ihrer Knappheit und Prägnanz unmittelbar ein, jedoch ist die psychodramatische Psychotherapie, selbst in ihrer lösungsorientierten Variante deutlich weniger funktional. Aufgrund der oben bereits beschriebenen humanistischen Wertorientierung an der *Begegnung* kann eine Trennung zwischen Mensch und Symptom („reparieren“) nicht so einfach gelingen. Um den Ablauf einer konkreten psychotherapeutischen Situation zu verdeutlichen und um zu zeigen, wie der lösungsorientierte Ansatz mit einbezogen wird, soll an dieser Stelle die therapeutische Spirale vorgestellt werden.

Die therapeutische Spirale

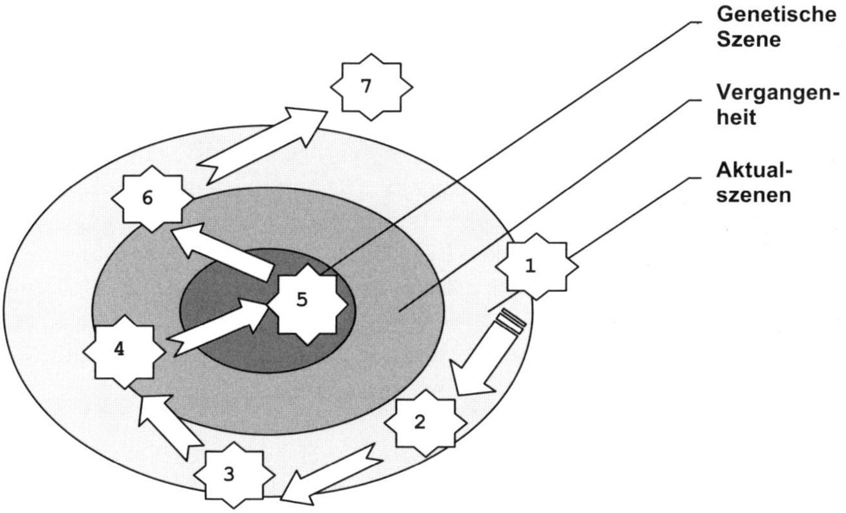

Abbildung 6: Therapeutische Spirale (vgl. Bender/Stadler 2012, 36)

Ausgegangen wird von einer aktuellen Symptomszene (1). Über weitere erinnerte und bedeutsame Aktualszenen (2 und 3) gelangt der Patient im therapeutischen Prozess über vergangene Szenen (4) zu der Ursprungsszene des Konfliktes (5). Bei entsprechender Erwärmung kommt der Patient durch eine Handlungs- und/oder Einsichtskatharsis zu einer Veränderung, z.B. durch Entwickeln einer Lösungsszene für die Ursprungsszene, also für die Ausgangsszene in der Vergangenheit. Danach kehrt er in die Gegenwart (6) zurück und kann auch in den Aktualszenen andere Erlebens- und Verhaltensweisen (7: Lösungsszenarien) entwickeln. Dieser Ablauf beinhaltet darüber hinaus etwas, das Moreno „Jedes wahre zweite Mal befreit vom ersten." (1970, 75) nannte. Durch dieses wahre zweite Mal entsteht u.a. eine emotionale Distanz zur Situation und dem eigenen psychischen Erleben, welche dabei hilft, sich vom psychischen Leid zu befreien. „Der Kranke treibt selbst seine Krankheit aus." (S. 71)

Um zu verstehen wie umfangreich Katharsis im Psychodrama bereits von Moreno konzeptualisiert wurde, ist folgendes Zitat hilfreich:

> „Die geistige Katharsis wird hier als Prozess definiert, der jeden Typ therapeutischen Lernens begleitet, nicht nur das Finden einer Lösung für einen Konflikt, sondern auch die Selbstverwirklichung, nicht nur Befreiung und Erleichterung, sondern ebenso auch Gleichgewicht und Frieden. Es ist keine Katharsis der Abreaktion, sondern eine Katharsis der Integration." (Moreno zit. nach Hutter/Schwehm 2009, 159)

Lösung im psychodramatischen Sinn bedeutet also nicht nur unmittelbare Konfliktlösung oder die Befreiung von Symptomen, sondern kann auch Integration bedeuten. Der Patient lernt, ein bestimmtes Ereignis als Teil seiner Lebensgeschichte zu integrieren. Gleichwohl kann Psychodrama auch ganz praktisch nach Lösungen fragen: „Was hat uns in diese Lage gebracht? […] Worin besteht unsere Lage? […] Was führt uns aus dieser Lage heraus?" (S. 183ff.) Die Fragen ‚Worin besteht unsere Lage?' („*Ist*") und „Was führt uns aus dieser Lage heraus?" („*Soll*") veranschaulichen die psychodramatisch lösungsorientierte Grundhaltung. Im Folgenden sind ein paar beispielhafte Varianten derselben angeführt:

1. Ausgehend von einer aktuellen Situation, welche über ein soziales Atom mit dem Patienten erhoben wurde (*Ist-Zustand*), wird nach einer gewünschten Veränderung gesucht (*Wunschzustand*). Dazu stehen beide „Atome" auf der Bühne, das Ist-Atom und das Wunsch-Atom. Mit dem Patienten wird gemeinsam erarbeitet, wie es gelingen kann, dass sich das Ist-Atom zu dem Wunsch-Atom verändert. Dabei geht es um ganz konkrete Schritte, die der Patient selbst machen kann. Fragen wie „Was hilft mir dabei, zu meinem Wunschzustand zu kommen?", „Welchen konkreten nächsten Schritt kann ich unternehmen?", „Was kann ich den Personen in meinem sozialen Atom mitteilen, damit ich meinem

Wunschzustand etwas näher komme?" können dabei hilfreich sein. Dies kann sich selbstverständlich nicht nur auf ein soziales Netzwerk beziehen, sondern auch auf das Rollenatom des Patienten: „Welche meiner Rollen möchte ich in der Familie mehr leben?" (z. B. Familienvater, Ehemann, Freizeitgestalter, Koch, etc).

2. Bei anstehenden beruflichen Veränderungen macht es Sinn, sich mit Lösungsstrategien für die Herausforderungen an der neuen Arbeitsstelle zu beschäftigen. Über einen Ist/Soll-Vergleich (alte und neue Aufgabenstellungen) der beruflichen Lage in Bezug auf die Aufgaben und die zur Verfügung stehenden Ressourcen, kann es hilfreich sein, sich zu fragen, „Welche Quellen kann ich nutzen, um vom *Ist* zum *Soll* zu kommen?".
3. Lenkt man mit den Patienten den Fokus auf das kulturelle oder Rollenatom, bieten sich auch andere Fragestellungen an, die unter einer lösungsorientierten Perspektive betrachtet werden können. Ein bestimmtes Körpersymptom (z. B. Kopfschmerz, Obstipation, ...), ein Gefühl (z. B. Ärger, Traurigkeit,...), ein umschriebener Konflikt (z. B. mit meiner ehemaligen Kollegin, meinem Vater, ...) können als aktuelle Lage beschrieben und exploriert werden, um dann passende Zielbilder und entsprechende Wege dorthin zu entwickeln.
4. Lösungsorientierung bedeutet aber nicht nur das Fokussieren auf Ist/Soll-Diskrepanzen und deren Überwindung, es kann sich der Ansatz der Lösungsorientierung auch mit einer Ressourcenarbeit verbinden. Dies ist z. B. der Fall bei der Arbeit mit Sicheren Orten und (Inneren) Helfern aller Art (vgl. Stadler 2002). Dieses Vorgehen kommt störungsorientiert besonders bei Patienten mit einer Traumafolgestörung zum Einsatz (vgl. Bender/Stadler 2012, 93 ff.). Das szenische Erleben von sicheren Orten und die im Rollenwechsel erlebte Ressource „Innerer Helfer" eröffnet Sicherheit und Kraft für Patienten, die damit neue Lösungen in sich wiederholenden Trauma-Lagen explorieren und auch selbst ausprobieren können.

Arbeit mit Sicheren Orten und Inneren Helfern

Liegen bei Patienten Traumfolgestörungen vor (bspw. PTBS ICD 10 F 43.1), ist es bereits in der Phase der Stabilisierung von Bedeutung, mit dem Patienten Ressourcen zu erarbeiten, die ihm helfen, aus dem malignen „kreativen" Zirkel auszusteigen. Menschen mit einer Traumafolgestörung neigen dazu, von unangenehmen Erinnerungen und den dazugehörigen Gefühlen (Intrusionen und Flashbacks) überflutet zu werden sowie mangels Zugriffsmöglichkeit auf salutogene Rollen aus dem (re-)traumatisierenden Zirkel nicht aussteigen zu können (vgl. Kolk et al. 2000; Huber

2003; 2006; 2007; Sachsse 2004; Reddemann 2010). Die Arbeit mit dem Sicheren Ort dient dazu, dem Patienten immer wieder das Gefühl von Sicherheit in der Gegenwart zu vermitteln, damit Hyperarousal und Hypervigilanz heruntergefahren werden können. Der Patient wird dazu vom Therapeuten unterstützt, sich einen Sicheren Ort zu imaginieren und dann evtl. auch psychodramatisch einzurichten. Lösungsorientiert wird *nicht* die Traumaszene fokussiert, sondern dem Patienten wird dabei geholfen, sich in Sicherheit zu bringen (Ruhe- und Entspannungsszenario bei maximaler Kontrolle). Die Arbeit mit dem Inneren Helfer dient der Erweiterung des Rollenrepertoires des Patienten, mit dem Ziel, dass dieser selbstwertstärkende, schützende und haltgebende Rollen zunächst extern beleben und dann in die eigene Person integrieren kann. Dazu wird zunächst wieder ein Helfer imaginiert – möglichst keine reale Person, sondern eine Phantasiegestalt –, diese wird dann mithilfe eines Rollenwechsels (Patient in der Rolle des Helfers; siehe *Rollenwechsel*) ausführlich exploriert und damit auf der inneren Bühne der Objektrepräsentanzen des Patienten belebt. Die dadurch entstehende Integration dieser Rolle in das kulturelle Atom des Patienten hilft diesem lösungsorientiert dabei, sich in potentiell bedrohlichen Situationen neu zu verhalten. Im kreativen Zirkel erhält er dadurch Unterstützung für die Spontaneitätslage, er kann für sich selbst z.B. wehrhafter oder schützender werden. Bei diesem Vorgehen ist grundsätzlich zu beachten, dass bei personeninduzierten Traumata, bei chronifizierten Traumata oder bei Mehrfachtraumatisierung auf jeden Fall Phantasiehelfer und keine Anlehnungen an reale Personen aus dem sozialen Atom des Betreffenden gewählt werden.

5. Paare kommen meist in Psychotherapie, wenn sie sich gemeinsam in der Problemorientierung statt in der Lösungsorientierung verstrickt haben. Bei der psychodramatischen Arbeit mit Paaren bietet sich daher an, das Konzept der Lösungsorientierung zur Anwendung zu bringen. Nicht immer ist der Schritt „Wie sind wir in die Lage gekommen", also der Blick auf die Ursprungsszene aus der *therapeutischen Spirale* (Abbildung) zentral; bei akut konflikthaften Paaren ist gerade aufgrund der interaktionellen Dynamik ein Schritt hin zu einer Lösung wichtig (vgl. Jellouschek 2001; 2002; Schulz 2010; Wagner 2010). Die Partner entwickeln gemeinsam mit dem Therapeuten zunächst jeweils ihre je eigenen Ist-Bilder und Wunsch-Bilder der Beziehung. Häufig sind die Wunsch-Bilder die blockierenden in Paarkonflikten, da sie mit überhöhten Erwartungen an sich oder den anderen, oder aber mit massiven Projektionen verstellt sind. Die Ist- und die Wunsch-Bilder werden zu-

nächst dem jeweils anderen gezeigt (z. B. als szenische Darstellung mit Figuren auf der Tischbühne), danach wird darüber gemeinsam reflektiert. Welche Unterschiede gibt es in der Wahrnehmung des anderen, worin unterscheiden sich die daraus resultierenden Bilder? Über diesen Prozess gelangt das Paar zu einem neuen Bild, dem Wir-Bild, welches gemeinsam gestaltet wird. Zusammen wird nach Ressourcen in der Beziehung gesucht, aber auch in Richtung auf eine Lösung der aktuellen Konfliktlage. Nicht nötig zu erwähnen, dass manchmal die Lösung eine buchstäbliche Lösung (vom Partner) ist, d. h. eine gemeinsame Zukunft nicht mehr möglich ist.

6. Die Arbeit mit Ist- und Soll-Bildern kann nicht nur mit einem Paar, sondern auch in größeren Konstellationen durchgeführt werden, z. B. mit einer Gruppe, einem Team oder Verein. In noch größeren Szenarien, welche das Feld der Psychotherapie verlassen, z. B. im Beratungskontext politischer Parteien oder Supervision gesellschaftlicher Prozesse wie z. B. der EU-Zusammenführung, kommt das lösungs- und das ressourcenorientierte Vorgehen des Psychodramas ebenfalls zu Anwendung.

4 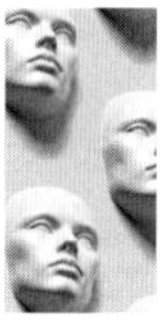 Das therapeutische Vorgehen

Die Instrumente des Psychodramas

Unter den Instrumenten des Psychodramas versteht man die Hauptbestandteile, die das therapeutische Setting kennzeichnen.

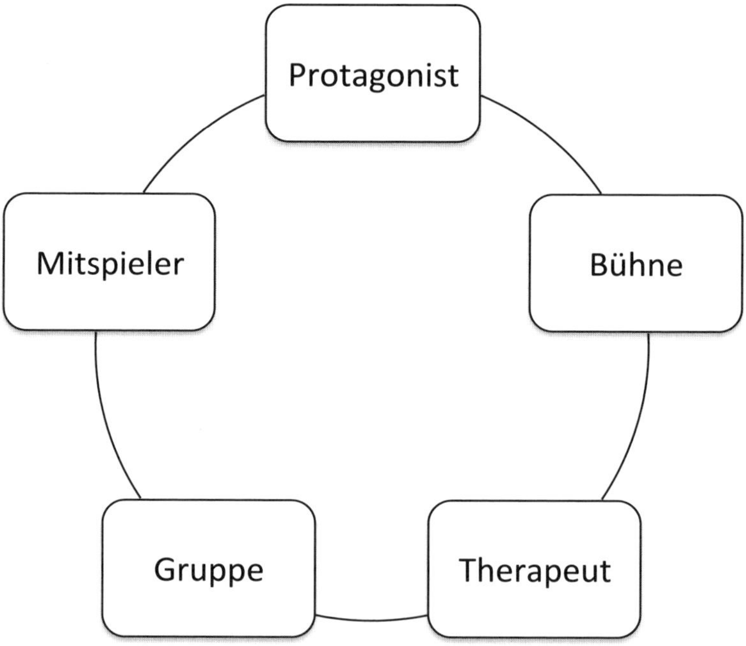

Abbildung 7: Instrumente des Psychodramas

Ein zentrales Arrangement im Rahmen der Psychodrama-Therapie ist das *protagonistenzentrierte Rollenspiel*. Da ist zu allererst der Protagonist, also die Hauptperson, zu nennen, deren Geschichte im Zentrum steht.

Protagonist

Im Einzelsetting, also der klassischen Psychotherapiesituation Patient-Therapeut oder Klient-Berater, handelt es sich bei dem Protagonisten um den Patienten, welcher in Behandlung kommt. Um ihn und seine Lebensgeschichte geht es, er steht im Mittelpunkt und wird vom Psychodrama-Therapeuten im Prozess begleitet. Der Protagonist gibt das zu behandelnde Thema und die Szene vor. Seine ganz persönliche innere Welt wird im Psychodrama nach außen gebracht und dort handelnd sichtbar gemacht; „inner world outside" nennt dies Holmes (1992).

Der Protagonist stellt zu diesem Zweck seine Konflikte im „Hier und Jetzt" szenisch handelnd dar, statt nur über sie zu sprechen. Er zeigt diese aber nicht nur im Sinne einer Demonstration, sondern er be- und erlebt die Szene, als ob sie jetzt im Moment real stattfände. Dabei spielt es keinerlei Rolle, wann die dargestellte Szene in der „äußeren" Realität tatsächlich stattgefunden hat oder stattfinden wird, also in der Vergangenheit, der Gegenwart oder der Zukunft liegt (vgl. Moreno 1975, 233 ff.). Selbst, wenn die Szene vom Protagonisten *nur* imaginiert, phantasiert, gewünscht oder geträumt wurde, wird sie von ihm szenisch so dargestellt, als ob sie „jetzt" aktuell „hier" tatsächlich stattfinden würde. „Jedes wahre zweite Mal befreit vom ersten" beschreibt Moreno darum auch in diesem Kontext (1980, 28) den Sinn des therapeutischen Spieles in der so genannten Surplus-Realität. Der Protagonist soll dabei seine persönliche, subjektive Sicht zeigen, also *seine* Wahrheit, so wie er diese im Moment der Darstellung empfindet und wahrnimmt. Es geht also nicht darum, sich möglichst einer „objektiven" Wahrheit, sondern sich seiner subjektiven Wirklichkeit anzunähern. Der Protagonist zeigt eine Szene, hat dazu das Drehbuch und die Regieanweisungen in sich und ist selbst gleichzeitig als Hauptdarsteller auf der Bühne; wenn es sein muss, nimmt er auch kurzzeitig die Rollen der anderen in der Szene mitspielenden Personen ein (siehe *Rollenwechsel*). Der Protagonist darf – anders als ein professioneller Schauspieler, der einen vorgefassten Text wiederzugeben hat – „frei von der Leber weg" spielen, entsprechend seiner inneren Empfindung, auch so wenig spontan oder unter Umständen ausdrucksgehemmt wie er im Augenblick des Spiels ist. Das Entscheidende ist die authentische Handlung, also die innere Stimmigkeit. Um in diesen Zustand der Authentizität zu gelangen, ist es hilfreich, wenn der Protagonist erwärmt ist für seine Szene und zu Beginn einen Rahmen vorgibt (Ausgangsbild, Zeit, Ort, szenische Handlung). Dieser Startrahmen erzeugt im Protagonisten die *Problemaktualisierung* (vgl. Grawe et al. 1994), die für eine therapeutische Veränderung notwendig ist. Was möglichst „echt" in der therapeutischen Situation erlebt werden kann, lässt sich leichter und nachhaltiger im Alltagsleben zugänglich machen und verändern.

Etwas komplexer stellt sich die Situation im Gruppensetting dar. Hier steht der Protagonist nicht von vornherein fest, sondern muss zunächst durch einen Auswahlprozess gefunden werden. Wenn mehrere Teilnehmer für ein Protagonistenspiel erwärmt sind, stehen die Teilnehmer der Gruppe vor der Aufgabe, denjenigen zu finden, der in diesem Moment zum Zug kommt. Hier stehen sich zwei Vorgehensweisen gegenüber: Die Konkurrenten entscheiden unter sich, wer das „Spiel bekommt", oder die Gruppe entscheidet. Die dritte Variante, dass nämlich der Therapeut die Entscheidung trifft, scheidet im *klassischen* Psychodrama aus. Als ersten Schritt können die Spielbereiten zunächst selbst gefragt werden, wer die Entscheidung treffen soll, sie selbst oder die Gruppe. Wollen sie selbst entscheiden, entsteht eine kurze Diskussion zwischen den Betroffenen, in welcher ihr jeweiliges Thema noch einmal kurz benannt wird und dabei die eigene Dringlichkeit verdeutlicht wird. Das Ziel ist eine konsensuelle Einigung auf einen Protagonisten. Es kann durchaus sein, dass die Mitbewerber, die sich aktuell nicht durchsetzen konnten, zu einem späteren Zeitpunkt dann Protagonist werden; da Gruppenprozesse jedoch nicht vorhersehbar und nur bedingt steuerbar sind, gibt es hierfür keine Garantie. Gruppenleiter sollten sich davor hüten, eine solche Garantie zu geben, um die aktuelle Enttäuschung über die Nicht-Durchsetzung abzumildern. Soll die Gruppe entscheiden, findet eine *soziometrische Wahl* des Protagonisten statt. Sobald die potentiellen Protagonisten ihr Thema noch einmal verdeutlicht haben – so konkret es in diesem Moment beschreibbar ist – ordnen sich die übrigen Gruppenteilnehmer der Person zu, deren Thema sie gerade am meisten anspricht. Dazu stellen sie sich hinter die betreffende Person. Die Wahl bezieht sich auf ein oder mehrere Kriterien, die vorgestellten Themen, die gespürte Erwärmung der Spielbereiten und das eigene Empathie- und Vorstellungsvermögen für die jeweiligen Themen. Es ist in diesem Sinne keine Sympathiewahl („Wen mag ich am liebsten von den Gruppenmitgliedern?"); dies wäre für diejenigen, die nicht gewählt werden auch äußerst kränkend. Durch die Wahl wird die aktuelle *Telebeziehung* der Gruppenteilnehmer mit den potentiellen Spielern deutlich.

Eine Entscheidung für ein Thema und damit für einen Protagonisten ist damit gefallen. Durch die zweite Option, die soziometrische Wahl, ist meist sichergestellt, dass der Protagonist die stärkste Unterstützung der Gruppe hat und auch das gemeinsame Gruppenthema am besten repräsentiert. Dies kann auf zweierlei Weise geschehen: Die einzelnen Gruppenmitglieder können sich von einem Thema deswegen am stärksten angesprochen fühlen, weil sie eine relativ große innere Schnittmenge mit dem

Thema des gewählten Protagonisten haben („Ich kenne dieses Problem mit einem nicht durchsetzungsfähigen Chef auch"). Je größer die Anzahl der Gruppenmitglieder, welche das gewählte Thema mit dem Protagonisten teilt, desto therapeutisch effektiver ist das Spiel für die Gruppe. Die zweite Möglichkeit ist, dass sich die Mehrheit der Gruppe zu einem Thema hingezogen fühlt, da es das Thema der *Gruppe* am klarsten zeigt. Hierbei handelt es sich um einen gruppendynamischen Aspekt, der vom Gruppentherapeuten mit reflektiert wird. Zum Beispiel kann sich die Mehrheit für ein Spiel zum Thema „heimliche Affäre" entscheiden, weil es in der Gruppe ein heimliches Liebespaar gibt.

Der Protagonist ist durch die Wahl gefunden. Diejenigen, die nicht gewählt wurden, werden befragt, ob sie mit ihrer Situation der aktuellen Nicht-Wahl umgehen können. Ist dies nicht der Fall, muss auf diese Situation selbstverständlich eingegangen werden. Danach betritt der Protagonist zusammen mit dem Therapeuten die Bühne.

Bühne

Der Ort der Handlung ist die Bühne. Es ist nicht die Bühne des Theaters mit professionellen Darstellern zu einer vorher festgelegten Geschichte, sondern es handelt sich vielmehr um einen psychischen Raum (Schönke in: Haselbacher 2004), den der Protagonist mit seiner persönlichen und subjektiven Geschichte füllen kann. Betritt der Protagonist die Bühne, befindet er sich in einer anderen, der *Surplus-Realität*.

Bühne legt nahe, dass es dafür eine physische Bühne wie z.B. im Theater braucht. Dies ist jedoch nicht der Fall. Moreno ließ zwar in Beacon eine reale Bühne errichten, die seinen therapeutischen Vorstellungen entsprach, für das psychodramatherapeutische Arbeiten ist dies aber nicht notwendig. Morenos ursprünglicher Hintergrund war mehr das Kinderspiel als das Theater (vgl. Hutter/Schwehm 2009, 424), welches sich an jeder beliebigen Stelle inszenieren lässt, man denke nur an Morenos früheste Inszenierungen mit Kindern im Wiener Augarten. Die Definition des Bühnenraumes erfolgt bei Kindern über die Phantasie bzw. die ausgesprochene Zuweisung („Das hier ist jetzt unsere Burg, hier ist die Zugbrücke, da kannst du nicht rein …").

Die Bühne Morenos in Beacon

Moreno ließ eine Holzbühne bauen, die ihm und den Patienten dabei half, die verschiedenen Formen der inneren Wirklichkeit deutlich zu machen.

Die Bühne war rund und hatte drei Ebenen. An der Rückseite des Raumes war zusätzlich ein Balkon angebracht.
Die Gruppe bzw. die Zuschauer saßen auf der untersten Ebene vor der Bühne. War der Protagonist gefunden, bestieg der Therapeut mit seinem Patienten die mittlere Stufe, um dessen Szene zu explorieren. Die psychodramatische Handlung, also das konkrete Spiel der Szene fand auf der obersten Ebene statt. Kamen transzendente oder strafende Rollen ins Spiel, bot der Balkon die entsprechende Möglichkeit.

Für das psychodramatische Spiel ist es vor allem von Bedeutung, dass der Bühnenraum vom Zuschauerraum abgegrenzt ist. Daher wird meist zu Beginn der Spielphase mit dem Protagonisten besprochen, wo im Therapieraum die Bühne sein soll. Um diese zu verdeutlichen, kann die Bühne auch mit einem Hilfsmittel gekennzeichnet werden, z.B. durch ein auf den Boden gelegtes Seil an der Grenze zum Zuschauerraum. Die Grenze bietet einen Schutz, es ist klar, wo die Surplus-Realität des Protagonisten beginnt und wo sie auch wieder endet, nämlich an dem Punkt, wo er die Bühne verlässt. Er kann damit die Welt seiner inneren Bilder betreten und sie auch wieder hinter sich lassen. Auch für die Zuschauer ist die Definition der Bühnengrenzen ein Schutz, sie können sich von dem Geschehen des Protagonisten abgrenzen, mit Distanz hinblicken. Besonders bei strukturell schwer gestörten Menschen ist die klare äußere Struktur des therapeutischen Vorgehens ein wichtiges Hilfsmittel, unabhängig davon, ob sie sich gerade in der Rolle des Protagonisten, eines Mitspielers oder Zuschauers befinden. Der Bühnenraum und damit der gesamte Therapieraum sollte eine ausreichende Größe aufweisen, damit der Protagonist seine Szene entsprechend einrichten kann. In einem im Verhältnis zur Gruppe zu großen Raum geht die Bühne und auf ihr der Protagonist verloren, er bekommt Angst, ein zu kleiner Raum beengt und hemmt die freie Entfaltung des Spieles und behindert häufig Themen, die mit Aggression zu tun haben.

Günstig ist es, wenn am Rand der Bühne einige Requisiten stehen, welche für die szenische Darstellung verwendet werden können, z.B. ein Tisch, ein bis zwei Stühle, evtl. ein paar Tücher, eine Decke oder ein Kissen. In der Surplus-Realität der Bühne können diese Requisiten alle möglichen Dinge darstellen. Ein Tisch kann zu einem Küchentisch im Elternhaus des Protagonisten werden oder ein Stuhl zum Symbol für den Vater, eine Decke kann ein Bett sein und ein Tuch eine Wand oder eine Tür darstellen. Der Protagonist sucht die für ihn passenden Requisiten aus und gibt ihnen auf der Bühne eine Rolle.

Das Dreibühnenmodell nach Pruckner

Pruckner (2001) beschreibt das psychodramatherapeutische Setting als ein Modell, welches grundsätzlich auf drei Bühnen stattfindet. Die klassische Psychodramabühne (siehe oben) ist nur eine davon. Sie unterscheidet zwischen der Sozialen Bühne, der Begegnungsbühne und der Spielbühne. Die soziale Bühne ist die Bühne der realen Begegnung mit dem Patienten oder dessen Bezugspersonen. Hierzu gehören z.B. Begrüßungsszenen zu Beginn der Stunde. Auf der Begegnungsbühne geht es um die Interaktion zwischen dem Therapeuten und dem Patienten im therapeutischen Kontext. Es ist dies die therapeutische Situation im engeren Sinne, wobei noch keine szenische Darstellung stattfindet. Auf der Spielbühne schließlich findet das szenische Spiel statt; ebenso das Rollenfeedback (Biegler-Vitek et al. 2004). Für die Arbeit mit Suchtkranken hat Spitzer-Prochazka das Dreibühnenmodell störungsspezifisch beschrieben (2012). Im Kontext von Coaching-Maßnahmen wird neben der dreidimensionalen Bühne auch die Wandbühne z.B. am Whiteboard eingesetzt (Baumann/Stadler 2012).

Der Protagonist richtet nun auf Aufforderung des Therapeuten die Bühne ein, d.h. er definiert den Raum, in dem seine Szene stattfinden soll. Dazu schildert er, wenn es sich z.B. um eine Szene in einem Zimmer handelt, wie das Zimmer aussieht, wo sich die Türen und Fenster befinden, wie der Raum eingerichtet ist. Der Protagonist wärmt sich und den Therapeuten sowie die Zuschauer durch diese Einrichtung emotional für sein Spiel an. Es ist günstig, wenn nicht nur funktionale Gegenstände mit Symbolen besetzt werden, sondern auch Dinge, welche die Atmosphäre verdeutlichen können, z.B. ein Bild an der Wand, ein Haustier, der Blick aus dem Fenster etc. Neben den örtlichen Gegebenheiten wird auch die Tageszeit und evtl. die Temperatur erfragt. Das psychodramatische Spiel findet in der Surplus-Realität statt, d.h. die Szene spielt im Hier und Jetzt; dort soll der Protagonist auf der Bühne ankommen.

Auf die Bühne kommen mithilfe des Protagonisten Erlebnisse und Ereignisse aus Vergangenheit, Gegenwart oder Zukunft ebenso wie Wünsche, Träume, Phantasien. Für Moreno „ist der Bühnenraum eine Erweiterung des Lebens über den Realitätstest des Lebens hinaus. Realität und Phantasie bekämpfen einander nicht, sondern sind beide Funktionen innerhalb einer erweiterten Sphäre […]“. (Moreno 2001, 45). Findet die Therapie nicht im Gruppen-, sondern im Einzelsetting statt, wird ebenfalls auf einer Bühne gearbeitet.

Grundsätzlich kann man zwei Bühnentypen unterscheiden, die „normale“, von Krüger (2005) als *somato-psychische Bühne* bezeichnete, und die *Tischbühne*. Auf der Tischbühne kann genauso szenisch gehandelt und dargestellt werden wie auf der somato-psychischen, mit dem Unterschied, dass der Protagonist für sich selbst auch eine symbolische Repräsentanz, einen Stellvertreter z. B. in Form einer Holzfigur wählt. Die Arbeit auf der Tischbühne kann selbstverständlich auch im Gruppensetting durchgeführt werden; sie schafft eine größere Distanz zu der dargestellten Szene (siehe *Spiegeln*).

Therapeut

> „Der Leiter dient als Dramaturg, indem er dem Patienten oder Protagonisten hilft. Der Leiter und der Protagonist sind Partner; der Leiter mag in einem Augenblick aktiver sein, aber dem Protagonist bleibt es stets vorbehalten, das Spielen einer Szene zurückzuweisen oder sie zu verändern.“ (Moreno zit. nach Hutter/Schwehm 2009, 433)

Der Psychodramatherapeut im Gruppensetting

Die Rolle des Gruppenleiters oder Gruppentherapeuten ist teilweise zurückhaltender als die des Gruppentherapeuten anderer Verfahren; er moderiert den Prozess, begleitet und sorgt für die Rahmenbedingungen. Aber, einmal in der Spielphase eines Protagonistenspieles angekommen, sind seine Interventionen deutlich sicht- und spürbar. Wichtig sind beim Therapeuten deswegen Eigenschaften wie Methodenkompetenz, aber auch eine klare Wahrnehmungsmöglichkeit des therapeutischen Prozesses mit den bereits beschriebenen Bestandteilen von Übertragung, Gegenübertragung und Telebeziehung (siehe *Rollentheorie*)(vgl. Krüger 2007b). Er sollte sich zum Zeitpunkt des Leitens in einer möglichst wenig blockierten Spontaneitätslage befinden, um den kreativen Prozess der Gruppe bzw. des Protagonisten angemessen begleiten zu können (siehe *kreativer Zirkel*). Je schwerer die Störung des Patienten in seinen strukturellen Anteilen (Rudolf 2006), desto wichtiger sind die beiden letzten Punkte, da der Therapeut aktiver in den Prozess eingreift, z. B. indem er mehr vorausgehend als „nur“ begleitend dem Patienten Orientierungsangebote in Form eines nächsten Schrittes auf der Bühne macht.

Grundsätzlich ist der Therapeut Begleiter in den verschiedenen Phasen des psychodramatischen Vorgehens, bei der Soziometrie (vgl. Stadler

2013b), in der Phase der Erwärmung, in der Spiel- sowie in der Integrationsphase (siehe *therapeutische Spirale*).

Die therapeutische Haltung als Moderator bleibt in jeder Phase erhalten, sowohl während eines Protagonistenspieles als auch während eines Soziodramas. Auch während der übrigen Gruppenphasen orientiert sich der Psychodrama-Therapeut an den kreativen oder Selbstheilungskräften der Gruppe und deren Mitglieder. Einzig die angewandten Methoden, Arrangements und Techniken und der Fokus der Aufmerksamkeit (Protagonist/Gruppe/Prozess) unterscheiden sich in den verschiedenen Phasen. Die Gruppentherapeuten sind

> „aktiv am Aufbau einer Gruppenkultur beteiligt, indem sie die Rahmenbedingungen und Gruppennormen festlegen, in der Einstiegs- oder Erwärmungsphase ist es ihre Aufgabe die GruppenteilnehmerInnen zu aktivieren, ihre derzeitigen Befindlichkeiten und Problemstellungen zu offenbaren, daraus die Gruppenthematik heraus zu filtern und die Form der folgenden Inszenierung zu bestimmen. Dazu gehört die Klärung, ob sie die Gruppe zu einem Gruppenspiel einladen sollen, oder ob ein protagonistInnenzentriertes Spiel angesagt ist. Ausgehend von der Fragestellung der Gruppe oder der ProtagonistIn entwickeln sie eine diagnostische Hypothese, ein Prozessziel und eine Idee über den Ablauf des Spiels. Dieses Spiel leiten sie danach unter Zuhilfenahme psychodramatischer Techniken. Dabei achten sie auf die Zeiteinteilung und auf die Einhaltung von Regeln. Im Anschluss daran stellen sie den Raum für das Feedback, das Sharing und die Prozessanalyse zur Verfügung." (Stadler/Kern 2010, 40)

Hauptfokus des Therapeuten in der Spielphase ist der Protagonist. Der Therapeut bietet ihm ein sicheres Geländer, an dem dieser sich durch sein Thema und das Thema der Gruppe entlang bewegen kann. Er bietet Hypothesen für neues, vielleicht noch unwegsames Gelände, regt kreative Prozesse an, wo diese noch nicht selbst entdeckt worden sind. Verwirft der Protagonist diese neuen Ideen und Wege, gilt auch hier die therapeutische Devise: „Be with your protagonist!"

> „Als Spielleiter [eines Protagonistenspieles] muss er darauf bedacht sein, jeden Fingerzeig des Klienten aufzunehmen und in dramatische Handlung umzusetzen, das Spiel mit dem Leben des Klienten in Übereinstimmung zu bringen und es nie die Fühlung mit dem Publikum verlieren zu lassen. Als Therapeut darf er bisweilen den Klienten ‚angreifen'

und schockieren, wie es ihm auch erlaubt ist, mit ihm zu lachen und zu scherzen. Bisweilen darf er auch so indirekt und passiv werden, dass die Sitzung praktisch vom Patienten geleitet zu sein scheint." (Moreno zit. nach Hutter/Schwehm 2009, 449f.)

Aber auch in der Phase eines Protagonistenspieles bleibt die Gesamtgruppe im Blick, also die Mitspieler sowie die Zuschauer. Sind die Mitspieler „richtig" in ihren Rollen oder fallen sie gerade aufgrund eines eigenen Themas aus diesen, ist eine mögliche Frage, die sich dem Leiter stellen kann. Sind die Zuschauer durch die Szene überwältigt, werden sie unruhig, wenden sie ihre Aufmerksamkeit von der Szene auf der Bühne ab, obwohl sie vorhin das Thema des Protagonisten unterstützt haben?

Der Psychodramatherapeut im Einzelsetting

Im Einzelsetting ist die Lage etwas verändert. Die Gruppe als Fokus entfällt und die Prozesssteuerung ist dadurch etwas einfacher. Der Protagonist steht bereits fest, es ist aber abzuklären, inwieweit er spielbereit (erwärmt) ist. Der Therapeut ist aber auch hier für die Einhaltung der äußeren Struktur (Ort, Zeit, Rahmen, Bühne etc.) zuständig. Zuweilen ist die Schwelle, von sich etwas szenisch zu zeigen höher als in der Gruppe, wo es andere Vorbilder gibt. Hier kann der Therapeut selbst den ersten Schritt machen, indem er für eine Handlung auf der somato-psychischen Bühne aufsteht und selbst ein Verhalten zeigt oder andeutet, um den Protagonisten einzuladen, zu spielen. Geht es um eine Szene auf der Tischbühne, ist es meist hilfreich, wenn der Therapeut beginnt, eine Szene aufzustellen (siehe *Szenenaufbau* und *Doppeln*). In kürzester Zeit fühlt sich der Patient in die Szene hineingezogen und beginnt die Regie zu übernehmen: An dieser Stelle entsteht entweder ein aktives Miteinander von Patient und Therapeut, quasi ein szenisches Mentalisieren der Innenwelt des Patienten auf der Bühne („inner world outside"), oder aber der Patient übernimmt das Spiel ganz für sich und der Therapeut nimmt wieder die moderierende Position außerhalb der Szene ein. Auf der Tischbühne ist auch die erste Variante in der Regel unproblematisch, da der Therapeut als Gegenüber für den Patienten auch im gemeinsamen Spiel sichtbar bleibt, findet die Szene auf der somato-psychischen Bühne statt, ist die Lage etwas verändert. Ist der Therapeut in der Rolle eines Mitspielers oder in der Rolle des Patienten selbst, ist er für diesen Moment aus der Therapeutenrolle verschwunden. Der Patient ist allein. Es gibt daher unterschiedliche Haltungen zu dem aktiven Mitspielen des Therapeuten. Krüger (2007b) z.B. betont die Verbesserung der Telebeziehung zwischen Patient und Therapeut durch Rollenwechsel und Mitspielen und befürwortet (indikationsabhängig) das aktive Mitspielen. Der Patient fühlt sich gesehen, wenn der Therapeut seine Position einnimmt (doppelt), und der Therapeut kann seine Einfühlung verbessern. Garfield (2003, 27) dagegen spricht sich in der Tradition der französischen Psychodramatiker für eine klare Spielabstinenz aus, da die Rolleneinnahme des Therapeuten die Übertragungsprozesse stört. Beide Positionen haben etwas für sich, es ist aber auf jeden Fall hilfreich, sich die unterschiedlichen Konsequenzen des Leiterverhaltens klar zu machen und indikationsspezifisch mit Blick auf den Patienten zu entscheiden, was für den Moment die bessere Wahl ist.

Gruppe

Moreno war 1932 bei der American Psychiatric Association (APA) einer der Begründer der Gruppenpsychotherapie (vgl. Ameln 2009, 226; Burmeister 2001). Psychodrama ist für ihn „Therapie in der Gruppe, durch die Gruppe, für die Gruppe und der Gruppe“ (Moreno zit. nach Leutz 1986, 92). Um dieses Zitat zu verstehen, wird im Folgenden ein Ablauf einer Gruppentherapiesitzung aufgezeigt.

Zu Beginn sitzen die Gruppenteilnehmer meist im Kreis oder Halbkreis und es geht um die Themenfindung. Je nach Situation der Gruppe wird vom Therapeuten aktiv eine Erwärmungsübung vorgeschlagen, welche die Gruppe emotional, kognitiv und somatisch in Richtung Spontaneitätslage bewegt. Gemeinsam wird ein Thema gesucht, sei es eines der gesamten Gruppe (siehe *Soziodrama*), sei es eines, was eine einzelne Person, einen möglichen Protagonisten, besonders betrifft. Ist die Gruppenkohäsion ausreichend gut und die Dynamik innerhalb der Gruppe konstruktiv, werden sich mithilfe einer Gesprächsrunde schnell Themen identifizieren lassen. Sind mehrere (konkurrierende) Themen vorhanden, ist zunächst die Frage zu klären, ob die Gruppe sich für das Soziodrama oder für das protagonistenzentrierte Vorgehen entscheiden kann, danach für das konkrete Thema bzw. den konkreten Protagonisten. Diese Entscheidungen werden im klassischen Psychodrama soziometrisch getroffen, d.h. die Gruppe trifft die Entscheidung. Es folgt die Spielphase in der Gruppe auf der Bühne unter Beteiligung der Gruppenteilnehmer. Im Anschluss daran folgt die Integrationsphase. Der Protagonist soll aus seiner exponierten Situation wieder in die Gruppe integriert werden, es soll verständlich werden, inwieweit das Thema des Protagonisten oder des Soziodramas das aktuelle Thema der Gruppe widerspiegelt, und die Gruppenmitglieder, welche sich durch das gespielte Thema angesprochen fühlten, erhalten die Gelegenheit, diesen inneren Prozess wieder in die Gruppe einzuspeisen. Die Gruppe sieht (und erkennt bestenfalls auch), inwieweit auf der Bühne das aktuell gemeinsame Gruppenthema behandelt wurde. „Das Problem, das der Einzelne hat, wird oft von allen Mitgliedern der Gruppe geteilt. Der Einzelne wird zum Repräsentanten in Aktion“ (Moreno zit. nach Hutter/Schwehm 2009, 432).

Was bedeutet in Anbetracht dieses Ablaufs das eingangs genannte Zitat „in der Gruppe, durch die Gruppe, für die Gruppe und der Gruppe“?

In der Gruppe ist am ehesten einleuchtend: Die Therapie findet in der Gruppe statt in Abgrenzung zur Therapie im Einzelsetting. *Durch* die Gruppe bedeutet, dass die Gruppe als salutogener Faktor für den Patienten wirkt. Die Gruppe trägt den Protagonisten oder das Thema, nimmt Anteil (siehe *Sharing*), vermittelt die Universalität des Leidens (vgl. Yalom 2010) und Solidarität sowie im günstigen Fall Unterstützung und Ermutigung. In der Spielphase können Gruppenmitglieder zu Mitspielern werden, die damit auch vermitteln, sich mit dem aktuellen Thema des Protagonisten auseinander zu setzen; dies verstärkt noch einmal den Effekt, der sich bereits durch die soziometrische Entscheidung der Gruppe für einen Protagonisten eingestellt hat. Ameln et al. sprechen deshalb davon, dass „die Gruppenmitglieder gewissermaßen als Kotherapeuten des Leiters“ fungieren (2009, 23). Therapie *für* die Gruppe zeigt sich in der Tatsache, dass das Thema, welches ein Protagonist zeigt oder welches als Gruppenspielthema gewählt wurde, nicht nur etwas bei den Protagonisten verändert, sondern auch bei den übrigen Gruppenmitgliedern. Ein Veränderungsprozess im Sinne einer Katharsis kann sich für den Protagonisten einstellen, aber auch genauso für die Betrachter. Die emotionale Affizierung durch Teleprozesse und Gegenübertragungen macht nicht am Bühnenrand Halt, auch wenn die Intensität dort nachlässt. Die Therapie *der* Gruppe schließlich beinhaltet die Veränderung der Gruppe als solche. Durch jede Interaktion der Gruppe bzw. in der Gruppe verändert sich diese, es entsteht eine neue Dynamik. Die Gruppe entwickelt so eine gemeinsame Geschichte. Im günstigen Fall erhöht sich die Gruppenkohäsion und die Gruppe kann lernen, mit schwierigen soziometrischen Prozessen (z. B. Außenseitermeinungen, Integration neuer Mitglieder etc.) umzugehen.

Psychodramatische Gruppen sind unterschiedlich groß, die therapeutische Gruppe hat in der Regel zwischen fünf und acht Mitglieder; es gibt jedoch auch Median- und Großgruppensettings mit bis zu mehreren hundert Teilnehmern. Je größer die Gruppe, desto wichtiger ist es, dass die Gruppe von einem Leitungspaar geleitet wird, damit sowohl die inhaltlich-thematischen als auch die gruppendynamischen Aspekte gut im Blick bleiben.

Gruppen können unterschiedlich zusammengesetzt sein. Es gibt Teams, Weiterbildungsgruppen, geschlossene, offene und halboffene Gruppen, die sich zu einem bestimmten Zweck, z. B. Selbsterfahrung oder Psychotherapie treffen. Es gibt thematisch orientierte Therapiegruppen über einen bestimmten Zeitraum (z. B. Workshop zum Thema „Meine Rolle in der Familie"). Normalerweise dauern psychodramatische Gruppensitzungen etwas länger als herkömmliche Psychotherapiesitzungen, zwischen 120 und 180 Minuten. Im stationären Setting kommen auch kürzere Gruppensitzungen vor (90 Min.). Die Dauer hängt unter anderem von Gesichtspunkten der Indikation ab („je schwerer der strukturelle Störungsgrad, desto kürzer"), aber auch von der Gruppengröße; eine Kleingruppe von vier bis fünf Teilnehmern kommt in der Regel mit weniger Zeit aus als eine Gruppe mit 12 Teilnehmern, und eine thematisch orientierte Gruppe benötigt auch weniger Zeit als eine Selbsterfahrungsgruppe.

Mitspieler

Von der Psychodramaanwendung im Einzelsetting abgesehen, (siehe *Therapeut* und *Monodrama*) wird die szenische Darstellung unter Zuhilfenahme von Mitspielern oder *Hilfs-Ichen* wie Moreno sie nannte, umgesetzt. Der Protagonist bestimmt für seine Szene die Mitspieler aus der Runde der Gruppenteilnehmer. Der Protagonist wählt deshalb *selbst*, weil er durch seine bewusste wie unbewusste Wahrnehmung der übrigen Gruppenmitglieder die höchste Wahrscheinlichkeit hat, einen Kandidaten zu finden, der entsprechend ihrer gemeinsamen *Telebeziehung* am besten für die Rolle passt. Diese protagonistenzentrierte Auswahl der Mitspieler durch den Therapeuten entspricht der psychodramatischen Grundhaltung, die sich an den Prinzipien der Soziometrie, hier besonders an der Telebeziehung orientiert. Die Mitspieler werden zu Beginn der Spielphase vom Protagonisten eingerollt (in Österreich: „eingekleidet") und erhalten Rolleninformationen und Anweisungen für die Darstellung der Szene. Hier gibt es drei unterschiedliche Vorgehensweisen, einmal durch *Rollenzuweisung*, einmal durch das so genannte *„Eindoppeln"*, und einmal durch einen *Rollenwechsel*. Die emotional neutralste Vorgehensweise ist die *Rollenzuweisung*. Der Protagonist steht seinem Hilfs-Ich gegenüber und erzählt, z. B. „Das ist mein Vater, er ist 76 Jahre alt. Er war von Beruf Einzelhandelskaufmann. Er ist gesundheitlich etwas angeschlagen und beschäftigt sich am liebsten mit seinem Hobby ...". Oder diese Zuweisung erfolgt in der direkten Rede: „Du bist mein Vater, bist jetzt 76 Jahre alt, ...". Der Rollenspieler, welche die Rolle des Vaters innehat, kann bei Unklarheiten noch nachfragen, z. B. „Seit wann bin ich denn gesundheitlich angeschlagen? Und was bedeutet das genau für mein aktuelles Leben?" Der Protagonist muss also an dieser Stelle keinen Rollenwechsel in die Hilfs-Ich-Rolle vornehmen und auch nicht über das Doppeln eine Einfühlung in die andere Rolle in sich herstellen. Dies ist von Bedeutung, wenn unklar ist, wie die Beziehung des Protagonisten zu dem Hilfs-Ich ist, oder wenn wahrscheinlich ist, dass die Beziehung schlecht ist (spannungsgeladen, von Gewalt geprägt etc.). Wenn die Mitspielerrolle ein ausgesprochener Gegenspieler des Protagonisten ist, spricht man von einer *Antagonistenrolle*. Ist die Beziehung jedoch bereits zu diesem frühen Zeitpunkt der Aktionsphase als freundliche und grundsätzlich gute erkennbar, kann die Rolleneinführung des Hilfs-Ichs auch durch *Eindoppeln* erfolgen. Dazu stellt sich der Protagonist schräg hinter den Rollenspieler, kann ihm eventuell auch eine Hand auf die Schulter legen und spricht in der Ich-Form: „Ich bin der Freund von Klaus. Ich kenne ihn seit ca. zehn Jahren und wir haben schon eine Menge Spaß miteinander erlebt …". Das Eindoppeln macht Sinn, wenn der Protagonist (Klaus) etwas von der positiven, wohlwollenden Energie der Beziehung spüren soll. Die Rolleneinführung mithilfe des *Rollenwechsels* schließlich ist die intensivste Form. Der Protagonist übernimmt die Rolle des Hilfs-Ichs und muss für diese Zeit seine eigene Rolle aufgeben. Zur Unterscheidung der drei Formen siehe Abbildung Formen der Rolleneinführung für Mitspieler.

Hilfs-Iche können alle möglichen Formen annehmen, es können Personen aus dem sozialen Atom des Protagonisten sein (Partner, Freunde, Feinde, Arbeitskollegen), aber auch Gegenstände (Haus, Türe, Fernseher) oder Tiere sowie Bestandteile des kulturellen Atoms des Protagonisten, also z. B. Rollen (Beruf, Partner, Hobbygärnter), Gefühle (Wut, Verzweiflung, Liebe), Gedanken („Das ist langweilig"), Wünsche (Sehnsucht nach Urlaub), Phantasien (Tötungswunsch, Zeitreise). Hilfs-Iche können auch für eine bestimmte Atmosphäre stehen (Blues, Gedrücktheit), und nicht zuletzt können sie als *Doppelgänger* für den Protagonisten zur Verfügung stehen. All dies wird zu Beginn der Spielphase festgelegt.

Die Hilfs-Iche haben, wenn sie die Bühne betreten und die Rollenanweisung erhalten, eigene Gefühle, Gedanken und Handlungsimpulse und ebensolche aus der Gegenübertragung auf die Impulse des Protagonisten. Dies ist ganz natürlich. Sie werden aber im Psychodrama während der Spielphase nicht artikuliert. Während der Spielphase merken sich die Mitspieler all diese Dinge und geben sie am Ende in der Integrationsphase als Rollenfeedback an den Protagonisten weiter. Damit ist sichergestellt, dass das, was auf der Bühne passiert, die Welt des Protagonisten ist; seine innere Welt und sein Erleben der Objektbeziehungen wird nach außen gebracht.

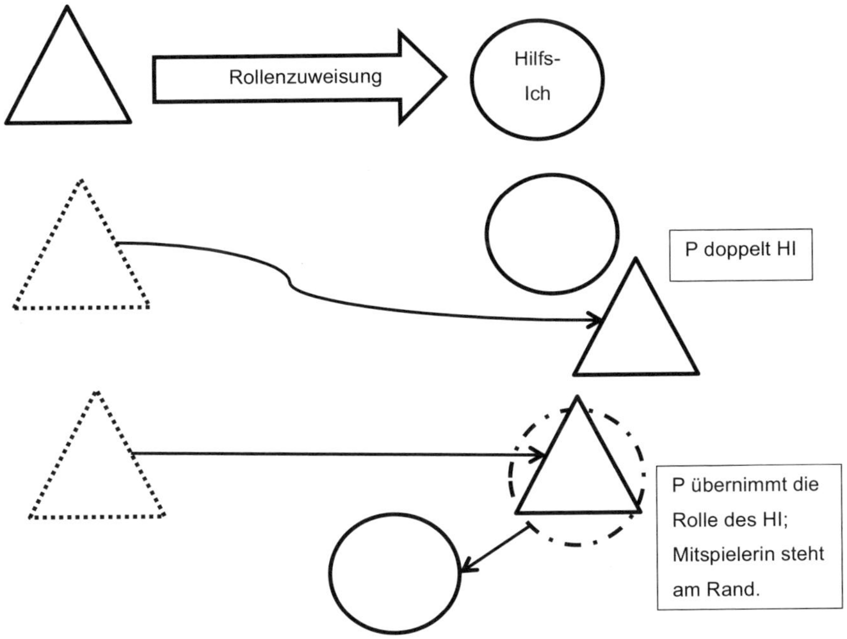

Abbildung 8: Formen der Rolleneinführung für Mitspieler

Die Mitspieler spielen das, was ihnen der Protagonist zeigt und sagt, und versuchen dabei, dies möglichst vorlagengetreu nachzuahmen. Sie helfen, die Interaktion am Laufen zu halten und dienen damit dem Protagonisten, daher der Begriff Hilfs-Ich.

> „Die Hilfs-Iche sind Starter. Sie sind bis zu einem bestimmten Zeitpunkt tauglich, aber wenn etwas Tiefgreifendes passiert, benutzen wir den Protagonisten, indem wir ihn in jede Rolle drängen, vor und zurück, und ihn stets strategisch dazu benutzen, das Drama zu entfalten." (Moreno zit. nach Hutter/Schwehm 2009, 432)

Das Zitat von Moreno macht noch einmal deutlich, dass die entscheidenden Handlungen vom Protagonisten vorgenommen werden müssen. Die Hilfs-Iche halten sich in diesem Sinne „nur" an den vom Protagonisten vorgegebenen Text, wenn man so will an das Skript der internalisierten Objektbeziehungen, sowie an aktuelle Regieanweisungen von Protagonist und Therapeut. In geübten Gruppen (z. B. Weiterbildungsgruppen oder in Gruppen mit professionellen Hilfs-Ichen) können die Mitspieler auf Aufforderung des Leiters auch aus ihrer Rolle heraus Antworten oder Handlungen improvisieren. Der Protagonist hat jedoch auch hierbei das letzte Wort, die Regie, und kann eine improvisierte Antwort in seinem Sinne korrigieren.

> „Moreno verwendete für seine psychodramatischen Inszenierungen professionelle Hilfs-Iche, das waren geübte DarstellerInnen, die für die ProtagonistInnen die verschiedenen Rollen ihrer Szene übernahmen. In manchen Situationen wird auch heute noch zu professionellen Hilfs-Ichen gegriffen oder bestimmte Rollen werden von Co-LeiterInnen übernommen. Dies kann der Fall sein, wenn die Rolle für die Gruppenmitglieder zu belastend wäre, wie etwa die Rolle eines Vergewaltigers darzustellen oder wenn die Gruppe aus Personen besteht, die aufgrund ihrer Krankheitsgeschichte Probleme haben, sich in unterschiedliche Rollen einzuleben und diese auch für längere Zeit einhalten zu können." (Stadler/Kern 2010, 46)

Nach Beendigung der Spielphase berichten die Mitspieler, welche Rollen als Hilfs-Iche übernommen hatten im *Rollenfeedback*, was sie während der Aktionsphase erlebt haben. Diese Feedbacks sind für den Protagonisten äußerst wertvoll, weil sie seine bewusste Wahrnehmung der gezeigten Situation ergänzen können. Dabei ist es wichtig, zu unterscheiden zwischen dem eigentlichen *Rollenfeedback* („Was habe ich in der Rolle erlebt?") und dem *Sharing* („Was teile ich mit dem Protagonisten an Erfahrung?") und dem Identifikationsfeedback („Mit welcher anderen Rolle – außer der des Protagonisten – habe ich mich während des Spieles identifizieren können?") (siehe auch *Rollenwechsel*). Rollenfeedbacks der Mitspieler können die Wahrnehmung des Protagonisten bestätigen („Ich sollte ja als Vater traurig sein; das war auch so, ich war wirklich in der Rolle verzweifelt"), aber sie können auch eine andere Wirklichkeit sichtbar machen („Ich sollte ja die liebevolle Freundin sein, aber ich war sooo wütend auf Klaus (Protagonist), dass ich es am liebsten herausgeschrien hätte"). Anders als bei Aufstellungen der systemischen Therapie wird im Psychodrama davon ausgegangen, dass diese Rollenfeedbacks *nicht* die *objektive* Wahrheit abbilden, sondern dass dies alles die *innere Wirklichkeit* des Protagonisten ist. Ergänzende oder den Rollenzuweisungen widersprechende Feedbacks entstehen dadurch, dass der Protagonist einen Teil seiner inneren Welt in diesem Moment zwar interaktionell nach außen lebt, aber nicht bewusst wahrnimmt. Dies ist bei hoch konflikthaften Beziehungen oft der Fall, aber auch bei Menschen mit strukturellen Störungen, die sich mit den Abwehrmechanismen von Projektion oder Spaltung schützen. Sind die Rollenfeedbacks allzu konfrontierend für den Protagonisten, kann der Therapeut den Feedbackprozess etwas abmildern, indem er z. B. zum Protagonisten sagt: „Schau, was für dich davon stimmig ist, den Rest nimmst du nicht zu dir ...“. Grundsätzlich ist zu Rollenfeedbacks noch zu sagen, dass sie qualitativ umso ergiebiger für den Protagonisten sind, je weniger eigene Übertragungsprozesse der Mitspieler darin auftauchen. In Patientengruppen mit strukturell sehr eingeschränkten Menschen (vgl. OPD Achse II Beziehung und Achse IV Struktur; OPD Arbeitskreis 2006) ist es daher ratsam, entweder professionelle Hilfs-Iche hinzuzuziehen oder die Rollenfeedbacks der (Patienten-)Mitspieler aus Therapeutensicht moderat zu ergänzen.

Auch in anderer Hinsicht ist das Thema Übertragung von Bedeutung. Moreno sah als großen Vorteil in der Einführung von Hilfs-Ichen, dass dadurch weniger Übertragungen auf den Therapeuten getätigt würden.

> „Es half dem Therapeuten nicht verstrickt zu werden und seine Objektivität und Neutralität zu erhalten. Das Hilfs-Ich entlässt den Therapeuten aus der Verpflichtung, eine Rolle für den Patienten zu spielen. Der leitende Therapeut kann es sich leisten, neutral und objektiv zu sein, und es hilft dem Patienten eine vernünftige psychologische Distanz zu ihm aufrechtzuerhalten.“ (Moreno zit. nach Hutter/Schwehm 2009, 437)

Diese Position ist sicher idealtypisch. Sie wurde bereits beim Abschnitt über den Therapeuten kurz angeschnitten. Übertragungen in der Gruppe finden immer auf alle Beteiligten statt, auf die einzelnen Gruppenmitglieder, den Therapeuten und die Gruppe als ganze. Für die Vorstellung, dass sich die Übertragung vom Therapeuten weg lenken ließe, war vermutlich der Wunsch der Vater des Gedankens.

Wird Psychodrama im Einzelsetting angewandt, gibt es keine Gruppe, aus der Mitspieler rekrutiert werden könnten. Im Abschnitt zum Therapeuten war schon kurz die Rede davon, dass der Therapeut hilfsweise unter bestimmten Bedingungen die Rolle eines Mitspielers einnehmen kann. Oben stehendes Zitat von Moreno stellt dies in Frage. Dennoch kann es hilfreich sein, wenn der Therapeut sich für kurze Sequenzen als Mitspieler zur Verfügung stellt. Ansonsten werden die Mitspieler ersetzt durch Symbole wie Stühle, Figuren, Kissen, und im Rollenwechsel vom Protagonisten punktuell belebt. In der Integrationsphase gibt sich der Protagonist dann auch selbst ein Rollenfeedback („Als ich in der Rolle meiner Tochter war, habe ich erlebt ..., gefühlt ..., gedacht ...“). Hier geht im Monodrama ein Teil Wirklichkeit gegenüber dem Psychodramaspiel in der Gruppe verloren. In der Gruppe können die internalisierten Objektbeziehungen gleichzeitig belebt werden (Protagonist und Mitspieler), während sie im Monodrama nur sequenziell dargestellt werden können; dies macht einen Unterschied im Erleben, der sich auch im leicht eingeschränkten Rollenfeedback zeigt.

Psychodramatische Arrangements und ihre Abläufe

Psychodramatische Arrangements sind Arbeitsformen, in denen die *Instrumente* des Psychodramas eingesetzt werden und bestimmte *Techniken* (siehe *Techniken*) zur Anwendung kommen. Bei den Arrangements wird eine grundlegende Unterscheidung in *psychodramatische* und *soziodramatische* und in solche mit *vorher festgelegter Handlung* und solche im *Stegreifmodus* (Abbildung: Systematik der Arbeitsformen) getroffen, aus der sich ein Vierfeldermodell ergibt, dessen Inhalt unten näher erläutert wird.

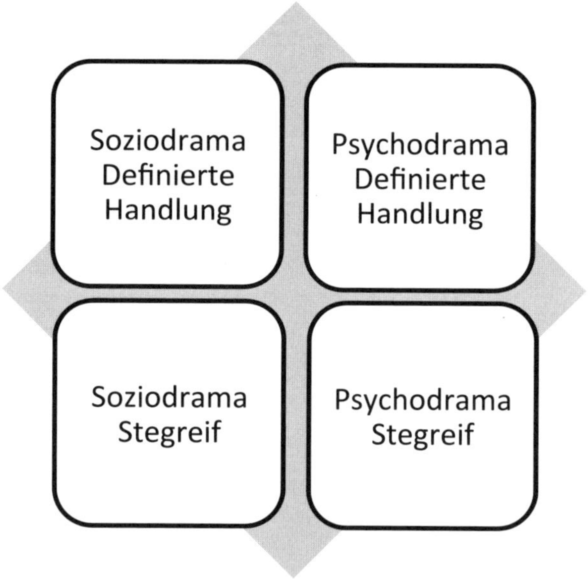

Abbildung 9: Systematik der Arbeitsformen

Stadler und Spörrle (2008) haben das psychodramatische Rollenspiel anhand oben genannter Unterscheidungen näher kategorisiert, dabei aber noch unterschieden zwischen dem Handeln in der eigenen Rolle und der Handlung in der Rolle eines anderen (siehe Tabelle Kategorisierung von Rollenspielen).

Tabelle 2: Kategorisierung von Rollenspielen

	festgelegte Handlung	**Stegreifhandlung**
	role-taking und role-enactment	role-creating
Handeln in eigener Rolle	▪ soziales, kulturelles und soziokulturelles Atom beleben ▪ Vignette und Protagonistenspiel in der Rolle des Protagonisten ▪ Probehandeln in klar definiertem Setting und Ablauf	▪ Geschichte imaginieren bzw. erfinden und spielen ▪ Stegreifspiele in der eigenen Rolle ▪ Spontaneitätstest (auf Zuruf eine eigene Rolle spielen)
Handeln in der Rolle des anderen	▪ nachahmendes Spiel ▪ Perspektiven- und Rollenübernahme einer vorgegebenen Rolle ▪ Spiel im Rollenwechsel	▪ Stegreifspiel bei vorgegebener Ausgangslage und/oder vorgegebenem Rolleninventar ▪ spontanes Spiel in der Rolle eines Mitspielers
Soziodrama: Handeln als Gruppe	gemeinsame Rollenübernahme bei festgelegter Handlung	gemeinsames Stegreif-Gruppenspiel bei freier oder festgelegter Ausgangssituation

Im Folgenden werden die vier Grundarbeitsformen kurz beschrieben, beginnend mit dem Psychodrama mit definierter Handlung.

Psychodrama mit definierter Handlung (Protagonistenspiel Typ A)

Hierbei handelt es sich um die am häufigsten angewandte Form des Psychodramas. Der Patient oder Klient ist Protagonist in seiner Szene, die er zur Darstellung bringen möchte. Die Handlung der Szene kann ein konkretes in der näheren oder ferneren Vergangenheit liegendes Lebensereignis, eine Begebenheit, Begegnung oder Erlebnis sein. Die erinnerte Geschichte, das Narrativ des Patienten gibt die Szene vor. Die definierte Handlung orientiert sich also nicht an einer „objektiven Wahrheit“, sondern an der inneren Wirklichkeit des Protagonisten; seine innere Welt wird auf der Bühne in der Surplus-Realität handelnd nach außen gebracht. Die Wahl des Protagonisten im Gruppensetting wurde bereits kurz beschrieben (siehe *Protagonist*).

Das folgende Beispiel eines Protagonistenspieles im Gruppensetting macht den Ablauf bei einer Begebenheit in der jüngeren Vergangenheit eines Patienten deutlich.

Wahl des Protagonisten

Die Selbsterfahrungsgruppe befindet sich gerade in einer Phase, in der es um Durchsetzung und Abgrenzung geht, und hat Sabine als Protagonistin gewählt, die sich mit dem Thema „Wie kann ich mich besser durchsetzen bzw. meinen Ärger nicht so hinunterschlucken?" eingebracht hatte. Michael, der als Thema die letzte Begegnung mit seinem Vater, welche von Versöhnung geprägt war, vorgestellt hatte, stieß mit seinem Thema zwar auf Interesse, aber konnte nicht die Mehrheit der anwesenden Gruppenmitglieder auf sich vereinigen.

Wahl der Szene

Sabine hatte vergangene Woche eine Auseinandersetzung mit ihrer Mitbewohnerin in der Wohngemeinschaft. Sie erzählt, dass sie von sich selbst genervt sei, weil sie immer wieder in Konflikten klein beigebe. Auf Nachfrage des Therapeuten wählt sie das letzte Gespräch mit der Mitbewohnerin als Ausgangsszene. Sie beschreibt, wer in der Szene dabei gewesen war, und um was sich der Konflikt gehandelt hatte.

Szenenaufbau, Wahl der Mitspieler und Einrollen der Hilfs-Iche

Sabine wählt aus der Gruppe für die beteiligten Personen jeweils einen Mitspieler. Sie nimmt Sebastian für die Rolle ihres Freundes Michael, der zwar nicht in der Wohngemeinschaft lebt, aber an dem Tag des Konfliktes anwesend war, Anne als Mitbewohnerin und Konfliktpartnerin Barbara und Bettina als 2-jährige Tochter Clara von Barbara. Auf der Bühne wird kurz die Wohnung mit Tüchern, einem Seil und Stühlen abgegrenzt: Sabines Zimmer, Barbaras Zimmer, der Flur und die gemeinsame Küche, in welcher der Konflikt stattfand. Die Zeit der Handlung wird benannt (Samstagvormittag 9 Uhr), und der Therapeut bittet Sabine, die Hilfs-Iche in ihre Rollen einzuweisen. Sabine stellt dazu die Mitspieler an ihren Platz zum Zeitpunkt der Handlung. Sabine und Barbara befinden sich in der Küche, Clara im Flur und Michael in Barbaras Zimmer. Sie weist den Personen dann ihre Rollen zu. Sabine steht gegenüber von Barbara: „Du bist Barbara, bist 23 Jahre alt, studierst Biotechnologie und ich kenne dich seit … Du hast seit zwei Jahren eine kleine Tochter, die du allein aufziehst. Der Vater deiner Tochter lebt in der Nähe, aber euer Kontakt ist nicht gut." Sabine stellt sich hinter Michael: „Ich bin Michael, ich bin 27 Jahre alt, ich bin seit vier Jahren mit Sabine zusammen. Ich arbeite als Radiomoderator bei einem kleinen Sender. In meiner

Freizeit gehe ich gerne mountainbiken. Sabine möchte gerne schwanger werden und ein Kind bekommen, aber ich möchte lieber noch ein paar Jahre warten." Sabine nimmt dann Claras Position ein, setzt sich auf den Boden und spielt mit imaginären Schuhen: „Ich bin Clara, ich bin zwei Jahre alt, ich mag meine Mama. Die Sabine ist auch nett, die spielt manchmal mit mir im Garten oder gibt mir in der Küche auch mal einen Joghurt. Manchmal haut die Mama die Tür zu, wenn die zwei Streit haben. Ich bin oft zu Besuch beim Papa. Der Michael ist nicht so oft da, und manchmal geht er ganz früh oder kommt spät. Manchmal schlafe ich nicht so gut, dann weine ich auch schon mal eine Stunde, und tagsüber bin ich dann ein bisschen launisch." Die Rollenträger haben keine weiteren Fragen zu ihrer Rolle.

Szenisches Handeln
Therapeut: „Sabine, kannst du uns jetzt einmal zeigen, wie die Konfliktszene beginnt?" Sabine geht dazu in ihre eigene Rolle und spricht Barbara an: „Hör mal, Barbara, wir haben ja schon einmal wegen des Aufräumens im Flur und in der Küche geredet. Ich mag Clara ja wirklich gerne, aber ich find' es schwierig, wenn überall Spielsachen rumliegen und die Windeltonne offen im Flur rumsteht." Es entwickelt sich nun ein Dialog zwischen Sabine und Barbara. Für den Dialog wechselt Sabine immer wieder in die Rolle von Barbara, während Anne in dieser Zeit die Rolle von Sabine innehat. So antwortet Barbara (Sabine als Barbara): „Ja, ich weiß schon, tut mir leid, ich mach das gleich weg …" Sabine geht danach wieder in ihre eigene Rolle und Anne wieder in die Rolle von Barbara und wiederholt diesen Satz (siehe *Rollenwechsel* und *Rollentausch*). Darauf reagiert Sabine, bis sich die Konfliktszene in einem „wahren zweiten Mal" reinszeniert, d.h. bis Sabine an den Punkt kommt, wo sie klein beigibt, obwohl sie eigentlich ärgerlich ist. Sie erlebt dazwischen auch immer wieder die Szene mithilfe von Rollenwechseln aus der Sicht von Michael und von Clara.

Einspielen einer neuen Szene
Der Therapeut schlägt an dieser Stelle vor, dass Sabine einmal etwas Neues ausprobieren könne. Der gezeigte Handlungsablauf sei soweit verständlich geworden, und jetzt könne sie etwas versuchen, was bisher in der Alltagswirklichkeit nicht gelänge. Sabine ist einverstanden und versucht zwei verschiedene Varianten. Sie beginnt damit, dass sie Barbara gegenüber offen über ihre Gefühle spricht, ihre Genervtheit, ihre Eifersucht auf ihre Tochter, auch darüber, dass sich ihre Wohngemeinschaft vielleicht überlebt habe. Als sie diese Variante durchspielt (jeweils auch mit Rollenwechseln) bemerkt sie aber, dass es eigentlich um die zweite Variante gehe, nämlich um die Gedanken, welche sie zu ihrer Beziehung zu Michael habe. Sie spielt diese Szene

auch durch. In dieser spricht sie gegenüber Michael aus, was sie sich schon lange innerlich gedacht und formuliert hatte. Sie sagt ihm, dass sie sein „noch ein paar Jahre warten wollen" nicht aushalten könne. Sie habe das Gefühl, er warte auf „etwas Besseres", um Kinder zu bekommen.

Beenden der szenischen Handlung
Der Therapeut beendet nach Ablauf der zweiten Szene die Bühnenhandlung. „Ich glaube, wir sind an dem Punkt angekommen, wo du hinwolltest, kannst du bitte die Szene hier beenden, die Rollenspieler aus ihren Rollen entlassen und auch die Einrichtung wieder entfernen. Wir kommen zusammen als Gruppe und wollen die Szene noch nachbesprechen." Die Protagonistin entlässt die Mitspieler aus den Rollen („Du bist wieder Anne, nicht mehr Barbara ..."), und die Gruppe setzt sich im Kreis zusammen, wobei der Therapeut neben der Protagonistin zum Sitzen kommt.

Sharing
In der Sharingrunde berichten mehrere Gruppenmitglieder, dass sie ähnliche Situationen wie die von Sabine aus ihrem eigenen Leben kennen, d.h. diese Erfahrung mit der Protagonistin teilen (zur Funktion und genauen Vorgehensweise siehe *Sharing*). Bettina berichtet z.B.: „Oh mein Gott, ich kenne diese Szenen! Ich habe in meiner Zeit im Studentenwohnheim immer die Situation wegen der Gemeinschaftsküche gehabt. Ich habe immer alles weggeräumt, und wenn ich etwas sagen wollte, hatte ich einen Kloß im Hals. Danach bin ich die halbe Nacht wachgelegen und habe in Gedanken meinen Mitbewohnern ihr dreckiges Geschirr ins Bett gekippt. Wenn ich sie dann am anderen Tag gesehen habe, habe ich mich für meine Gedanken geschämt, weil die ja eigentlich nett waren und so viel für ihr Studium arbeiten mussten, während ich das Geld von meinen Eltern bekommen habe." Eine andere Teilnehmerin erzählt, dass sie es schlimm fand, als alle ihre Freundinnen Kinder bekamen, nur sie sei am Ende noch Single gewesen und habe Kinder eine zeitlang nervig gefunden.

Rollenfeedback
Die Gruppenmitglieder, welche Rollen in dem Protagonistenspiel innehatten, berichten, was sie in ihren Rollen erlebt, gedacht und gefühlt haben, bzw. ob sie eigene, von der Vorgabe der Protagonistin abweichende Handlungsimpulse verspürten. Anne berichtet aus ihrer Rolle als Barbara: „Ich habe besser damit umgehen können, als Sabine mir klar gesagt hat, was sie nervt. Als sie gesagt hat, dass Clara sie manchmal stresst, habe ich auch gedacht, dass die Tage unserer WG gezählt sind. Ich wollte zwischendurch mal zu Sabine sagen „Hast du vielleicht ein Problem damit, dass ich ein Kind

habe und du nicht?!", aber dann habe ich mich für den aggressiven Gedanken geschämt." Auch die anderen Rollenspieler berichten die Erfahrungen aus ihren Rollen.
Sabine erzählt am Ende, wie hilfreich die Szene für sie war, besonders, dass sie einmal ausprobieren konnte, wie deutlich sie im Konflikt werden könne. Auch die plötzliche Klarheit über den Konflikt mit Michael habe sie überrascht.

Ablauf eines gegenwartsbezogenen Protagonistenspieles

Der grobe Ablauf eines gegenwartsbezogenen Protagonistenspieles stellt sich damit so dar:

1. Wahl des Protagonisten,
2. Wahl der Szene,
3. Szenenaufbau, Wahl der Mitspieler und Einrollen der Hilfs-Iche,
4. szenisches Handeln,
5. Probehandeln oder Rollentraining (*optional*),
6. Sharing,
7. Rollenfeedback,
8. Abschlussstatement des Protagonisten, Transfer in den Alltag (optional).

In der Regel nehmen die beiden Wahlen zusammen mit der davor liegenden Erwärmung etwa ein Drittel der Zeit ein, Szenenaufbau und Handlungen ein Drittel, und die Integration am Ende mit Sharing, Rollenfeedbacks und Abschluss das letzte Drittel.

Das Probehandeln oder Rollentraining wurde in das verhaltenstherapeutische Vorgehen integriert, welches mit Rollenspielen arbeitet (Anleitung zur Verhaltensmodifizierung).

Vignette

Eine Kurzform der protagonistenzentrierten Arbeitsform ist die Vignette. Diese besteht in der Regel nur aus *einer* kurzen Szene, in der die beteiligten Personen oder Rollen exploriert werden, die szenische Handlung sich aber nur auf einen kleinen Ausschnitt beschränkt. Wenn man das *Protagonistenspiel* als *Film* sieht, wäre die *Vignette* eine kurze Folge von zwei oder drei *Fotos*, die auf eine Geschichte und eine Handlung verweisen. Zum Szenenaufbau der Vignette gehört auch die Klärung des Ortes und der Zeit, in der sie stattfindet. Zur Exploration der Vignettenszene werden die Rollen wie im Protagonistenspiel besetzt und die Rollenspieler bekommen zur Vertiefung des Rollenverständnisses normalerweise auch einen Satz vom Protagonisten zugesprochen. Dies kann z.B. ein Gedanke der Person gegenüber dem Protagonisten sein („Peter nervt mich oft") oder ein Satz, den der Antagonist tatsächlich zum Protagonisten sagen könnte („Peter, ich verstehe nicht, warum du ...").

Protagonistenspiel mit Szenenwechsel in die Vergangenheit

Neben dem gegenwartsbezogenen Protagonistenspiel, wie es oben dargestellt wurde, gibt es auch die Variante, welche sich der Vergangenheit und damit auch kausalitätsbezogenen Fragestellungen zuwendet. Die Ausgangs- oder Gegenwartsszene dient in diesem Zusammenhang in erster Linie dazu, eine (oder *die*) zugrundeliegende Szene herauszufinden, welche dann durch einen Szenenwechsel auf die Bühne kommt. Die Gegenwartsszene wird dazu wieder abgebaut und es erfolgt ein neuer Szenenaufbau für die lebensgeschichtlich frühere Szene. Während das gegenwartsbezogene Protagonistenspiel (ohne Szenenwechsel) sich gut mit den Methoden der Verhaltenstherapie kombinieren lässt, findet sich bei der zweiten Variante mit dem Szenenwechsel in die vergangene oder genetische Szene eine Brücke zum psychodynamischen Vorgehen. Dies kann über eine Abfolge von Szenenwechseln erfolgen, je nachdem wie weit zurück der Protagonist in die Vergangenheit gehen möchte. Die vergangenen Szenen werden dabei zunächst exploriert, wodurch sich schon ein impliziter Aha-Effekt durch die Parallelisierung von Gegenwarts- und Vergangenheitsszenen einstellt, es findet eine Mustererkennung statt. Diese vergangenen Szenen können durch eine korrigierende, szenische Handlung im Hier und Jetzt verändert und so als neues Muster wieder abgespeichert werden. Ein klassisches Beispiel ist die Arbeit mit dem „Inneren Kind", bei welcher dem früheren Alter-Ego eine positive, korrigierende Erfahrung zuteilwerden kann (z.B. Trost, Unterstützung, Wahrgenommen werden durch relevante Bezugspersonen etc.). Die Abfolge des protagonistenzentrierten Arbeitens mit Szenenwechseln in vergangene Szenen ist Erinnern, Durcharbeiten (emotionale und kognitive Erkenntnis/Mentalisierung), Korrigieren und Speichern einer salutogeneren Narration der vergangenen Szene, um damit weniger neurotisch, sprich gesünder und situationsadäquater in der Gegenwart leben zu können. Der Gesamtablauf eines solchen vergangenheitsorientierten Protagonistenspieles ist dann folgender:

1. Wahl des Protagonisten,
2. Wahl der Gegenwartsszene (auslösende Situation, Aktual- oder Symptomszene),
3. Szenenaufbau und Einrollen der Hilfs-Iche,
4. szenisches Handeln in der Gegenwartsszene,
5. Szenenwechsel in die frühere oder genetische Szene,
6. Szenenaufbau der früheren Szene und Einrollen der Hilfs-Iche,
7. szenisches Handeln in der früheren Szene (evtl. weitere Szenenwechsel Richtung ursächlicher Szene),
8. szenisches Handeln einer korrigierenden emotionalen Erfahrung (optional), evtl. auch verbunden mit einem weiteren Rollenwechsel in eine salutogene Alternativszene,
9. Szenenwechsel zurück in die Gegenwartsszene mit Szenenaufbau, evtl. neue Handlung in der Gegenwartsszene,
10. Sharing,
11. Rollenfeedback zu allen Szenen,
12. Abschlussstatement des Protagonisten.

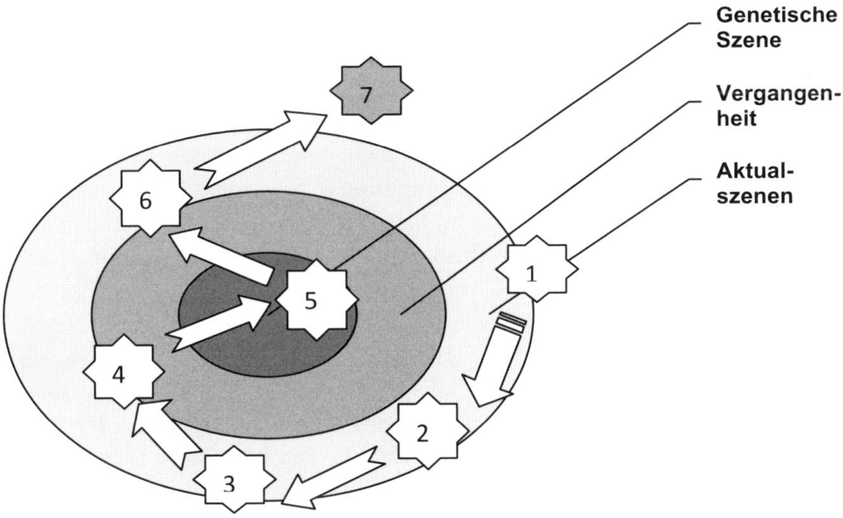

Abbildung 10: Therapeutische Spirale Protagonistenspiel Typ A mit mehreren Szenen

Sebastian, welcher im Beispiel oben die Rolle von Michael hatte, ist durch seine Rolle in Sabines Spiel erwärmt für das Thema „Kinder bekommen wollen oder nicht". Ihm fällt auf, dass er sich seiner Freundin gegenüber genauso verhält wie Michael, dessen Rolle er in Sabines Spiel übernommen hatte. Er möchte sein Thema bearbeiten, da er damit in seiner Beziehung immer wieder auf Konflikte stößt. Es stellt sich folgender Spielverlauf dar: Nach der Eingangsszene, die sich mit dem Konflikt mit seiner Freundin Manuela beschäftigt, wird ihm klar, dass die Szene, welche die Konfliktklärung am stärksten behindert eine ist, die sich auf die Beziehung zu seiner Mutter bezieht. Es kommt zu einem Szenenwechsel in die Situation als Sebastian acht Jahre alt ist und durch einen „Zufall" erfährt, dass der Mann seiner Mutter nicht sein leiblicher Vater ist. Dieser war in der Schwangerschaft seiner Mutter weggegangen. In der Szene spricht Sebastian mit seiner Mutter zum ersten Mal offen über die Verunsicherung und Enttäuschung, die er damals erlebt hatte. Durch mehrere Rollenwechsel mit seiner „Mutter" wird Sebastian die Beziehung zu seiner Mutter klarer und im Nachgespräch beschreibt er, dass er sich vorstellen könne, dass er in dem Konflikt mit seiner Freundin auch Angst habe, die Beziehung könne eine Schwangerschaft nicht überstehen. Er wolle sich auch mit seinem Vater, zu dem er mittlerweile wieder Kontakt habe, darüber austauschen, warum er eigentlich damals gegangen sei.

Durch die Hier-und-Jetzt-Erfahrung in einer früher nicht ausreichend gut verarbeiteten Situation können sich neue Handlungsimpulse ergeben, die positive Auswirkungen auf das Verhalten in der Gegenwart haben. Entscheidend für diesen Prozess ist eine ausreichende Problemaktualisierung in der Surplus-Realität: Der Protagonist muss emotional für die Veränderung ausreichend szenisch erwärmt sein, dann stellen sich über das kognitive, affektive und handlungsbezogene System beinahe „automatisch" neue, passendere Erlebnis- und Verhaltensmuster ein.

Im geschilderten Beispiel fällt Sebastian auf, dass er sich seiner (realen) Freundin gegenüber genauso verhält wie Michael, dessen Rolle er in Sabines Spiel innehatte. In so einem Fall spricht man im Psychodrama davon, dass die Wahl des Rollenspielers von einer guten Wahrnehmung der realen Person des Rollenträgers geprägt war, dass die *Telebeziehung* zwischen der Protagonistin (Sabine)und dem Rollenträger (Sebastian) gut war, im Sinne von übertragungsarm und realistisch. Die Protagonistin hatte erkannt, wer aufgrund seiner eigenen psychischen Prädisposition oder Erfahrung diese Rolle am besten einnehmen kann. In verkürzender Form wird dann von einem „guten Tele" gesprochen, was diesem Wahrnehmungsprozess der Beziehung – unnötigerweise – etwas Mystisches anhaften lässt.

Protagonistenspiel mit Szenenwechsel in eine andere Wirklichkeit

Diese Art von Spielen wird ausführlicher unter dem Punkt Soziodrama/Stegreifgruppenspiel behandelt, da sie verstärkt im Gruppensetting zur Anwendung kommt. Nichtsdestotrotz haben sie auch im Einzelsetting oder im protagonistenzentrierten Vorgehen in der Gruppe ihre Berechtigung. Es handelt sich bei diesen Spielen um das Nachspielen einer Szene, die zwar vorgegeben, aber nicht aus dem eigenen Leben stammt. Der Klassiker in diesem Bereich ist das so genannte Märchenspiel: Rollen sowie Handlungen sind durch das Märchen vorgegeben, welches ausgewählt und dann entweder mit Figuren, Handpuppen oder mithilfe anderer Symbole in seriellen Rollenwechseln nachgespielt wird. Die Protagonisten können diese Rollen und Handlungen zu „Trainings"zwecken spielen. Sie machen in den verschiedenen Rollen Erfahrungen in archetypischen Figuren und Interaktionen, welche ihnen im Alltagsleben unter Umständen nicht zugänglich sind, z.B. Initiation, Geschwisterrivalität, Konflikte mit Eltern, Heirat, Durchsetzen, Gefahrenbewältigung. Der Umgang mit diesen Situationen ist angstfreier und damit niederschwelliger als das direkte Spiel eigener Alltagslebenskonflikte und deren Herausforderungen. Der Transfer wird in der Nachbesprechung dieser Spiele geleistet: „Was kennen Sie von der gezeigten Handlung oder von den Rollen aus Ihrem eigenen Leben?" und „Was war für Sie neu, was haben Sie von dem Gezeigten bislang nicht in Ihrem Leben gemacht?" Die verfremdete Wirklichkeit erlaubt neues, kreatives Verhalten. Neben Märchen eignen sich auch andere Geschichten wie Fabeln, Sagen, aber auch Filmhandlungen und literarische Vorlagen. Solcherart Rollenspiele tauchen im kulturellen Kontext in den unterschiedlichsten Gesellschaften als Rituale in religiösen Zusammenhängen auf. Kipper beschreibt, dass jene Rollenspiele meist in Verbindung gebracht wurden mit der Bewältigung von Hilflosigkeits- und Unsicherheitsgefühlen. Unangenehme Gefühle aufgrund von Angst, Furcht oder unstillbaren Sehnsüchten wurden damit bekämpft, ebenso wurde damit Heilung und gegenseitiges Verständnis assoziiert. Das Rollenspiel mit einem festgelegten Handlungsplot diente damit der Befriedigung Grundbedürfnisse und wies zugleich therapeutische Qualitäten auf (vgl. Kipper 1996, 101).

Im Gegensatz zu den oben dargestellten protagonistenzentrierten Spielen (eigene Lebensgeschichten bzw. Stegreifhandlungen) wird bei dem Vorgehen mit dem Szenenwechsel in eine andere Wirklichkeit *nicht* mit dem Spiel der Alltagsszene, sondern gleich im Szenenwechsel, also in der anderen Wirklichkeit begonnen. Das Märchenspiel kann am Ende für sich stehen bleiben, oder es wird ein Szenenwechsel „zurück" in eine Alltagswirklichkeitsszene vollzogen, in welche das im Märchenspiel erprobte Verhalten transferiert werden kann.

Psychodrama mit Stegreif-Handlung (Protagonistenspiel Typ B)

Das Protagonistenspiel ohne eine vorher festgelegte Handlung, das so genannte Stegreifspiel, ist neben dem oben beschriebenen Protagonistenspiel Typ A eine der zentralen Arbeitsformen im Psychodrama (vgl. Stadler/Spörrle 2008). Es hat als Rollenspiel eine lange Geschichte, die sich aber besonders auf Gruppen bezieht. Morenos Rollenspiele als Kind und mit Kindern, ebenso wie die später mit Erwachsenen in Wien und schließlich in New York sind oft zitiert (Ameln et al. 2009; Hutter/Schwehm 2009; Moreno 2008, 148). Moreno ließ zum Beispiel Verkäuferinnen zu Trainingszwecken eine Rolle spielen. Eine Frau spielte dabei eine potentielle Kundin, welche in einem Geschäft einen Hut aussucht, während eine andere die Rolle einer Freundin einnimmt, welche an den gezeigten Hüte keinen Gefallen findet, und eine dritte stellt eine Verkäuferin dar. Diese muss sich sowohl mit der beratenden Freundin auseinandersetzen als auch möglichst einen Hut verkaufen. Morenos Rollentraining, das *Probehandeln*, führte mithilfe seiner spielerischen Darstellung zu einer positiven Veränderung der späteren, realen Verkaufssituationen im Geschäft (Moreno 2008, 148). Er erteilte auch regelrechten Rollenspielunterricht; dazu hielt er in größeren Gruppen mit bis zu 50 Personen Übungskurse ab, in denen die Teilnehmer über mehrere Tage in ihren Rollen verblieben. Damit sie in ihren Rollen erkennbar waren, trugen sie ein kleines Schild mit den Namen ihrer Rolle um den Hals. In der protagonistenzentrierten Version spielt nicht die ganze Gruppe ihr Thema, sondern der Protagonist liefert die Handlung, während der Therapeut (im Einzelsetting) bzw. andere Gruppenmitglieder (im Gruppensetting) nur dafür sorgen, dass Ersterer sein Spiel im Stegreif entwickeln kann. Die Fähigkeit des „Role-Creating" (vgl. Zeintlinger-Hochreiter 1996) wird dabei gefördert. Im Einzelsetting übernimmt der Therapeut im Rollenwechsel mit dem Protagonisten kurzfristig seine Rolle und wiederholt seine Worte, eventuell gibt er noch einen zusätzlichen kleinen Handlungsimpuls: Der Protagonist soll auch im Rollenwechsel im *Stegreifmodus* verbleiben, da sich so der innere Prozess der Kreativität am wirkungsvollsten vollziehen kann. Neue Rollenmuster, neue Handlungen und Interaktionen bilden sich so beinahe unbemerkt heraus und können bei entsprechender positiver Konnotation in der Integrationsphase des Spiels vom Protagonisten in sein Rollenatom übernommen werden und bei passender Gelegenheit wieder zur Anwendung kommen. Das Stegreifspiel hat einen starken Bezug zum Grundkonzept der Kreativität (siehe *Kreativitätszirkel*). Das Rollenspiel, und besonders das Spiel im Stegreifmodus, ist damit eine wirkungsvolle Arbeitsform. Durch das Spiel wird ein neuronales Korrelat des Handlungsmusters bei demjenigen geschaffen, welcher die Handlung ausführt. Selbst die Zuschauer und Mitspieler (im Gruppensetting) aktivieren in sich das gezeigte zielorientierte Handlungsmuster über ihre jeweiligen Spiegelneurone (vgl. Becker 2008, 28 ff.). Im Stegreif-Rollenspiel werden neue motorische, sensorische und affektive Muster aktiviert bzw. zwischen alten Mustern neue Verknüpfungen hergestellt. Neu geschaffene Muster beeinflussen alle mit diesen in Verbindung stehenden Verschaltungen, was in der Neurobiologie als Kopplung bezeichnet wird (Hüther 2005; 2006). Handlungsmuster, die öfters wiederholt und deren neuronale Repräsentationen dadurch gestärkt werden, wirken später stärker handlungsleitend als nur einmalig gespielte Handlungsabläufe. Dies bedeutet, dass für Rollenspiele die Wiederholung von entscheidender Bedeutung ist (vgl. Moreno 2008; Mann und Mann-Honroth 2011). Es ist also auch bei Spielen im Stegreifmodus für eine Verhaltensflexibilisierung wichtig, dass mehrfach gespielt wird. Kipper konnte zeigen, dass das Rollenspiel auch positive Effekte auf die Genauigkeit der Selbsteinschätzung Kipper 1988a; 1992b), den wahrgenommenen „locus of control“ (Kipper 1988b) und das psychische Wohlbefinden allgemein (Kipper 1996) hat.

Eine beliebte und effektive Variante des Stegreifrollenspieles ist das *Handpuppenspiel*, da bei diesem der Protagonist zwei Rollen gleichzeitig ausspielen kann, und damit in der Lage ist, sich selbst Handlungsimpulse zu geben, wenn eine Rolle stockt, er sich demnach nicht in der Spontaneitätslage befindet. In der Zukunft liegende Szenen können probehandelnd im Stegreifmodus exploriert und damit z. B. entängstigt werden. Wie oben benanntes Beispiel mit dem Verkäufertrainung können auch Vorstellungsgespräche oder Konfliktgespräche handelnd vorweggenommen werden und geeignete Handlungs- und Verhaltensweisen in einer geschützten Surplusrealität ausprobiert werden. Entscheidend für die Effizienz des Rollenspieles bezogen auf die später folgende Realsituation ist die Verkörperung oder das Embodiment (Storch 2006), nicht alleine die kognitive Vorwegnahme.

Rollentraining funktioniert aber auch durch Zuschauen. Seit den Untersuchungen zu Spiegelneuronen von Rizzolati und Sinigaglia (2008) ist belegt, dass alleine die Beobachtung zielgerichteter Handlungsabläufe die eigenen entsprechenden handlungsrelevanten Hirnareale feuern lässt. Die beobachteten Handlungen können danach leichter nachgeahmt und damit in das eigene Rollen- und Handlungsrepertoire übernommen werden (vgl. Becker 2008). Dies wird z.B. in der neurologischen Rehabilitation von Schlaganfallpatienten eingesetzt. Nachdem diese in Videosequenzen gelungene Bewegungsabläufe anderer Personen betrachtet hatten, gelang es ihnen deutlich schneller, ihre Defizite kompensieren (Steigerung der Lerngeschwindigkeit).

Das Rollenspiel im Stegreifmodus erhöht die Kreativität des Spielers und sorgt auf diesem Wege auch dafür, dass er sich in anderen Situationen leichter tut, neue und adäquate Rollen zu entwickeln (Mann und Mann-Honroth 2011).

Soziodrama (Gruppenspiel)

Psychodrama und Gruppensetting wurden lange Zeit als Junktim betrachtet, was historisch betrachtet nicht ganz korrekt ist, obwohl es auch zahlreiche Beispiele dafür gibt, dass Moreno beides verbunden hat. Dennoch bleibt es eine Tatsache, dass Moreno sowohl für das Psychodrama als Methode als auch für die Gruppentherapie als Setting als geistiger Vater gilt. In seiner Beacon-Phase hat er selbst jedoch schon die Mehrzahl seiner Psychotherapien als „Einzeltherapie *in* der Gruppe“, also als Psychodramen durchgeführt. Besonders geeignete Mitarbeiter, also professionelle Hilfs-Iche, haben dabei die Gruppe gebildet und die jeweiligen Rollen der Mitspieler übernommen. Das *Soziodrama*, oft nur kurz Gruppenspiel genannt, unterscheidet sich vom Protagonistenspiel des *Psychodramas* dadurch, dass alle Gruppenteilnehmer am Spiel beteiligt sind, soweit sie sich nicht bewusst gegen eine Teilnahme entschieden haben. Es handelt sich dabei also um ein Setting, in dem die Gruppe *als Ganzes aktiv* ist, während im Psychodrama unter gruppendynamischen Aspekten v.a. der Protagonist stellvertretend für Gruppenthemen aktiv handelnd ist.

Soziodramen können ebenso wie Protagonistenspiele zunächst unterschieden werden in solche mit *festgelegter Handlung* und in solche mit einer *Stegreifhandlung*. Darüber hinaus macht es einen Unterschied, ob die Spieler sich ihre Rollen *selbst wählen* oder ob die Gruppe durch *Zuweisung* entscheidet, wer welche Rolle spielen soll (siehe *Abbildung 11*). Hierbei handelt es sich um Indikationsfragen, auf die weiter unten eingegangen wird.

Innerhalb der Strukturmöglichkeiten von Soziodramen kann zusätzlich nach Inhalten unterschieden werden, themenzentrierten, gruppenzentrierten sowie soziokulturellen (siehe auch *Soziodrama*).

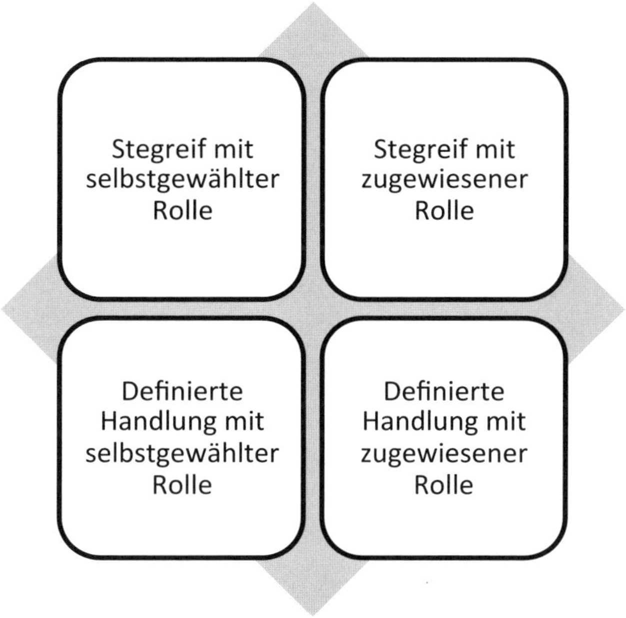

Abbildung 11: Systematik der Struktur von Soziodramen

Gruppenspiel mit definierter Handlung (Soziodrama Typ A)

Der Klassiker unter den Soziodramen mit definierten Handlungen ist das *Märchenspiel*. Etwas weniger bekannt ist das *Bibliodrama*, also das Nachspielen biblischer Geschichten. Daneben gibt es ein Reihe anderer Möglichkeiten, auf festgelegte Plots zurückzugreifen, angefangen von Theaterstücken, über von der Gruppe selbst verfasste Geschichten, Zeitungsartikel („lebendige Zeitung"), Kinofilme oder literarische Vorlagen aller Art (vgl. auch *Protagonistenzentriertes Rollenspiel mit einem Szenenwechsel in eine andere Wirklichkeit*).

Der Ablauf ist bei diesen Spielen folgender: Zunächst entscheidet sich die Gruppe gemeinsam für eine Handlung, also z. B. für das Märchen Rotkäppchen. Anschließend wird von den Gruppenmitgliedern entschieden, ob sie das Märchen mit selbst gewählten oder zugewiesenen Rollen spielen möchten. Danach wird das Märchen, im Beispiel Rotkäppchen, vorgelesen. Dies kann reihum geschehen, so ist jeder Teilnehmer schon etwas angewärmt für die Geschichte. Während des Vorlesens notiert sich der Therapeut die vorkommenden Rollen, welche im Anschluss an das Lesen von der Gruppe auf einem Flipchart zusammengetragen werden (Rotkäppchen, Wolf, Jäger, Großmutter, Blumen, Wald etc.). Es müssen nicht so viele Rollen wie Teilnehmer sein, da manche Rollen auch mit zwei Personen besetzt werden können, oder umgekehrt zwei Rollen auch von einer Person besetzt werden können (z.B. die Mutter und die Großmutter in Rotkäppchen), aber es vereinfacht die Auswahl der Rollenträger, wenn die Zahl der Rollen mit derjenigen der Teilnehmer übereinstimmt. Anschließend kommt es zur Rollenwahl, die sich als eigene Wahl (selbstgewählte Rolle) oder fremde Wahl (zugewiesene Rolle) gestalten kann. Bei den zugewiesenen Rollen entscheidet im Konfliktfall die Gruppenmehrheit, bei den selbstgewählten einigen sich die Betreffenden, wenn möglich, selbst. Es folgt die Spielphase, in der die Handlung mit verteilten Rollen nachgespielt wird, und daran anschließend die Integrationsphase, welche sich je nach Art der Rollenwahl unterscheidet.

Integrationsfragen bei selbst gewählten Rollen:
1. Was von deiner Rolle oder der Art, wie du sie gespielt hast, ist dir aus deinem realen Leben bekannt?
2. Was von deiner Rolle oder der Art, wie du sie gespielt hast, war neu? Wo hast du eventuell Neues über dich erfahren oder mit anderen ausprobiert?
3. Mit wem bestand in der Spielphase Kontakt?

Integrationsfragen bei zugewiesenen Rollen:
1. Wie ging es dir mit der dir von der Gruppe zugewiesenen Rolle?
2. Warum denkst du, dass dir die Gruppe gerade diese Rolle zugewiesen hat?
3. Möchtest du jemand fragen, warum er/sie dir gerade diese Rolle zugedacht hat?
4. Was von deiner Rolle oder der Art, wie du sie gespielt hast, ist dir aus deinem realen Leben bekannt?
5. Was von deiner Rolle oder der Art, wie du sie gespielt hast, war neu? Wo hast du eventuell Neues über dich erfahren oder mit anderen ausprobiert?

Es wird deutlich, dass das Spiel mit zugewiesenen Rollen deutlich mehr Nachbesprechungszeit benötigt. Nicht nur in der Wahl der Geschichte, auch in den Rollenwahlen bilden sich gruppendynamische Zusammenhänge ab, die mit der entsprechenden Sorgfalt von Therapeut und Gruppe bearbeitet werden müssen, soll es nicht zu Verwerfungen innerhalb der Gruppe kommen. Weist die Gruppe einer Teilnehmerin eine Rolle zu, kann dies unterschiedlich motiviert sein. Es können sich „die Naive“ oder

„die vom Weg Abgehende", „die Rebellin" wie „das Opfer" hinter der Rotkäppchenwahl verbergen, und hinter der Wolfsrolle z. B. Botschaften wie „du nimmst dir was du willst", „am Ende musst du bezahlen" oder „ich habe dir gewünscht, dass du mal so eine Seite zeigen kannst". Über die Nachbesprechung werden Aspekte von Selbst- und Fremdwahrnehmung deutlich, welche diagnostisch genutzt werden können. Daneben werden gruppendynamische Zusammenhänge ersichtlich: Welcher Teilnehmer wählt wen weshalb (nicht) als Rollenträger für eine bestimmte Rolle? Zugewandte, aber auch spannungsgeladene Beziehungen finden im Gruppenspiel ein Feld, in dem sie ausgelebt und in der Semirealität der Bühne experimentell erfahren und erprobt werden können. Dabei besteht für die Rollenträger die Möglichkeit der Distanzierung („ich habe nur gebissen, weil ich den Wolf spielen sollte, nicht weil ich etwa grundsätzlich aggressiv wäre"). Gehen Selbstwahrnehmung des Rollenträgers und Fremdwahrnehmung durch die anderen Teilnehmer zu stark auseinander, kann diese Diskrepanz auch als hilfreiches Feedback für die Selbstreflexion genutzt werden.

Franzke (1991) hat zu den Märchenspielen spezielle Vorgehensweisen entwickelt. Eine Möglichkeit besteht darin, ein Märchen direkt hintereinander mit zwei unterschiedlichen Besetzungen durchzuspielen. Das Drehbuch bleibt gleich, aber die Teilnehmer haben in den zwei Versionen unterschiedliche Rollen. Die Gruppe wählt zu Beginn für jede Rolle zwei Rollenträger (zugewiesene Rollen), eine für das erste Spiel, eine andere für das zweite. Die Märchen werden nacheinander gespielt. Die Nachbesprechung findet erst nach dem zweiten Durchgang statt; beide Spiele werden besprochen, d. h. es werden unterschiedliche Erfahrungen deutlich, welche die beiden Rollen mit sich brachten. Die Teilnehmer sehen ihrer Rollen einmal aus der Innenperspektive und einmal aus der Außenperspektive, wie im Spiegel. Manchmal werden auf diesem Weg auch Rivalitätsthemen innerhalb der Gruppe deutlich, wenn z. B. als Feedback eines Teilnehmers kommt „mich hat Anton als Wolf mehr überzeugt als Gerda". Neben der Variante mit zwei Besetzungen kann die Gruppe auch die Aufgabe bekommen, das Märchen in zwei Versionen durchzuspielen. Die Gruppe wird also ausdrücklich ermutigt, über das Grundthema des Märchens zu improvisieren.

Für die Nachbesprechung eines Märchen- oder eines anderen Gruppenspiels mit definierter Handlung eignet sich auch die Fokussierung auf einen bestimmten Abschnitt innerhalb des Geschehens. Hierzu werden die Teilnehmer gebeten, sich auf einem Zeitstrahl zur Märchenhandlung an den Ort der gespielten Geschichte zu stellen, an dem sie am meisten emotional berührt waren. Dazu kann mit einem Seil eine Handlungslinie gelegt werden, welche den Verlauf des Märchens im Raum darstellt. Jeder Teilnehmer stellt sich unabhängig von der selbst gerade gespielten Rolle auf der Timeline an den Platz, wo er sich am meisten emotional angesprochen gefühlt hat: Über diese Identifikationspunkte können persönliche Lebensthemen oder bedeutsame Rollen aus Vergangenheit und Gegenwart deutlich werden.

Indikation

Für das gruppenzentrierte Vorgehen mit definierten Handlungsabläufen gibt es folgende mögliche Indikationen. Bei den *selbst gewählten Rollen* wird den Teilnehmern die Möglichkeit gegeben,

- gemeinsam eine Gruppenerfahrung zu machen (Zugehörigkeitsgefühl, Wir-Identität, Stärkung der Geschwisterebene),
- sich mit den bestehenden gruppendynamischen Prozessen auf indirekte, wenig konfrontative Weise zu beschäftigen (das gemeinsame Thema, Gruppenkohärenz, Cliquenbildung, Konflikte),
- und nicht zuletzt auch etwas über sich zu lernen (Selbst- und Fremdwahrnehmung, eigenes Verhalten in der Gruppe im Vergleich zum Alltag im Rahmen der Wahlen und der Handlungen).

In der Nachbesprechung zu oben genanntem Rotkäppchenspiel geht es auf der Gruppenebene darum, warum die Gruppe gerade das Märchen Rotkäppchen gewählt hat, während es auf der individuellen Ebene interessant ist, warum Sebastian aktuell gerade die Wolfsrolle wollte, Bettina die des Rotkäppchens usw. So konnte Sebastian erkennen, dass er sich in der Gruppe in letzter Zeit öfters einmal ärgerlich fühlte, besonders auf Bettina; daneben erkannte er, wie er in seinen Alltagsbeziehungen zu seiner Frau und seinen Kindern manchmal vielleicht zu impulsiv war, und es nachher wieder vorgehalten bekam. Bettina erkennt, dass sie im Märchenspiel einmal etwas ganz Neues ausprobiert hatte, indem sie vom vorgegebenen Weg abgewichen war; in ihrem Alltagsleben gebe es ganz viel Struktur und klar vorgezeichnete Wege, wenig Platz zum Träumen.

Bei der Variante mit den *zugewiesenen Rollen* steht die Fremdwahrnehmung stärker im Mittelpunkt; dies betont gleichzeitig den gruppendynamischen Aspekt. Neben der gemeinsamen Auseinandersetzung mit einem Thema (siehe Beispiel *Gruppenspiel Superman*) bieten die zugewiesenen Rollen die Möglichkeit, sich in strukturierter Form zu einem bestimmten Aspekt ein Feedback zu geben.

Gruppenspiel Superman

In der Tagesstätte eines Sozialpsychiatrischen Dienstes wird in der 14-tägig stattfindenden Männergruppe ein Gruppenspiel vereinbart. Bei der voran gegangenen Sitzung ging es um die Thematik, dass sich die Männer wie in zwei Identitäten erleben, einer funktionierenden Alltagsrealität und einer psychotischen Realität. Von der Mehrheit der Teilnehmer wurde bemängelt, dass sie keinen natürlichen Umgang mit den Themen Wut und Aggression hätten, sondern froh seien, wenn sie in der funktionierenden Alltagsrealität von anderen in Ruhe gelassen würden. In der psychotischen Realität kennen die meisten die Aggression vor allem als gegen sich selbst gerichtet, z. B. in Verfolgungsgefühlen. Der Gruppentherapeut schlägt deshalb der bereits psychodrama-erfahrenen Gruppe vor, sie könnten doch ein Gruppenspiel machen, in dem Superman und seine Helfer bzw. seine Antagonisten sich begegnen. Die Gruppe stimmt nach anfänglichem Zögern zu. „Wer könnte denn den Superman spielen?" Nacheinander werden die Rollen den einzelnen Männern zugewiesen. Bei Superman kann sich die Gruppe nicht zwischen zwei Teilnehmern als Rollenträger entscheiden, so gibt es im Spiel zwei Supermänner, die sich unterstützen und gegenseitig beraten können. Die aggressiv gehemmte Männergruppe macht im Soziodrama lustvoll symbolische Erfahrungen mit aggressiven Seiten und übernatürlichen Kräften. In der Nachbesprechung geht es darum, wie die verschiedenen Identitäten miteinander in Kontakt getreten sind und wie dies auch im Alltag gelingen kann. Die beiden Supermänner erzählen, dass sie an einer Stelle sogar etwas miteinander in Konflikt geraten seien. Im Rahmen dieser Superman-Handlung sei dies aber ok gewesen versichern sie sich sogleich. Als in den folgenden Gruppensitzungen die aggressive Hemmung wieder deutlich wird, genügt das Stichwort „Wo sind jetzt Eure Superman-Kräfte?", um die Männer an ihre Kraftquellen zu erinnern und sie zu etwas beherzterem und abgegrenzterem Vorgehen zu ermutigen.

Ein alternatives Schema für die Nachbesprechung von Soziodramen bietet das OPD-Schema (OPD Arbeitskreis 2006). Die Themen, welche von der Gruppe auf die Bühne gebracht wurden, können unabhängig vom Kriterium der eigenen oder fremden Wahl, auch mit der Konflikt-Systematik des OPD betrachtet werden (Achse III).

Welcher der folgenden Konflikte zeigt sich in dem Spiel besonders?

1. Individuation versus Abhängigkeit
2. Unterwerfung versus Kontrolle
3. Versorgung versus Autarkie
4. Selbstwertkonflikt

5. Schuldkonflikt
6. Ödipaler Konflikt
7. Identitätskonflikt

Ebenso kann die Achse II des OPD für die Nachbesprechung aus zwei Perspektiven fokussiert werden *(siehe Tab. 3)*

Tabelle 3: OPD Achse II: Beziehung

Perspektive A: Das Erleben des Patienten	
Patient erlebt sich selbst …	Patient erlebt andere …
Perspektive B: Das Erleben der anderen (auch des Untersuchers)	
andere erleben den Patienten …	andere erleben sich selbst …

In der Integrationsphase können daraus abgeleitet auch folgende Fragen formuliert werden:

- „Wie haben Sie im Gruppenspiel die anderen Mitspieler erlebt?“ (Fremdwahrnehmung)
- „Wie ist Ihre übliche Reaktion auf diese?“ (Selbstwahrnehmung in Beziehung zu anderen, Telebeziehung)
- „Wie erleben Sie, dass die anderen auf Ihr gezeigtes Verhalten im Gruppenspiel reagiert haben?“ (Fremdwahrnehmung, Rollen- und Perspektivenwechsel, Telebeziehung)
- „Welche Art von Verhalten hat Ihr eigenes Verhalten im Gruppenspiel bei anderen hervorgerufen und wie geht es Ihnen damit?“

Diese Fragen sind jedoch in der Regel zu komplex, um sie aus dem Stand von den Gruppenteilnehmern beantworten lassen zu können. Es ist jedoch hilfreich, wenn der Gruppentherapeut sich hierzu Gedanken macht. Mit geeigneten Gruppen, z. B. im Selbsterfahrungsteil gruppentherapeutischer Aus- und Weiterbildungen kann dies auch nach einer kurzen Reflexionszeit der Teilnehmer für sich alleine, evtl. auch mit der Instruktion, die auf einem Flipchart notiert wurde, besprochen werden. Nach der eigenen Reflexion geht es dann zur mündlichen Nachbesprechung wieder in die Gruppeninteraktion.

Das gesamte Spektrum der Auswertungsfragen eignet sich auch für das Stegreif-Gruppenspiel, welches im Folgenden beschrieben wird.

Stegreif-Gruppenspiel (Soziodrama Typ B)

Die meisten Menschen kennen Alltagssituationen wie „Aufenthalt in einem überfüllten Aufzug“, „Allein an einem fremden Bahnhof“ oder „Zu fünft in einem Zugabteil“. Spielt man solche Situationen aber spontan als Gruppe in der Surplus-Realität der Psychodramabühne, ohne sich vorher auf einen festgelegten Handlungsablauf wie es z. B. beim Märchenspiel der Fall ist, geeinigt zu haben, spricht man von einem *Stegreifgruppenspiel.* Voraussetzung für diese Arbeitsform ist, dass die Teilnehmer für die Stegreifspielphase ausreichend erwärmt sind. Hier kann unter Umständen ein kleiner somatischer Starter (siehe *Der somatische Starter*) ausreichen.

Es wird von der Gruppe oder vom Gruppentherapeuten nur eine Startsituation vorgegeben, z. B. „Stellen Sie sich vor, es ist Sonntagabend 23 Uhr, Sie sind im Zug nach Venedig ...“, die als gemeinsamer Ausgangpunkt dient. Die Teilnehmer wählen sich in der Regel ihre Rollen selbst, und spielen in diesen „einfach darauf los“.

Der somatische Starter

„Können Sie bitte einmal durch den Raum gehen. Konzentrieren Sie sich dabei ganz auf sich selbst. Spüren Sie einmal nach, wie Sie sich gerade körperlich fühlen, indem Sie einmal wie mit einem Scanner Ihren Körper durchgehen. Verändern Sie dabei nichts, nehmen Sie es nur wahr ... Können Sie dieses Gefühl jetzt etwas verstärken, als ob Sie etwas übertreiben würden ... Jetzt bitte wieder zurück in das Ausgangsgefühl ... Jetzt ein bisschen verlangsamen, wie in Zeitlupe ... Jetzt wieder zurück in das Ausgangsgefühl ... Jetzt nehmen Sie bitte einmal bewusst wahr, wie der Raum um Sie herum ist ... Welche anderen Menschen befinden sich hier ... Nehmen Sie nonverbal Kontakt auf, gerade so viel wie es Ihrem inneren Erleben entspricht ... Gehen Sie weiter durch den Raum und stellen sich vor, es ist Sonntagabend 23 Uhr, lassen Sie das Bild von dem Zug nach Venedig in sich aufsteigen und schauen Sie, welcher Handlungsimpuls in Ihnen entsteht oder was für eine Rolle Ihnen einfällt ... Wenn Sie in dem Bild angekommen sind, schauen Sie, was Sie für Ihre Rolle brauchen und wo Ihr Ausgangspunkt auf der Bühne ist. Wenn Sie spielbereit sind, halten Sie noch einen kurzen Moment inne, damit alle hören, in welcher Rolle Sie starten.“

Zu Beginn der Aktionsphase nennt der Gruppentherapeut noch einmal die wichtigsten Regeln:

- Es werden der Spielraum und ein Außenraum definiert, in den sich die Gruppenteilnehmer zurückziehen, wenn sie nicht aktiv im Spiel sind. Dort können auch die Rollen während der Spielphase gewechselt werden.
- Ist entsprechendes Material (z. B. Tücher, Kleidung etc.) vorhanden, wird auf die Möglichkeit hingewiesen, sich zu „verkleiden".
- Der zeitliche Rahmen wird festgelegt, bei ungeübten Gruppen 10–15 Minuten, bei geübten im Schnitt eine halbe Stunde. Bei Psychose-erkrankten Menschen oder Menschen mit strukturellen Störungen ist eine kurze Dauer angezeigt; Spiele sind hier in der Regel schnell zu Ende. Es wird auch der Hinweis gegeben, dass der Therapeut der Gruppe etwa drei Minuten vor Ende ein Signal zur noch verbleibenden Zeit gibt.
- Die körperliche Integrität und die Wahrung entsprechender Grenzen werden noch einmal betont; es findet im Spiel keine Gewaltanwendung statt und in der Regel auch keine direkte Berührung primärer und sekundärer Geschlechtsorgane.

Während des Stegreifspiels sollten möglichst alle Gruppenteilnehmer ins Spiel involviert sein. Tut sich ein Teilnehmer schwer, eine Rolle zu finden oder sie einzunehmen, kann von Seiten des Gruppentherapeuten geholfen werden. Dies kann kurzfristig auch dadurch geschehen, dass der Leiter selbst eine Rolle einnimmt, um den Teilnehmer (wieder) ins Spiel zu bringen. Meist kommt die Gruppe gemeinsam an einen Punkt, an welchem der Energielevel sinkt, die Handlung zum Erliegen zu kommen droht. Hier ist es wichtig, als Gruppentherapeut das Spiel nicht gleich zu beenden, sondern der Gruppe die Möglichkeit zu lassen, diese gemeinsame Spontaneitätslage zu durchleben. Erst danach stellt sich heraus, ob es der Gruppe gelungen ist, eine neue Handlung zu initiieren, sie also gemeinsam in den *Kreativitätsmodus* gekommen ist, oder ob dies nicht gelingt und die Gruppe im Modus der *Rollenkonserven* weiter läuft. In zweitem Fall wird das Spiel für die Teilnehmer meist langweilig und die Handlung kommt ganz zum Erliegen; zuweilen gibt auch einer der Teilnehmer das Stopp-Signal in der Handlung. Ein schönes Beispiel dafür ist, wenn z. B. in einem Stegreifspiel zum Thema Kindergarten ein Rollenträger in der Rolle als Erzieher das Signal an die „Kinder" gibt, dass jetzt alles aufgeräumt werden soll, da der Kindergarten jetzt bald schließe. Die Kinder räumen alles auf und am Schluss ist die Bühne tatsächlich leer. Gelingt es der Gruppe, noch einmal neu in den kreativen Modus zu schalten, entsteht eine neue Handlung, welche nicht selten eine Vertiefung und eine authentischere Spielweise mit sich bringt. Die kurzzeitige Frustration hat sich dann für die Gruppe gelohnt.

Während der Spielphase achtet der Gruppentherapeut darauf, dass sich niemand verletzt (Haltung der Realitätsebene), aber auch dass kein Rollenträger im Spiel symbolisch „getötet“ wird; sollte dies dennoch geschehen, hilft er aktiv mit, den Rollenträger wieder zu beleben, da die gruppendynamischen Implikationen solcher symbolischer Gewalthandlungen weit über die Spielphase hinausgehen.

Eine Variante eines Stegreifgruppenspieles mit zugewiesenen Rollen ist das so genannte *Antirollenspiel*. In dieser Variante werden von den Teilnehmern Rollen gespielt, die sie nicht in ihrem Alltagsrollenrepertoire haben, so kann z.B. ein aggressiv gehemmter Teilnehmer durchgängig die Rolle eines enthemmten Hooligans spielen. Bei der Version mit zugewiesenen Rollen ist die Rollenwahl mit einem Feedback verbunden: „Ich erlebe dich häufig sehr zurückhaltend, daher würde ich vorschlagen, dass du im Spiel die Rolle der Aufdringlichen spielst“. Das Antirollenspiel gibt es auch in einer stärker protagonistenzentrierten Form. Hier spielt die gesamte Gruppe einer Person Verhaltensweisen und Situationen zu, die es dieser ermöglichen, die eigene Antirolle durchgängig einzunehmen. Das Spiel der Antirolle ermöglicht den Teilnehmern eine Erweiterung ihres Rollenrepertoires, auf jeden Fall aber verhilft es zu einer bewussten und aktiven Auseinandersetzung mit (noch) nicht gelebten Rollen. Nicht selten tauchen hier ambivalente Haltungen gegenüber diesen Rollen auf.

Instruktion Stegreifgruppenspiel zur Teamentwicklung

Der Gruppentherapeut hat den Auftrag, in einem Team von Erziehern und Pädagogen einer Kinderschutzeinrichtung eine Teamentwicklungsmaßnahme durchzuführen. Um auf spielerische Weise zu verstehen, wie die Beziehungen und Interaktionen innerhalb des Teams sind, schlägt er ein Gruppenspiel vor. „Bitte stellen Sie sich vor, Sie befinden sich auf einer Urlaubsreise. Es ist Montagfrüh 9 Uhr. Bitte überlegen Sie sich eine Rolle, die Sie für die Dauer des Spiels einnehmen möchten. Sie haben alle gemeinsam etwa 20 Minuten Zeit, in Ihren jeweiligen Rollen miteinander Erfahrungen zu sammeln. Anschließend machen wir eine Nachbesprechung. Ich sage Ihnen Bescheid, wenn das Spiel noch drei Minuten dauert. Bitte achten Sie darauf, dass niemand verletzt wird.“

Indikation

Die Indikation ist wie beim Gruppenspiel mit definierten Rollen zunächst einmal darin zu sehen, dass die Gruppe eine gemeinsame Erfahrung macht, mit der sowohl gruppendynamische Fragestellungen angegangen werden können, als auch auf „einfache“ Weise die Gruppenkohäsion gestärkt werden kann. Die Stegreifsituation zielt speziell auf den Kreativitätszirkel (siehe *Kreativitätszirkel*). Durch das Stegreifspiel kommt sowohl der einzelne Teilnehmer als auch die Gruppe als Ganzes in die Spontaneitätslage und individuelle wie kollektive Themen werden einem kreativen Prozess zugänglich gemacht. Das bedeutet im Umkehrschluss, je mehr Teilnehmer sich in der Gruppe befinden, deren Kreativität blockiert ist, oder je stärker die Gruppe als ganze blockiert ist, desto stärker ist die Indikation für ein Stegreifgruppenspiel. Dies kann zu Beginn eines Gruppenprozesses sein, in der so genannten Forming-Phase (Gellert/Nowak 2010), in welcher die Kohärenz noch nicht besonders ausgeprägt ist, aber auch zu einem späteren Zeitpunkt, wenn Konflikte einen konstruktiven gemeinsamen Gruppenverlauf blockieren, so zum Beispiel in der Phase des Storming. Zur Frage der Indikation eines Stegreifspieles bezüglich einzelner Personen ist zu sagen:

> „Grundsätzlich gilt: Je ausgereifter die Persönlichkeitsstruktur (Rudolf 2006) oder der aktuelle Status der Person, desto eher gelingt ein Stegreifspiel. Je einsichtsfähiger, oder psychodramatisch ausgedrückt, je besser das Auto-Tele der Person, desto eher gelingen Spiele mit selbst gewählten Rollen. Umgekehrt bedeutet dies, dass man als SpielleiterIn in Gruppen mit wenig strukturierten Personen eher kulturell vorgegebene Handlungen vorschlagen wird. Stegreifspiele werden in der Regel als emotionale Herausforderung verstanden im Sinne von „Jetzt muss ich etwas produzieren“, und können zu Beginn von Gruppen dadurch auch überfordern. „Sei spontan“, ist die klassische Falle hierzu. Hier ist es als Gruppenleitung wichtig, den Maßstab nicht künstlich hoch zu halten. Im Wesentlichen geht es um den Anstoß kreativer Prozesse in der Gruppe und in jedem Einzelnen. Vorstrukturierte Spiele wie zum Beispiel Märchen muten den SpielerInnen einen festen Plot zu, und induzieren eher Fragen von „Mache ich es richtig?“, „Habe ich nichts vergessen?“, aber evtl. auch „Muss ich mich jetzt eigentlich jetzt daran halten?“. […] bewegen sich die SpielerInnen im Feld zwischen Autonomie und Anpassung, wobei das Ziel nicht die maximale Autonomie ist, sondern eine situationsadäquate Balance zwischen beiden Polen. Das hat zur Folge, dass prinzipiell mit jeder Gruppe jede Art von Gruppenspiel durchgeführt werden kann, das Anforderungsniveau jedoch auf die TeilnehmerInnen genau zugeschnitten sein sollte.“ (Stadler/Kern 2010, 101 f.)

Spezielle Gruppen-Arrangements

Im folgenden Abschnitt werden spezielle Gruppen-Arbeitsformen vorgestellt, welche einen eigenen Fokus haben. Dazu gehört das *soziokulturelle Soziodrama*, welches längere Zeit stiefmütterlich behandelt wurde. Erst in den letzten Jahren ist es wieder in das Blick- und Handlungsfeld der Psychodrama-Ausübenden gerückt, im deutschsprachigen Raum u.a. durch den Sammelband von Wittinger (2005), im englischsprachigen durch die Bücher von Wiener (1997; deutsch: 2001) und Kellermann (2007; 2009). Weitere Gruppenarrangements werden beschrieben, das *Clap-* und das *Playback-Theater*, die *Fluid Sculptures, Pairs* und der *Zauberladen*.

Das soziokulturelle Soziodrama

Das Thema wurde bereits zu Beginn des Bandes erwähnt (siehe *Aktuelle Entwicklungen*), da das gruppenzentrierte Vorgehen einige Jahre in der therapeutischen Szene nicht mehr en vogue war.

Das soziokulturelle Soziodrama ist ein Arrangement, welches die Beziehungen zwischen Gruppen und kollektiven Ideologien fokussiert (vgl. Hutter und Schwehm 2009, 350ff.). Im Mittelpunkt stehen Gruppen, klischeehafte Typen, (Sub-)Kulturen und deren wechselseitige Interaktionen. Eine Gruppe spielt eine Gruppe. Die Teilnehmer spielen z.B. alle gemeinsam „Fans eines bestimmten Fußballvereins“ oder „Hedgefonds-Manager einer bestimmten Bank“; oder die Gruppe der Teilnehmer bildet eine Kleingruppe von „Patienten“ und eine Kleingruppe von „Suchttherapeuten“. Es ist auch möglich, dass die Gruppe versucht gemeinsam möglichst klischeehaft den Typus „Schwiegermutter“ zu spielen. Über die gemeinsame Auseinandersetzung mit einem Gruppenthema und das gemeinsame Erleben in der Rolle werden komplexe Lagen in Gruppen, Gemeinschaften und Kulturen in ihrer Dynamik verstehbar gemacht, und es lassen sich so neue Perspektiven auf kollektive Fragestellungen entwickeln. Durch die bewusste Beschäftigung mit dem Stereotyp werden subjektive Wahrnehmungen, Haltungen und Anschauungen deutlicher und können so relativiert werden. Daraus folgt, dass diese Form Soziodrama sich v.a. für Konfliktlagen überindividueller Art anbietet. Die Teilnehmer können sich kollektiv geformte Rollen spielerisch aneignen, für sich differenzieren und diese neue Erkenntnis wieder in das allgemeine Bild einspeisen. Hierbei hilft besonders der Perspektivenwechsel durch den Rollentausch im Spiel (siehe *Rollentausch*). Die Gruppe findet ihr Thema manchmal spontan, wenn ein Großereignis sich im Bewusstsein der Teilnehmer festgesetzt hat („NSA und die Whistleblower“, „Parteien vor einer Bundestagswahl“ etc.), und das Thema auch zur Gruppendynamik passt („Wer weiß was über wen?“, „Wem kann ich etwas anvertrauen?“). Zuweilen ist aber zunächst ein gemeinsamer Gruppenprozess nötig, um zum passenden Thema zu finden: Welche Art von Thema spricht die Gruppe aktuell an? Je besser die Heranführung an das Thema gelingt, desto effektiver ist die anschließende Bearbeitung in der Aktions- und Auswertungsphase. So ist es unter Umständen nicht hilfreich, wenn eine Gruppe sich mit dem Klischee „Männer und Frauen“ auseinandersetzt, weil es eventuell gerade politisch opportun ist, die Gruppe aber dazu wenig Bezug hat. Das Klischee wird sich nicht differenzieren und verändern, es bleibt dann im Spiel bei einer Karikatur des Themas. Dies kann zwar für die Gruppe in der Spielphase dennoch unterhaltsam sein, aber es bleibt ein schaler Nachgeschmack, da man sich als Gruppe „nur“ die eigene Meinung bestätigt hat. In der Spontaneitätslage wird in diesem Fall nur auf Klischees, also die gesellschaftlichen Konserven zurückgegriffen, nicht der kreative Weg hin zur Weiterentwicklung eines Themas gewählt.

Wählt die Gruppe ein bi-polar besetztes Thema, also z.B. „Polizisten und Hooligans“ ist die Arbeitsform so zu wählen, dass beide Parteien vertreten sind. Eine Hälfte der Gruppe spielt die Polizisten, die andere Hälfte die Hooligans. Nach der Hälfte der Aktionsphase werden die Rollen kollektiv getauscht, die „Polizisten“ werden zu „Hooligans“ und umgekehrt. Die Indikation für speziell diese Form des Soziodramas liegt auf der gruppendynamischen Ebene dort, wo sich die Gruppe über einen längeren Zeitraum durch Patt-Situationen handlungsunfähig macht und konstruktive Lösungen nicht zu gelingen scheinen. Dies kann sich z.B. darin zeigen, dass bei Themenwahlen immer zwei Themen genannt werden („Wir möchten etwas Dynamisches ...“ und „Wir möchten etwas Ruhiges ...“), und die einen Hälfte der Gruppe sich dem einen Thema (Dynamik) zuordnet, die andere Hälfte dem anderen Thema (Ruhe). Eine Indikation auf gruppendynamischer Ebene ist auch dann gegeben, wenn Insider-/Outsider-Konstellationen den Gruppenprozess behindern („Ich fühle mich aus der Gruppe ausgeschlossen, weil ich die einzige ohne therapeutischen Beruf bin ...“ oder „Ich fühle mich nicht so zugehörig, weil ich mit Abstand die Jüngste bin ...“).

Auf der thematischen Gruppenebene ist eine Indikation gegeben, wenn sich die Teilnehmer für ein „Gruppen“-Thema erwärmt haben („wir als Psychotherapeutinnen ...“ oder „wir als Migranten ...“) und sich damit auseinandersetzen möchten. Nach der Spielphase findet wie bei allen Gruppenspielen eine Integration statt, der Handlungsprozess wird mentalisiert.

- Was haben wir als Gruppe(n) oder als Untergruppe(n) gemeinsam erlebt? (thematische Ebene)
- Was bedeutet unser Spiel für uns als Gruppe? (gruppendynamische Ebene)
- Was bedeutet es für unser Alltagsleben, wenn wir mit diesen Gruppen zu tun haben? (Transfer der thematischen und der gruppendynamischen Ebene)

Das Clap-Theater

Sowohl beim Clap-Theater als auch beim Playback-Theater spielt immer nur ein Teil der Gruppe. Der übrige Teil sitzt als Zuschauer dabei und lässt sich vom Betrachten der Bühnenhandlung zu einem eigenen inneren Prozess anregen.

Der Aufbau für das Clap-Theater ist relativ einfach. Es gibt einen Bühnen- oder Handlungsbereich und einen Zuschauerbereich. Der Gruppentherapeut sitzt entweder im Zuschauerraum oder an der Grenze zwischen Bühne und Zuschauern. Es handelt sich um ein Stegreif-Arrangement, d.h. die Teilnehmer spielen auf der Bühne eine spontane Handlung. Der Leiter gibt das Startsignal und eine Person betritt die Bühne. Sie beginnt, eine Rolle zu spielen, und eine zweite Person aus dem Zuschauerkreis, die sich angesprochen fühlt, geht ebenfalls mit einem kurzen Händeklatschen („Clap") auf die Bühne. Die beiden spielen nun solange als Dyade, bis sich eine dritte Person erwärmt fühlt, die Bühne mit einem Händeklatschen zu betreten. Immer diejenige Person, welche sich am längsten auf der Bühne befindet (in diesem Fall die erste), geht daraufhin zurück in den Zuschauerraum. Es entsteht dadurch ein Reigen von Zweiersituationen mit unterschiedlichen Handlungen. Die gezeigten Szenen speisen sich dabei aus der unbewussten Lage der einzelnen Spieler, der Dyade und aus dem unbewussten Prozess der Gruppe. In diesen kurzen Interaktionen zeigen sich meist Themen oder deren Fortsetzungen, welche die Gruppe in Form von Protagonistenspielen oder Gruppenprozessen zuvor beschäftigt hat. Ähnlich wie der Traum einer Person eine Form von Verarbeitung individueller, innerer Prozesse darstellt, ist das Clap-Theater eine Verarbeitung und Weiterführung von gruppenrelevanten Themen. Bei der klassischen Variante wird das Tempo von den Zuschauern bestimmt: Der Wechsel findet dann statt, wenn ein Zuschauer auf die Bühne geht und damit zum neuen Mitspieler wird. Eine andere Variante ist die Wahl durch die Spieler. Hat der Spieler, der am längsten auf der Bühne ist, keinen Handlungsimpuls mehr, geht er mit einem Clap von der Bühne und wählt seinen Nachfolger. Diese

Version stellt eine größere Herausforderung für nicht geübte Gruppen dar, da die gewählten Spieler sich manchmal nicht ausreichend erwärmt fühlen, aber dennoch etwas produzieren sollen. Sowohl beim Spielerwechsel als auch auf der Bühne kann die Rolle oder die Szene spontan gewechselt werden.

Eine Gruppe, die sich im Rahmen eines Protagonistenspiel mit einem Traum beschäftigt hatte, der um ein Paar mit Nähe- und Distanzthemen, Schwangerschaft und Gewalt kreiste, griff die Anregung des Leiters gerne auf, Clap-Theater zu spielen. Es entstanden in schneller und spontaner Reihenfolge einzelne Szenen, in denen die Themen Gewalt, Schwangerschaft sowie Eltern-Kind-Konstellationen und immer wieder in verschiedenen Varianten das Thema Nähe und Distanz auftauchten. Kinder wurden durch neue Spieler zu Eltern und umgekehrt, und die drohende Gewalt wurde immer wieder durch Ordnungshüter eingegrenzt. In der Nachbesprechung des Clap-Theaters berichtete eine Teilnehmerin, dass ihr erst jetzt auffalle, wie schwer sie die Rolle eines von einem Hund bedrohten Kindes im Traumspiel belastet habe. Dem Protagonisten wurde nach dem Clap-Spiel deutlich, dass in seinem Traum auch das Thema der Parentifizierung präsent gewesen sei, was er dort noch nicht so deutlich wahrgenommen habe.

Das Clap-Theater kann variiert werden, indem die Gruppe gebeten wird, die Szenen in Zeitlupe zu spielen. Zeitlupe intensiviert den Inhalt (siehe *Veränderungen im zeitlichen Ablauf*). Es ist ebenfalls möglich, als Gruppenleiter eine Instruktion zu geben, dass die auf die Bühne Kommenden die Bewegung und Szenerie aufnehmen, aber dann die Gegenbewegung, also einen Antipoden darstellen („negativer Spiegel“). Etwas weniger kompliziert ist die Aufforderung, z. B. Politiker oder andere berühmte Personen als Tiere darzustellen. Durch diese Zusatzaufgaben wird der Spielfluss etwas langsamer, weniger spontan, die Intensität wird etwas herausgenommen und es bleibt eine meist lustvolle Gruppenübung. In der Nachbesprechung des klassischen Clap-Theaters werden folgende Punkte betrachtet:

- Was waren die Themen, die auf der Bühne waren?
- Welche persönlichen Bezüge gibt es von den Gruppenteilnehmern zu den Bühnenthemen?
- Was sind evtl. Bezüge zum Gruppenprozess (vor allem für Therapeuten wichtig, weniger für Patientengruppen)?

Die Nachbesprechung ist aber bei dieser Art von Stegreifhandeln nicht essentiell. Das Clap-Theater eignet sich auch gut zum Closing eines Arbeitstages und bleibt dann unbesprochen für sich stehen. Weitere Indikationen sind Situationen, in denen die Gruppe etwas Dynamik benötigt, gleichzeitig aber die Zeit und/oder die Energie für ein umfangreicheres Gruppenspiel fehlt oder wenn ein „schweres“ Thema voranging, und die Gruppe einen spielerischen Zugang zur Verarbeitung der Reste bzw. zum Übergang benötigt.

Playback-Theater

Beim Playback-Theater handelt es sich um eine Arbeitsform, welche in den USA in den 1970er Jahren von Jonathan Fox und Jo Salas ins Leben gerufen und in Deutschland von Daniel Feldhendler und Marlies Arping bekanntgemacht wurde. Das Playback, wie es kurz genannt wird, ist als Methode bis heute eigenständig geblieben, es hat sich nie ganz in die psychodramatischen Arrangements eingliedern lassen. Da aber sowohl die Wurzeln, also die spezielle Verbindung von Spiel und Theater im Psychodrama liegen, als auch die meisten Psychodramatiker, welche mit Gruppen arbeiten, das Playback anwenden, wird es hier als Gruppenarrangement beschrieben.

Wie bereits im Clap-Theater spielt hier nicht die gesamte Gruppe auf einmal, sondern nur ein Teil. Im Playback wird von einer Person eine Geschichte erzählt, die dann in szenischer Umsetzung von einer Darstellergruppe dem Erzähler zurückgespielt („play back“) wird. Es hat damit auch eine Nähe zum Improvisationstheater. Es ist ein Gruppenarrangement mit seriell in Erscheinung tretenden Protagonisten, welche sich aber nicht selbst spielen, sondern ihre Geschichte spielen lassen, während sie zusammen mit dem Leiter in der Regieposition außerhalb der Bühne verbleiben. Für das Playback braucht es:

- eine Bühne,
- einen Erzähler einer Geschichte, d.h. eine Person aus dem Zuschauerkreis, die eine Geschichte oder eine Begebenheit erzählen möchte,
- einen Leiter, der den Prozess moderiert, ggf. auch den Erzähler zu der Geschichte befragt,
- eine Darstellergruppe, meist 3–4 Personen, die zu Beginn festgelegt werden,
- eine Zuschauergruppe.

Manchmal werden in der Spielphase auch Requisiten eingesetzt wie z.B. Tücher, Decken, Stühle etc., mit denen sich die Darsteller ausstaffieren. In der Phase, in der die Darsteller besprechen, wie sie die gehörte Geschichte umsetzen möchten, kann auch eine musikalische Untermalung eingesetzt werden (Live oder Playback).

Bei entsprechender Erwärmung der Zuschauer fragt der Leiter die Zuschauer, „Wer möchte eine Geschichte erzählen?“ bzw. nach der ersten: „Wer möchte die nächste Geschichte erzählen?“. Ist jemand gefunden, nimmt dieser neben dem Leiter am Rand zwischen Bühne und Zuschauerraum Platz und erzählt seine Geschichte. Die Darsteller befinden sich bereits auf der Bühne und hören die Geschichte an. Nach Abschluss der Geschichte überlegen sie sich, wie sie die gehörte Erzählung szenisch umsetzen möchten. Auf ein Signal des Leiters beginnen sie die erzählte Szene oder Geschichte so zu spielen, wie sie diese verstanden haben. Nach Abschluss der Handlung wird der Protagonist befragt, ob die Darstellung in etwa dem entspricht, was er erzählt hat, oder ob er eine Korrektur wünsche. Im Einzelfall kann sich der Protagonist eine ganz andere Darstellung der Szene wünschen oder die Darsteller bitten, die Geschichte mit einem anderen Ende zu zeigen.

Das Zurückspielen einer Szene stellt eine Form der Arbeit mit dem Regiestuhl oder der Spiegelposition dar. Es eignet sich damit für alle Arten von Erzählungen und Geschichten, lustige, gefühlvolle, belastende sowie befremdende. Vorsicht ist geboten bei Geschichten, die schambesetzt sind. Sind sie einmal erzählt, werden sie auch gespielt, jedoch kann der Leiter hier die Darsteller bitten, aus der Geschichte keine Karikatur zu machen. Die Spiegelposition kann im ungünstigen Fall das Gefühl der Scham verstärken. Es kann durchaus sein, dass auch traumatisch erlebte Geschichten hier erstmals erzählt und gezeigt werden, es sollte jedoch nicht das Opfer blamiert werden („don't blame the victim“), sondern es sollten in diesem Fall unterstützende und haltgebende Aspekte betont werden. Auch hierbei kann der Leiter durch entsprechende Fragen während der Erzählung unterstützend intervenieren.

Das Vorgehen ist einfach, aber wie beschrieben, kann es sich auch um ein störanfälliges Setting handeln. Wenn die erzählte Geschichte, der Assoziationshintergrund des Erzählers, also seine persönlichen Gedanken, Gefühle und Impulse, der Fokus des Leiters sowie die Art der Darstellung nicht harmonisieren, können sperrige Gefühle im Erzähler entstehen, z.B. das Gefühl, nicht verstanden zu werden, Schamgefühl, etc. (vgl. Salas 2009).

Wie bereits in der Arbeitsform des Clap-Theaters reihen sich die Geschichten aneinander. Ist eine Geschichte abgeschlossen, folgt die nächste, dann die nächste usw. Auch hier bildet sich meist der unbewusste Prozess der Gruppe ab. Außer den Fragen im Anschluss an die Spielphase wird keine weitere Nachbesprechung durchgeführt. Die Geschichten und ihre szenische Umsetzungen stehen für sich.

Fluid Sculptures

Bei dieser gruppenzentrierten Arbeitsform handelt es sich um eine Kurzintervention, die auch als Anwärmung für einen weiteren folgenden Gruppenprozess eingesetzt werden kann. Die „fließenden Skulpturen" werden gezeigt, während die Gruppenteilnehmer im Kreis stehen. Ein Teilnehmer tritt einen Schritt in Richtung Kreismitte und äußert z. B. seine aktuelle Befindlichkeit („ich fühle mich angeregt durch das vorhergehende Spiel" oder „ich fühle mich genervt durch die langen Entscheidungsprozesse"). Der im Kreis gegenüber stehende Teilnehmer stellt zusammen mit seinem rechten und linken Nachbarn diese Befindlichkeit dar. Nach zeigen der „Szene" wird gefragt, ob das in etwa dem Gefühl entsprochen habe. Die fließenden Skulpturen gehen reihum, so dass jeder Teilnehmer einmal in der Rolle des Inputgebers, einmal in der Rolle des Hauptdarstellers und zweimal in der Rolle des Mitspielers war. Übungen wie diese schaffen v. a. in kleinen Gruppen schnell ein Kohärenzgefühl. In größeren Gruppen ab zwölf Personen wird die Übung unter Umständen als zu lang empfunden. In Patientengruppen mit Teilnehmern, die an somatoformen Störungen leiden, ist diese Form, welche den Zusammenhang von Körperausdruck und Gefühl spiegeln kann, hilfreich.

Pairs

Ähnlich knapp und interaktionsfördernd wie die Fluid- Sculptures-Übung ist „Pairs", eine Gruppenarbeitsform, bei dem sich immer Paare bilden müssen, um etwas darzustellen.

Die Gruppe steht auch hier im Kreis und eine Person wird gebeten, ein Gefühlspaar zu nennen, also z. B. „traurig-weinerlich" oder „lustig-traurig". Die Person bittet zwei andere Personen aus der Gruppe, dieses Gefühlspaar darzustellen. Handelt es sich bei dem Gefühlspaar um Ambivalenzen, werden die Darstellungen prägnanter, z. B. „aggressiv-gehemmt". Bei der Übung Pairs können auch mehrere Paare nacheinander aufgefordert werden, dasselbe Gefühlspaar darzustellen. Hieraus kann sich ein Reigen entwickeln, dessen einzelne Darstellungen sich aufeinander beziehen und dessen Aussage sich im Verlauf immer stärker herausschält.

Sowohl die Fluid Sculptures als auch Pairs sind als kurze Interventionen besonders für eine Gruppenstart- und für die Erwärmungsphase geeignet.

Magic Shop und Basar

Der Magic Shop oder der so genannte Zauberladen ist eine leiterzentrierte Variante eines Gruppenspiels. Die Instruktion ist so einfach wie die Durchführung anspruchsvoll ist. Im Magic Shop können immaterielle Dinge, Persönlichkeitseigenschaften, Gefühle, Haltungen etc. erworben werden, aber es muss dafür etwas entsprechend Wertvolles in Zahlung gegeben werden. Will ein Teilnehmer z. B. etwas „Spontaneität" erwerben, muss er dafür unter Umständen mit etwas „Kontrolle" bezahlen. Die Kunst besteht darin, als Leiter die entsprechenden Gegenstücke zu erkennen, und diese kundenzentriert anzubieten bzw. einen passenden Gegenwert zu verlangen. Es können auch von den Teilnehmern Dinge in Zahlung gegeben werden, dafür müssen sie aber etwas entgegennehmen. Gelingt der Magic Shop besonders gut, können die Tauschobjekte der Teilnehmer miteinander in Beziehung gebracht werden (Leiter/Verkäufer: „Da habe ich gerade etwas Kontrolle hereinbekommen, das kann ich Ihnen anbieten ..."). Auch dieses Arrangement erinnert in seinem Ablauf an das Improvisationstheater (Stiegler 2003). Das folgende Beispiel findet sich bei Bender/Stadler (2012, 55 f.)

Magic Shop

[Der Therapeut hat in einer Psychodrama-Weiterbildungsgruppe die Regeln des Zauberladens erklärt, eine Ladentheke aufgebaut und übernimmt die Rolle des Verkäufers, die Co-Therapeutin die Rolle der Lagerverwalterin.]

Verkäufer: „Wir haben unseren Laden gerade neu eröffnet, er ist in einer kleinen Nebengasse, ob die Kunden überhaupt zu uns finden werden?". Lagerverwalterin: „Ich bin zuversichtlich, solche Neueröffnungen sprechen sich als Geheimtipp schnell herum und wir bieten ja wirklich Besonderes." [nach einer Pause] „Da kommt ja schon ein Kunde".

[Eine Gruppenteilnehmerin tritt als Kundin in den Laden]: „ Grüß Gott, bin ich hier richtig im Zauberladen?"

Verkäufer: „Genau richtig, darf ich fragen, wie Sie uns gefunden haben?".

Kundin: „Es gab da so eine Empfehlung. Übrigens, was haben Sie denn heute im Angebot?"

Verkäufer: „Wie Sie sehen liegt bei uns nichts in der Auslage oder im Schaufenster, wir sind ganz auf die Wünsche unserer Kunden ausgerichtet. Was möchten Sie bei uns denn gerne erwerben?"

[Kundin nach längerem Überlegen]: „Ich könnte mehr Durchsetzungsfähigkeit gebrauchen".

Verkäufer: „Darf ich fragen wofür Sie die benötigen?"

Kundin: „Ja, gerade letzte Woche war im Team Besprechung der Ferienplanung. Ich habe die Jahre davor immer Rücksicht auf andere genommen,

aber diesmal hatte ich so ein günstiges Ferienangebot für den August. Hab's aber nicht durchsetzen können; so geht mir das immer wieder".
Verkäufer: „Verstehe, wie viel Durchsetzungsfähigkeit möchten Sie denn, wir haben die kleine, die mittlere oder die große Packung?".
Kundin: „Die mittlere Packung müsste es schon sein".
Verkäufer: „Gut, was können Sie uns dafür in Zahlung geben?".
[Kundin überlegt kurz]: „Ich könnte Ihnen Toleranz dafür abgeben, davon hab ich genug."
[Verkäufer zur Lagerverwalterin gewandt]: „Können wir Toleranz für unserem Lagerbestand gebrauchen?".
Lagerverwalterin: „Eher nicht, wir haben davon schon genug im Lager und Toleranz ist zur Zeit nicht sehr gefragt".
[Verkäufer zur Kundin]: „Könnten Sie uns etwas anderes anbieten z.B. Beliebtheit? Wenn Sie mehr Durchsetzungsfähigkeit haben wird Ihre Beliebtheit sowieso abnehmen".
Kundin: „Ich weiß nicht recht".
Im weiteren Beratungs- und Verkaufsgespräch wird gefeilscht, die Kundin möchte für eine mittlere Packung Durchsetzungsfähigkeit nur eine kleine Packung Beliebtheit abgeben. Der Verkäufer lehnt dies ab; schließlich einigt man sich und die Kundin nimmt eine kleine Packung Durchsetzungsfähigkeit im Tausch gegen eine kleine Packung Beliebtheit.
Verkäufer: „Vielen Dank für Ihren Einkauf. Ich wünsche Ihnen mit der kleinen Packung Durchsetzungsfähigkeit viel Erfolg, und wenn Sie doch noch mehr brauchen, Sie wissen ja wo sie uns finden."
[Die Kundin verlässt den Laden]

Im Magic Shop können sich Patienten auf spielerische Art und Weise mit ihren geliebten und ungeliebten eigenen Anteilen und Rollen sowie mit den dazu gehörenden Veränderungswünschen auseinanderzusetzen. Die Einfühlung des Therapeuten (Verkäufers/Zauberers) sowie seine Beratungsqualitäten prägen den Erfolg dieses Arrangements. Kommen noch Entertainment-Qualitäten dazu, ist der Magic Shop eine unvergessene Intervention in Gruppen.

Eine Erweiterung des Magic Shops ist der *Basar*, welcher stärker gruppen- und weniger leiterzentriert ist. Hierzu werden von den Teilnehmern „Marktstände" aufgestellt, an denen Dinge zum Verkauf angeboten werden. Neben der Fokussierung auf geliebte und weniger geliebte Anteile ist dies gleichzeitig eine gute Übung zur Auseinandersetzung mit dem Thema Selbstwert und zu Neid-, Eifersuchts- und Rivalitätsthemen, die evtl. in der Gruppe bestehen („Was hat er oder sie, das ich nicht habe ...?")

Es gibt noch eine Reihe anderer Gruppenarrangements, die hier nicht alle einzeln erwähnt werden können; eine Arbeitsform wird aber unter den Techniken (siehe *Szenenaufbau*) noch ausführlicher beschrieben, die Aufstellung.

Die Psychodrama-Techniken

Nach der Darstellung der psychodramatischen Instrumente (Protagonist, Bühne, Therapeut, Gruppe und Mitspieler) und den Arrangements (Psychodrama, Soziodrama, Stegreifmodus, „Konserve") folgen nun die Psychodramatechniken. Dazu zählen in erster Linie acht Basistechniken plus zwei spezielle Techniken. Die Technik im Psychodrama beschreibt ein konkretes Vorgehen, das vor allem im Arrangement Psychodrama, also dem protagonistenzentrierten Arbeiten zum Einsatz kommt. Im klassischen Psychodrama wurden die Techniken in erster Linie entwicklungspsychologisch hergeleitet (vgl. Leutz 1986). Darauf aufbauend hat Krüger (2009) eine allgemeine Theorie der Psychodramatechniken entwickelt, welche die acht Basistechniken Grundbedürfnissen des Menschen zuordnet. Sein prozessorientiertes Modell versucht, den humanistischen Ansatz der Kreativitätstheorie in Verbindung mit psychodynamischen Konzepten zu bringen, indem er die Techniken zusätzlich auf allgemeine Störungs- und Krankheitsbilder (Diagnosen bzw. Syndrome und Indikationen), auf psychodynamische Abwehrmechanismen und die entsprechenden funktionellen Rollen (psychodramatisches Heilungskonzept) bezieht (siehe *Kreismodell der Psychodramatechniken* im Anhang). Die dahinterstehende Theorie besagt, dass der Patient bei einer vorliegenden Störung durch die Anwendung der dazu passenden komplementären Psychodramatechnik dazu in die Lage versetzt wird, sich selbst mithilfe der eigenen, ihm innewohnenden *Kreativität* zu heilen. Durch die störungsspezifisch „richtige" Technik kann der Patient in die *Spontaneitätslage* gebracht werden und kann selbst passende innere Rollen aus dem bereits vorhandenen Rollenrepertoire finden, oder – wenn keine passenden, funktionalen Rollen vorhanden sind – sich neue schaffen. Die Psychodrama-Techniken bauen aufeinander auf, d. h. die erste Technik, der Szenenaufbau ist die basalste und muss vorhanden sein, damit die zweite, das Doppeln psychisch verwendet werden kann; auf diese beiden wiederum baut die dritte auf usw.

Kritisch anzumerken zu diesem Konzept ist, dass Krüger durch die ausschließliche Zuordnung zu Krankheitsbildern nicht auf die verschiedenen *Strukturniveaus* von Krankheiten und Störungen eingeht, wie es z. B. Rudolf (2006) in seiner strukturorientierten Therapie vorschlägt. Schacht (2009) orientiert sich zwar stärker an den Strukturniveaus, bezieht sich dabei aber nicht auf die Psychodramatechniken.

Im Überblick seien die Psychodramatechniken genannt (spezielle Techniken *kursiv*):

1. Szenenaufbau,
2. Doppeln/Doppelgänger/Stellvertreter,
3. Rollenspiel in der eigenen Rolle,
4. Spiegeln/Regietechniken,
5. *Veränderungen im zeitlichen Ablauf*,
6. *Maximierung*,
7. Rollenwechsel/Rollenspiel in der Rolle eines anderen/Rollenfeedback,
8. Rollentausch,
9. Szenenwechsel und Amplifikation,
10. Sharing

Szenenaufbau

Die grundlegendste und einfachste, aber dennoch wirkungsvolle Technik in der Psychodramatherapie ist der *Szenenaufbau*. Beim Szenenaufbau geht es darum, den Sachverhalten des inneren Erlebens einen Ort auf der Psychodramabühne zu geben. Im Arrangement des Protagonistenspieles beschreibt die Hauptperson dazu zunächst, wie sich ihr inneres Bild, ihre erlebte Szene in ihrem Inneren darstellt. Neben den beteiligten Personen und den räumlichen Gegebenheiten gibt es meist ein Ausgangsbild oder eine konkrete Szene. Manchmal ist mit der Szene auch eine Fragestellung, ein Erkenntnisinteresse verbunden. Zum Beispiel kann eine Protagonistin interessiert sein, welche Rollen oder inneren Anteile in einer bestimmten Situation handlungsleitend sind (siehe Fallbeispiel *Szenenaufbau Inneres Team*). Der Szenenaufbau ist die Konkretisierung des „inner world outside" (Holmes 1992); alles, was drin ist und im Moment für den Protagonisten Bedeutung hat, soll außen auf der Bühne sichtbar gemacht werden. Neben Personen und materiellen Gegenständen können dies auch Gedanken, Gefühle oder Handlungsimpulse sein. In der allgemeinsten und ungeordnetsten Form kann dies alles nebeneinander stehen. Der Protagonist erkennt so zunächst seine Innenwelt mit ihren Bestandteilen, kann sie außen betrachten und explorieren und gegebenenfalls sortieren. Der Szenenaufbau bildet die innere Organisation des Systems des Protagonisten ab:

> „Der Protagonist organisiert durch Szenenaufbau mit Hilfe des Therapeuten seine innere Vorstellung vom Konfliktsystem als äußere Wahrnehmung und lässt ihn dabei prüfen, wer und was in dem Konfliktraum existent ist und dazugehört. Durch Konkretisieren und Positionieren der zum Konflikt dazugehörigen inneren Bilder im Raum der Bühne organisiert der Szenenaufbau die energetische und räumliche Bezogenheit des Protagonisten in seinem Konfliktfeld [...] als Voraussetzung für die spielerische psychodramatische Bearbeitung des Konfliktes." (Krüger 2005, 257).

Der Szenenaufbau erfolgt Schritt für Schritt. Dabei ist die erste Frage, wo die Bühne im Therapieraum verortet sein soll. Danach folgen Fragen nach den Personen (Wer ist alles dabei?) und den räumlichen Gegebenheiten (Wo findet die Szene statt?), der zeitlichen Orientierung (Wann findet die Szene statt?) und der möglichen Ergänzung durch Gedanken und Gefühle. Abgesehen von der Zeit werden diese Inhalte mit Rollenträgern oder Symbolen besetzt. Der Psychotherapeut hilft beim Szenenaufbau dem Protagonisten durch explorierendes Fragen dabei, seine innere Welt möglichst vollständig zu erfassen und allem den subjektiv „richtigen" äußeren Ort zu geben. Gelingt dies, wird der Protagonist eine Reihe von Aha-Erlebnissen über seine Innenwelt haben. Durch den Szenenaufbau wird deutlich, wie die einzelnen Bestandteile in einer bestimmten Szene psychisch repräsentiert sind. So kann ein Gefühl von Ärger sehr groß sein oder der Rollenträger für den Vater sehr weit weg stehen. Es kann auch deutlich werden, wie ein Holzofen in der Wohnküche für emotionale Wärme steht oder welche Rolle der Fernseher im Familienleben zu einem bestimmten Zeitpunkt hatte. Eine gefühlte Nähe zur Großmutter kann noch einmal nachgespürt werden, ebenso wie eine Abwendung von einem Mitarbeiter. Die äußere Konkretisierung durch Rollenträger oder Symbole (Stühle, Figuren, Tücher, Steine), die Anordnung im Raum und Positionierung schaffen eine (neue) innere Ordnung.

> „Ich kann [...] nicht genügend betonen, dass die Konstellationen des Raumes als Teil des therapeutischen Prozesses nach unserer Forschung von höchster Bedeutsamkeit sind. Sie erwärmen den Protagonisten dafür, in einer Umgebung zu sein und zu handeln [...] (Moreno 1989, 35)

Den Szenenaufbau gibt es bei jedem psychodramatischen und soziodramatischen Spiel, egal ob er im Stegreif- oder im Nachspielmodus geschieht, ob er bewusst oder unbewusst abläuft. Im Stegreifmodus wird der Szenenaufbau bis auf einige wenige Startbedingungen aber nicht explizit benannt, während im nachspielenden, protagonistenzentrierten Psychodrama der Szenenaufbau möglichst explizit geschieht. Hier ist der Szenenaufbau abhängig von der speziellen Indikation (*Störungsorientierung*) nur der Ausgangspunkt für das weitere Spiel.

Eine Spezialform des Szenenaufbaus ist die Aufstellung. In diesem Fall sind der Szenenaufbau und das Verstehen der immanenten Dynamiken das Ziel. Der statische Begriff der Aufstellung bringt zum Ausdruck, dass z. B. Familien-, Organisations- oder Teamaufstellungen weniger handlungsorientiert als vielmehr erkenntnisorientiert sind. Es soll keine Interaktion in Gang kommen, sondern nur die Bestandteile des Systems, ihre Verhältnisse und Beziehungen untereinander sind im Fokus. Der Szenenaufbau kann sich auf innere wie äußere Rollen richten.

Szenenaufbau Inneres Team

Frau Ecker ist 47 Jahre alt, von Beruf Einzelhandelskauffrau. Seit einem halben Jahr lebt sie getrennt von ihrem Mann. Dieser ist zusammen mit ihrem gemeinsamen 12-jährigen Sohn in der ehelichen Wohnung geblieben. Frau Ecker bestreitet ihren Lebensunterhalt aufgrund einer schwerwiegenden Autoimmunerkrankung gepaart mit einer mittelgradig ausgeprägten bipolaren Erkrankung von einer geringen Erwerbsminderungsrente. Sie bewohnt eine kleine 1,5-Zimmer-Wohnung in der Nähe der Schule ihres Sohnes.

Frau Ecker: „Ich bin nach längerem Überlegen von zuhause ausgezogen. Ich habe die Situation mit meinem Mann einfach nicht mehr ausgehalten. Mein Vertrauen war ja schon lange weg, seit er damals eine meiner Freundinnen gestalkt hat. Jetzt fühle ich mich schuldig, weil ich die Ehe zerstört habe, obwohl ich weiß, dass es keinen Sinn mehr hatte."

PD-Therapeut: „Das Schuldgefühl, das im Nachgang zur Trennung von Ihrem Mann für Sie spürbar wurde, ist für sie sehr deutlich. Wenn Sie einverstanden sind, stellen wir einmal die verschiedenen Anteile oder Rollen hier [auf dem Tisch] auf, die gerade in Ihnen aktiv sind. Könnten Sie bitte zunächst eine Figur für sich, also für Ihr ICH auswählen und auf den Tisch stellen, danach eine Figur für ‚Ich fühle mich schuldig, weil ....'"

Frau Ecker: [wählt aus einer Kiste entsprechende Holzfiguren aus und platziert sie auf dem Tisch] „Das Schuldgefühl muss ganz nah bei mir stehen. Aber auch der Anteil von mir, der Pläne hat. Ich habe nämlich ganz viele Pläne, aber gleichzeitig Angst, du schaffst das nicht!"

PD-Therapeut: „Gut, da fallen Ihnen schon unterschiedliche Rollen spontan ein. Könnten Sie denen hier einen Platz geben. Wo ist denn die sich schuldig Fühlende? ... Und wo diejenige, welche Pläne hat, bzw. die Rolle, die Ihnen sagt ‚Du schaffst das nicht?'" [Schreibt nebenbei auf Post-It-Zettel die Satzanfänge, welche Frau Ecker zu ihren verschiedenen Rollen sagt]

Frau Ecker: [ist lebhaft dabei in ihren verschiedenen Rollen und schiebt die Figuren ausprobierend hin und her]. Für das Schuldgefühl brauche ich eine schwarze Figur, und die müsste eigentlich auch größer sein als die anderen [stellt dabei die Figur auf zwei schwarze Sockel], die Rolle überragt die anderen.
PD-Therapeut: „Sie haben verschiedene Sätze gesagt, die zu den Rollen gehören, ich klebe diese jetzt mal dazu, dass sie nicht verloren gehen. So langsam entsteht eine Bild von Ihrem Inneren Team, das Sie mit sich führen. Gibt es denn noch mehr Rollen in Ihrem Inneren Team?"
Frau Ecker: „Ja, ich habe mich gestern einmal hingesetzt und aufgeschrieben, was ich schon alles geschafft habe in meinem Leben. Da war ich erstaunt, wie viel mir eingefallen ist. Das habe ich mir in ein Heft geschrieben. Aber ich bin auch etwas erschrocken, weil es vor allem so Leistungsthemen waren, Schule, Ausbildung, Beruf, Kind bekommen ... [wählt eine farblose, kleinere Figur für ‚Du darfst ...'] Das ist eine neuere Rolle, die kenne ich eigentlich erst, seit ich in der Klinik war. Früher gab es nur die anderen Rollen, die verbietenden, die negativen, aber jetzt probiere ich auch schon mal was aus. Ich lasse die Rolle ‚Du müsstest ...' auch mal außer Acht, oder ich passe mich einmal *nicht* an, oder rechtfertige mich *nicht*. Das ist wirklich ungewohnt."
Auf der Tischbühne entsteht die Szene, wie sie in der Abbildung Szenenaufbau Inneres Team zu sehen ist.

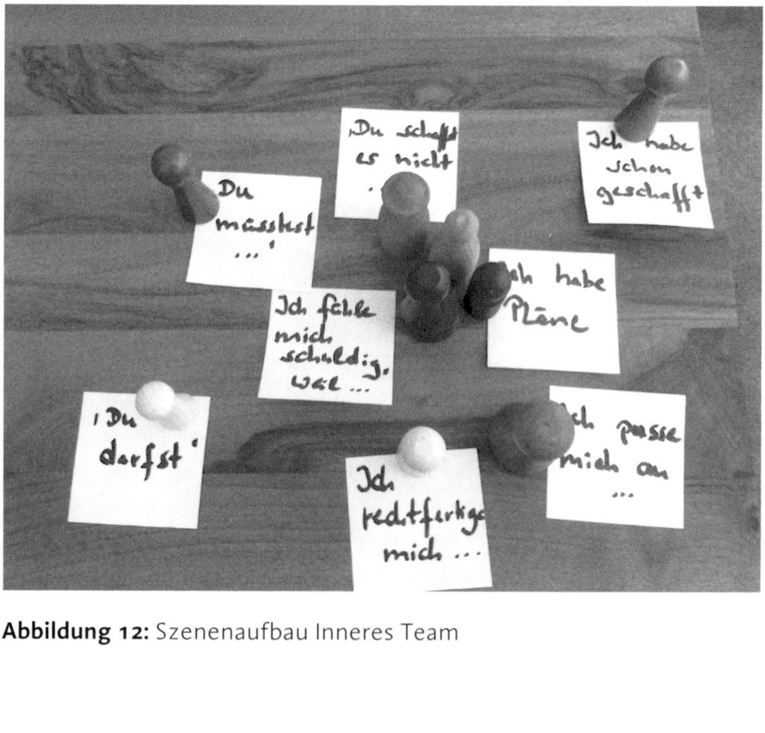

Abbildung 12: Szenenaufbau Inneres Team

Im Szenenaufbau der Patientin Frau Ecker tauchen vor allem innere Rollen auf, wobei der Übergang zu den äußeren Rollen deutlich wird durch die unterschiedliche Benennung („Ich ...“ und „Du ...“). Die Patientin versteht, welche Rollen ihres inneren Teams ihr näher sind und welche ferner, auch, dass es Paarungen gibt, die sie vorher so nicht gesehen hat, z.B. die Antipoden „Du darfst“ und „Du müsstest“. Sie findet durch die Aufstellung auch heraus, dass sie sich in Zukunft anders mit der Dominanz bestimmter Rollen beschäftigen möchte („Ich fühle mich schuldig ...“): „Ich will das so nicht mehr zulassen ...“

In der Nachbesprechung wird Frau Ecker auch klar, dass sie augenblicklich durch die frische Trennungssituation wieder in alte Muster eingestiegen ist („Ich fühle mich schuldig ...“), aber auch neue Ressourcen aktivieren konnte („Ich habe Pläne ...“ und „Ich habe schon geschafft ...). Für den Szenenaufbau sind folgende Punkte zu klären:

1. Wo ist die Bühne? Durch die räumliche Definition wird der Handlungsraum für die Surplus-Realität abgesteckt. Hier wird das innere Erleben nach außen gebracht.
2. Wer und was gehört zum inneren Bild? Alle Bestandteile des inneren Bildes werden gesammelt und nach außen gebracht.
3. Was gehört wohin? Wo ist die eigene, steuernde Position des Protagonisten? Der Protagonist positioniert sich selbst, die anderen beteiligten Personen sowie räumliche Gegebenheiten, Gegenstände, Gefühle, Gedanken und Impulse auf der Bühne. Dies orientiert und verbessert die Selbststeuerung.

Wird eine weitere Vertiefung gewünscht, kann die Exploration des Szenenaufbaus fortgesetzt werden. Die Vertiefung kann weiter in Richtung handlungsorientiertes Protagonistenspiel führen, oder aber den Fokus auf die Aufstellung bringen.

4. Was für mimische, gestische oder verbale Aussagen (Sätze) haben die verschiedenen Rollen gegenüber dem Protagonisten bzw. welche Aussagen hat der Protagonist gegenüber diesen Rollen?
5. Wer oder was fehlt noch in der Aufstellung bzw. im Szenenaufbau?
6. Was sieht, fühlt, denkt der Protagonist? Gibt es aus der jetzigen Lage Handlungsimpulse?

Die Psychodrama-Technik Szenenaufbau unterliegt wie alle folgenden Techniken speziellen Indikationen, wird sie störungsorientiert angewandt. Krüger (1997; 2009) ordnet den Szenenaufbau den Diagnosegruppen

Traumafolgestörung, Borderline-Persönlichkeitsstörung, Sucht- und Abhängigkeitserkrankungen sowie den Psychosen bzw. den aus der psychodynamischen Therapie bekannten Abwehrmechanismen von Introjektion und Spaltung zu. Für die praktische therapeutische Tätigkeit ist diese Systematik äußerst hilfreich. An Grenzen stößt man aber bei der Behandlung von Patienten, die bei den genannten Diagnosen ein höheres strukturelles Niveau aufweisen (vgl. Rudolf et al. 2002; Rudolf 2006). Bezieht man die Konzepte der strukturbezogenen Therapie mit ein, ist der Szenenaufbau indiziert bei Patienten mit desintegriertem (Typ 6) und gering integriertem (Typ 5) Strukturniveau, im Einzelfall eventuell auch bei strukturell gestörten Menschen mit symptomwertigem Verhalten (Typ 4 wie z. B. Selbstverletzung, Impulskontrollstörung, Bulimie, Persönlichkeitsstörungen, „Charakterneurosen") (Rudolf 2006, 167 f.). Das bedeutet, je reifer die Persönlichkeitsstruktur, desto eher wird nicht nur der Szenenaufbau, sondern darüber hinausgehende Techniken zur Anwendung kommen. Der Szenenaufbau dient dann nur als Ausgangspunkt für weiteres Handeln. Menschen, die an einer Psychose erkrankt sind, die eine massive Abhängigkeitserkrankung aufweisen oder etwa eine komplexe Traumafolgestörung haben, werden vom Szenenaufbau und dem im nächsten Abschnitt beschriebenen Doppeln profitieren.

Beim Szenenaufbau in der Einzelarbeit, dem meta-perspektivisch-symbolisierenden Bühnenhandeln (Krüger 2005) arbeitet der Patient an einem Tisch oder auf dem Boden mit Figuren, Symbolen oder Handpuppen, er ist also nicht selbst in einer körperlichen Rolle.

> „Im Laufe einer Therapiesitzung kann […] eine ganze *Seelenlandschaft* entstehen. Alles, was in der therapeutischen Beziehung *zeitlich nacheinander* kommuniziert wird und nach dem Verklingen der gesprochenen Worte nur durch aktive Erinnerungsarbeit präsent bliebe, wird mit Intermediärobjekten (Rojas-Bermudez 2003, 332 ff.) symbolisiert und bleibt so auf der Tischbühne konkret *gegenwärtig und sichtbar.* Zeit wird dadurch zu Raum. Je länger das therapeutische Gespräch, desto komplexer ist am Ende das räumliche Bild der Seelenlandschaft auf der Tischbühne. Der Patient konkretisiert dabei mit Steinen unterschiedlicher Größe, Farbe und Struktur 1. sein Ich, 2. seine *eigenen* Rollen […], 3. seine Gefühle […] 4. seine Bezugspersonen, 5. wichtige Objekte […]. 6. In der störungsspezifischen Psychotherapie können zeitlich alternierende Denk-, Fühl- und Handlungsschienen konkret wahrnehmbar gemacht werden, dadurch dass der Patient für sein „Ich" nicht nur *einen* Stein, sondern *zwei* Steine hinlegt, in der Trauma-Therapie einen Stein für das „traumaerfahrene Ich", einen zweiten für das „kompetente

Ich", bei Psychose einen Stein für das „Alltags-Ich" und einen für das „Traum-Ich", bei Sucht einen Stein für das „persönliche Ich" und einen für das „süchtige Ich" (Krüger 2004b, 170 ff.), bei Masochismus (selbstverletzendem Verhalten) einen Stein für das „naive Ich" und einen Stein für das „masochistische Ich." (Krüger 2005, 266 f.)

Doppeln

Die zweite Psychodrama-Technik ist das Doppeln. Sie setzt den Szenenaufbau voraus und baut auf diesen auf. Unter dem Begriff Doppeln werden im Psychodrama mehrere Sachverhalte zusammengefasst: das Doppeln im eigentlichen Sinn, die Rolle des Doppelgängers bzw. Doubles und der Stellvertreter oder das Stand-In (vgl. Stadler/Kern 2010, 248).

Doppeln im engeren Sinn

Schon *Moreno* hat zum Doppeln eine prägnante Definition geliefert:

> „Sie sehen zwei Menschen, die in Wirklichkeit die gleiche Person sind. Eine Person hält den Arm so (Moreno macht es vor). Und die andere macht das gleiche. Wenn die eine ihren Kopf beugt, macht die andere das gleiche. Das Doppel ist eine geschulte Person, geschult darin, die gleichen Verhaltensmuster, die gleichen Gefühlsmuster, die gleichen Gedankenmuster, die gleichen Muster verbaler Kommunikation, die der Patient hervorbringt, zu produzieren. Nun brauchen wir dieses Doppel natürlich nicht nur als ästhetisch Handelnden, sondern um Zutritt zum Bewusstsein dieser Person zu erhalten und um diese Person zu beeinflussen" (Moreno 2008, 323).

Wird Doppeln nicht nur als innere psychotherapeutische Haltung (vgl. Krüger 2013), sondern als äußere Psychodramatechnik angewandt, sieht es von außen betrachtet zunächst aus wie Nachmachen einer anderen Person: Das Doppel stellt sich in der Regel leicht links hinter bis links neben den Protagonisten, nimmt dieselbe Körperhaltung wie dieser ein. Mithilfe der somatischen Nachahmung (Gestik und Mimik) versucht der Doppler die Einfühlung in die andere Person anzureichern. Wie in einer frühen Eltern-Kind-Interaktion, bei der vom Säugling oder dem Kleinkind noch nicht verbalisierbare Gefühle und Empfindungen von einem Elternteil stellvertretend geäußert werden („Hmm, das ist lecker ..." oder „Aua, das tut weh“ unterstützt durch entsprechende Mimik), äußert das Doppel nachempfindend, was im Protagonisten vor sich geht. Das Kind macht

> „die Erfahrung, dass Situationen gemeinsam emotional bewertet und getragen werden können. Die Mutter bzw. Bezugsperson bildet für das kleine Kind ein Hilfs-Ich, das die emotionale Bedeutung von äußeren Situationen definiert und dem Kind diese Deutung zur Verfügung stellt. Vor allem aber ist sie es, die die emotionale Erregung und Unlusterfahrung des Kindes auffängt, sie im Containment gewissermaßen verdaut und dem Kind durch antwortendes Handeln und Sprache zurückgibt. Auf diese Weise lernt das Kind nicht nur seine Außenwelt, sondern auch sich selbst emotional zu verstehen. Am Ende der Entwicklung stehen im Erwachsenenalter die Fähigkeit der affektiven Selbstregulierung sowie die Fähigkeit, eigene Affekte introspektiv differenzieren zu können.“ (Rudolf 2006, 16)

Der Verweis auf die entwicklungspsychologische Herkunft macht deutlich, wann Doppeln indiziert ist. Immer, wenn der Protagonist den Kontakt zu sich selbst verloren hat bzw. innere Prozesse nicht mehr verbalisieren kann, ist ein Doppeln hilfreich. Doppeln verbessert in diesem Sinne den inneren Dialog („Wie geht es mir?“, „Was spüre ich somatisch?“, „Was fühle ich?“, „Was denke ich?“, „Welche Impulse habe ich?“). Die doppelnde Anregung von „außen“ hilft dem Patienten dabei, sich zu finden, seine Beziehung zu sich selbst oder sein *Auto-Tele* dadurch zu verbessern. Der Doppler entwickelt den Inhalt des Doppelns aus seiner eigenen Einfühlung in den Protagonisten, aber auch aus seiner Gegenübertragungsreaktion auf ihn. Er fühlt beispielsweise „A ist ärgerlich ...“ und sagt als Doppel „Ich fühle mich ärgerlich“ (Einfühlung). Oder der Doppler spürt, wie er müde wird, obwohl der Protagonist wach und die Szene bedrohlich wirkt, und sagt „Ich merke, wie meine Energie weg geht“ (konkordantes Gegenübertragungsgefühl).

Gedoppelt wird so viel als nötig, aber so wenig wie möglich. Doppeln ist eine regressionsfördernde Technik, die im Dienste des Ich eingesetzt wird. Krüger (1997) beschreibt, dass der Psychodrama-Therapeut beim Doppeln wie eine Hebamme tätig wird, die nicht aktiv wird, wenn das Kind von alleine auf die Welt kommt oder sich in dieser bereits angemessen bewegen kann.

Indikationshinweise finden sich in den *OPD-Struktur-Checklisten* unter den desintegrierten, gering integrierten und zuweilen auch unter den mäßig integrierten Strukturniveaus zu folgenden Bereichen (Rudolf 2006, 195 ff.):

1. Selbstreflexion,
2. Affektdifferenzierung,
3. Identität,
4. Selbst-Objekt-Differenzierung,
5. Impulssteuerung,
6. Affektregulierung,
7. Interessenausgleich,
8. Affekte generieren,
9. Körperselbst,
10. positive Introjekte.

Klassischerweise wird im gleichen Bereich gedoppelt wie beim Szenenaufbau, bei Psychose erkrankten Menschen (ICD 10 F20), bei schwer traumatisierten Menschen (ICD 10 F43.1) und bei Menschen mit ausgeprägten Sucht- und Abhängigkeitserkrankungen (ICD 10 F10–19). Selbstverständlich ist es auch ein probates Mittel bei Menschen mit somatoformen Störungen (ICD 10 F45), psychosomatischen Erkrankungen bzw. Konversionsstörungen (ICD 10 F44.9) und bei Menschen mit somatischen Erkrankungen, die psychische Mitverursachungen und/oder Auswirkungen haben (Fibromyalgie, Multiple Sklerose, Epilepsie, etc.), da hier der Wechsel zwischen Doppeln des körperlichen Befindens und dem Doppeln der psychischen Befindlichkeit als hilfreich erlebt werden kann. Grimmer (2013, 190 ff.) gibt auch ein Beispiel wie das Doppeln, respektive die Doppelgängertechnik bei Angststörungen zum Einsatz kommen kann. Aber nicht nur im Feld der ICD-10-Diagnosen ist das Doppeln indiziert. Quasi-alexithymes Erleben, also das Nichtverstehen und Übersetzen können eigener somatischer und affektiver Zustände findet sich auch nicht selten bei Menschen mit hoher beruflicher Anspannung, z. B. in Führungspositionen größerer Unternehmen oder bei Schichtarbeit. Bereits Moreno sah das Doppeln störungsspezifisch indiziert:

> „Die Doppeltechnik ist die wichtigste Therapie für einsame Menschen und deshalb wichtig für isolierte und zurückgewiesene Kinder. Ein einsames Kind wird ebenso wie ein schizophrener Patient vielleicht nie in der Lage sein, einen Rollentausch zu machen, aber es wird ein Doppel akzeptieren." (Moreno 2008, 325).

Gedoppelt wird von „außen" nach „innen": Begonnen wird bei der äußeren Situation („Ich stehe hier alleine an der Bar …"), gefolgt von körperlichen Zuständen („Ich bin ganz verspannt …") und von Gefühlen („Ich fühle mich einsam …" oder „Ich merke, wie ich Angst bekomme …"), über

Gedanken („Es wäre schön, wenn ich jemand zum Sprechen hätte …"), bis hin zu Wünschen, Absichten und Impulsen („Am liebsten hätte ich, dass mich jetzt die Frau anspricht …" oder „Ich könnte mich jetzt betrinken …").

Das Doppel spricht in der 1.Person („Ich gehe jetzt …"). Werden andere Hilfs-Iche angesprochen, wird die 3.Person verwendet („Ich würde *sie* jetzt am liebsten in den Arm nehmen …"); d. h. es werden andere Personen nicht direkt angesprochen. Da das Doppeln in erster Linie dazu dient, den inneren Dialog mit sich selbst wieder aufzunehmen, ist es wichtig, nicht zu viel Dynamik in die *äußere* Situation zu geben. Deshalb ist es wichtig, dass der Protagonist nach einer gedoppelten Sequenz die Gelegenheit erhält, den soeben gehörten Inhalt mit eigenen Worten wiederzugeben bzw. zu korrigieren oder zu ergänzen. Auch wenn die grundsätzliche Haltung des Doppelns eine unterstützende, empathische ist, kann es sein, dass der Doppler mit seinem Statement nicht ganz die innere Wirklichkeit des Protagonisten trifft. Dies ist zwar nicht gewünscht, aber kein Faux-pas; Doppeln ist eine empathische *Annäherung*. Auch wenn der gedoppelte Inhalt nicht zu 100 % zutrifft, hilft es dem Protagonisten, seine innere Befindlichkeit genauer zu fokussieren: Nicht-Passendes wird nicht übernommen bzw. abgelehnt. Das Doppeln ist im Allgemeinen eine kurze Intervention, eben gerade so lange bis der Protagonist wieder den inneren Faden aufgegriffen hat und selbstreflexions- und handlungsfähig ist. Es wirkt, da es die inneren Prozesse fokussiert, entschleunigend.

Doppeln bei Menschen mit dissoziativen Störungen

Bei dissoziierten Patienten kann es zuweilen ein Kunstgriff sein, bewusst etwas ‚daneben' zu doppeln, um sie wieder aus dem dissoziierten Status zu holen. Ist die Dissonanz des gedoppelten Inhalts zum Gefühl des Patienten groß genug, aktiviert dies die Selbststeuerung des Patienten. Z.B. kann der offensichtlich traurige Ferdinand gedoppelt werden: „Ich bin so guter Dinge". In der Regel wird er antworten: „Nein, bin ich nicht" oder „Nein, ich bin traurig". Der Patient hat damit den dissoziierten Zustand verlassen und seine eigene Regie- und Selbststeuerungsrolle wieder eingenommen. Ist die Dissonanz zu groß, funktioniert dies in der Regel nicht, da sich der Patient nicht angesprochen fühlt.

Doppeln

Melanie: [befindet sich in einer fiktiven Szene in der Zukunft, in der sie ihrem Mann sagen möchte, dass sie sich von ihm trennen wird, wenn er nicht

aufhört zu trinken und die kommende Woche in eine stationäre Reha-Maßnahme geht; sie steht starr und bringt keinen Ton über die Lippen]
Melanies Mann: [Ein Mitspieler in der Rolle steht die ganze Szene da, ohne etwas zu sagen und schaut Melanie an.]
Therapeut: „Kann vielleicht jemand aus der Gruppe doppeln. Sie erleben die Szene, vielleicht kann sich jemand in Melanie einfühlen? Hat jemand eine Vorstellung, was in Melanie gerade los ist?“
Doppel: „Ich stehe hier vor ihm, meine Muskeln sind ganz starr und meine Lippen sind aufeinander gepresst. Ich sage keinen Ton zu ihm.“
Melanie: [zu ihrem Mann] „Ja! Ich sage nichts, aber wenn ich jetzt nichts sage, dann platze ich. Ich bekomme gleich Muskelkater vor lauter Anspannung. Ich habe vergessen, was ich dir sagen will.“
Melanie: [bekommt einen traurigen Gesichtsausdruck, aber schweigt weiter mit zusammengekniffenen Lippen]
Doppel: [presst nachahmend die Lippen zusammen] „Ich stehe hier und werde immer wütender. Ich beiße mir gleich in die Lippen, und dann weine ich. Am meisten bin ich wütend darüber, dass ich das einfach nicht herausbringe …“
Melanie: [hat jetzt Tränen in den Augen] „Ja, ich bin echt verzweifelt, weil *ich* es nicht schaffe. Wie ein kleines abgestraftes, eingeschüchtertes Kind.“ [Mehr zu sich selbst] „Ich habe keine Angst vor *ihm*, es ist dieses Kindgefühl in mir …“ [Schaut vor sich auf den Boden]
Doppel: „Ich fühle mich wie ein Kind … und wenn ich so vor mich hin schaue, sehe ich …“
Melanie: „… dann sehe ich meine Mama, die schreit, dass ich schon sehen werde, was passiert, wenn der Papa heute Abend heim kommt. Es ist so blöd, aber ich bin gerade wirklich ein kleines Mädchen, das böse zu seiner Mama war. [lacht kurz und blickt zum Therapeuten] Naja, „böse“, ich habe ihr gesagt, dass sie selbst ihren Prosecco im Supermarkt holen gehen soll. Ich musste ihr immer Wein und Prosecco holen aus dem Laden. Ich war da noch nicht in der Schule …“ [weint und beginnt dann plötzlich, laut ihren Mann anzuschreien] „Weißt du was, ich habe keine Lust mehr, dass mir der Sch …-Alkohol mein Leben versaut! Ich habe das bei meiner Mutter ertragen müssen und bei meinem Vater. Und dann noch bei meinem ersten Ehemann. Aber jetzt ist Schluss. Ich will von dir eine Entscheidung: Entweder du gehst nächste Woche in die Reha oder ich ziehe aus. Bis du dich entschieden hast, schlafe ich im Wohnzimmer!“ [Wieder zum Therapeuten gewandt] „Ja, das fühlt sich gut an!“
Hier wird das Doppeln beendet, da die Protagonistin sich in ihrem Denken, Fühlen und ihren Handlungsimpulsen (wieder) klarer wahrnimmt und daraus resultierend einen neuen Handlungsimpuls in der Szene umgesetzt hat.

Nicht immer führt das Doppeln wie im Fallbeispiel zu neuen Handlungsimpulsen. Die grundlegende Funktion ist das Verständnis, nicht die Handlung.

Das Ambivalenz-Doppel
Eine spezielle Form des Doppelns ist das so genannte Ambivalenz-Doppeln. Beide Seiten der Ambivalenz einer Person werden hierzu durch zwei Mitspieler gedoppelt. Die gedoppelte Person erlebt durch diesen Kunstgriff sehr anschaulich das Hin-und-her-gerissen-Sein zwischen beiden Polen. Ist keine Gruppe vorhanden, werden die beiden Ambivalenz-Rollen vom Therapeuten nacheinander verkörpert. Beim Ambivalenz-Doppeln wird die empathische Grundhaltung des Doppelns beibehalten, nur die Durchführung ist verändert.

Doppelgänger

Der Doppelgänger oder das Double in der Psychodramatherapie ist letztlich eine Erweiterung der Doppelrolle. Wie bereits im Abschnitt zum Doppeln angeführt, ist diese Technik nur kurz einzusetzen, eben solange, bis die gedoppelte Person selbst dazu in der Lage ist, ihren inneren Dialog aufrechtzuerhalten, oder mit anderen Worten sie ihre inneren Prozesse selbst und alleine mentalisieren kann. In Abgrenzung dazu ist die Rolle des Doppelgängers eine zeitlich länger dauernde Rolle. Der Doppelgänger begleitet den Protagonisten während der gesamten Spielszene.

Dies ist besonders dann indiziert, wenn die betreffenden Personen unter schweren strukturellen Störungen (Rudolf 2006) leiden, es sich also um Menschen handelt, die unter fehlenden (strukturfördernden) emotionalen Beziehungen und/oder körperlicher Versorgung gelitten haben und dies nicht aufgrund vorhandener Resilienzen kompensieren konnten, sondern sich im Erwachsenenalter überwältigenden (meist) negativen Affekten ausgeliefert fühlen. Diese so genannten „früh gestörten" Patienten sind auf eine nachträgliche gute Beelterung angewiesen. Die strukturellen Funktionen, die sie aufgrund ihres Entwicklungsdefizites benötigen, sind:

- „sich selbst und andere kognitiv differenzieren zu können,
- sich selbst, sein Handeln, Fühlen und den Selbstwert steuern zu können,
- sich selbst und die anderen emotional verstehen zu können,
- zu anderen in emotionalen Kontakt zu treten,
- emotional wichtige Beziehungen innerlich zu bewahren,

sich selbst im Gleichgewicht zu halten und eine Orientierung zu finden." (Rudolf 2006, 49)

Im Sinne einer positiv elterlichen Beziehung begleitet der Doppelgänger den Protagonisten fürsorglich und stellt ihm sein Empfindungs- und Handlungsvermögen zur Verfügung. Krüger (2013) unterscheidet verschiedene Unterformen, wovon zwei, der *Doppelgängerdialog* und der *interaktionell mitagierende Doppelgänger* aufgrund ihrer speziellen Indikation hier kurz vorgestellt werden. Eine weitere Spezialform sind die *Inneren Helfer*. Diese sind eine Form von Doppelgängern, welche mit bestimmten, für den Protagonisten hilfreichen Eigenschaften ausgestattet sind. Sie kommen besonders bei Patienten mit posttraumatischen Belastungsstörungen oder Folgen anderer massiver Hilflosigkeitserlebnisse zum Einsatz (Stadler 2002).

Der Doppelgängerdialog bei Psychose erkrankten Menschen

Im Doppelgänger-Dialog (Krüger 2013) befindet sich der Therapeut Seite an Seite mit dem Patienten und begleitet diesen spielerisch in seine wahnhafte Welt. Der Doppelgänger verhält sich dabei so, als ob die Wahnwelt Realität wäre. Er nimmt die Welt des Patienten aus dessen Perspektive wahr, d. h. stellt gerade nicht seine gesunde – nicht wahnhafte – Sicht der Dinge zur Verfügung. Wie der „normale" Doppelgänger verbalisiert er Gedanken, Gefühle und Handlungsimpulse des Patienten.

> „Wenn sie [die Therapeutin] dabei in die falsche Richtung geht, warum nicht? Wunderbar, denn gerade das gibt dem Patienten, der seine Wahnwirklichkeit natürlich besser kennt, die Gelegenheit, seine Sicht der Dinge als Wissender gegenüber der ‚unwissenden' Therapeutin zu schildern. Die Therapeutin hilft dem Patienten dadurch, die Werkzeuge seiner zerfallenen inneren Prozessarbeit wieder sinnvoll einzusetzen, die Beziehung zu sich selbst und zur Außenwelt innerlich neu im Als-ob-Modus zu ‚denken' und dadurch Realität und Fantasie zu unterscheiden. Die Technik des Doppelgänger- Dialogs fördert auf diese Weise […] die Krankheitseinsicht des Patienten." (Krüger 2013)

Ein besonders eindrückliches Beispiel eines solchen Doppelgängerdialoges ist von Moreno überliefert (Schindler 1996). Er sollte seine Psychodramatherapie in den 1950er Jahren an der Uniklinik in Wien demonstrieren. Die wenig freundlich gesinnte Ärzteschaft präsentierte ihm eine Patientin mit einem depressiven Stupor. Die Patientin wurde in den Hörsaal geführt und Moreno ging zu ihr. Er begrüßte sie, hielt sie bei der Hand und erklärte ihr neben ihr stehend, die anwesenden Ärzte seien Studenten, die von ihr und ihrer Sichtweise lernen wollten. Zuletzt fragte er sie wie nebenbei

> „nach ihrem Namen. Zu unserem Erstaunen nannte sie ihn, als läge keine Hemmung über ihr. Moreno wiederholte den Namen langsam und fand ihn schön. Er band eine Assoziation daran, die ich vergessen habe und die auch nicht passte. Die Patientin verbesserte ihn, und er nahm ihre Sicht sofort an, bot eine Erweiterung an. So entwickelte sich ein durchaus triviales Gespräch mit der Akzentuierung hoher Wichtigkeit, getragen von einem Ausdruck persönlichen Interesses und ohne jede objektivierende Begründung. Der Stupor schien abgefallen, und es entwickelte sich ein Gespräch über ihre Lebenssituation. Moreno fragte fast nie, er bot ihr seine Vorstellungen an und ließ sich von ihr durch Korrekturen führen. So war eigentlich er es, dem da geholfen wurde. Es tauchten Familienmitglieder auf, die sich ihr zu entziehen suchten. Nicht sie, Moreno wollte das nicht dulden" (Schindler 1996, 9).

Die Doppelgänger-Technik hilft dem Patienten dabei, ein Gespräch mit sich selbst zu führen und zu erleben, wozu er momentan aufgrund seiner Störung nicht in der Lage ist. Im Doppelgänger-Dialog fühlt er sich verstanden und angenommen wie bei einer positiven Beelterung.

Eine ebenso wirkungsvolle Technik ist der interaktionell mitagierende Doppelgänger.

Der interaktionell mitagierende Doppelgänger bei Menschen mit einer posttraumatischen Belastungsstörung

Auch diese Doppelgänger-Technik wurde ausführlich von Krüger beschrieben (1997; 2002a; 2013). Die Hauptindikation ist schon benannt, die posttraumatische Belastungsstörung. Patienten mit dieser Symptomatik neigen dazu, ihr einmal erlittenes maladaptives Beziehungsverhalten auch in neuen Situationen immer wieder zu wiederholen, da sie aufgrund der Unmöglichkeit einer inneren Verarbeitung des Geschehenen nicht in einen kreativen Prozess gelangen (*Kreativer Zirkel*; Bender/Stadler 2012, 93 ff.) Eine reine Doppeltechnik wäre hier kontraindiziert, ebenso der Doppelgängerdialog. Erstere würde „nur" das innere, überforderte Erleben sichtbar machen, letztere würde das maladaptive Verhalten noch bestätigen. Der interaktionell mitagierende Doppelgänger dagegen handelt mit dem Protagonisten, und wo nötig auch vor diesem oder für diesen. Er *unterstützt*, wo dieser schon Ansätze konstruktiven Erlebens und Verhaltens aufweist, handelt *vor* diesem, wenn der Patient sich aufgrund seines „Wiederholungszwanges" in Gefahr begibt und *für* denselben, wenn er ratlos und damit handlungsunfähig in einer Situation ist, die eine Aktion verlangt. Im Interesse des Patienten verlässt der Psychotherapeut seine nachgehende Rolle zugunsten eines aktiveren Eingreifens in das szenische Geschehen auf der Bühne, um so ein Modell zu geben, wie im gesunden, nicht-traumatisierten Zustand gehandelt werden könnte.

Stellvertreter

Der Begriff Stellvertreter bzw. Stand-In als letzte Form des Doppelns steht für sich. Der Stellvertreter ersetzt für einen Moment komplett den Protagonisten. Der Stellvertreter geht in die Szene hinein, während der Protagonist sie in dieser Zeit verlässt. Letzterer begibt sich solange in die Spiegel- oder Regieposition (*Spiegeln*). Die Technik ist ein verzögertes Doppeln, da zunächst „nur" nachgespielt wird, was der Protagonist gezeigt hat bzw. was dieser aus der Regieposition anweist. Im *Rolleninterview* bzw. in einem *Rollenfeedback* kann das verbalisierende Doppeln abgefragt werden. Der Stellvertreter kann im Rolleninterview befragt werden „Was erlebst du gerade in dieser Rolle?". Ebenso kann die Funktion des interaktionell mitagierenden Doppelgängers abgefragt werden: „Hast du einen Handlungsimpuls, der über das Gezeigte hinausgeht und der die Situation verbessern würde?" Selbstverständlich kann dies auch im Rollenfeedback am Ende der Szene gefragt werden. Nachdem der Protagonist während des gesamten Stellvertreterauftritts außerhalb der Szene am Rand der Bühne ist, kann diese Technik ebenso unter der Überschrift *Spiegeln* geführt werden.

Eine Stellvertreterin erlebt als Doppel die Gefühle der Protagonistin (Stadler/Kern 2010, 120)

„Die Protagonistin Frau Blau berichtet in einer Psychodrama-Sitzung während des Szenenaufbaus von einer Situation, die der Trennung von ihrem alkoholkranken Ex-Mann vor einem Jahr vorausging. Die Szene spielt in der Küche nach dem Abendessen; anwesend sind ihre siebenjährige Tochter Klara und ihr damaliger Ehemann in alkoholisiertem Zustand.

Frau Blau: ‚Ernst [der Ehemann] steht da drüben neben dem Esstisch und Klara möchte gerade in ihr Zimmer gehen. Aus heiterem Himmel fängt Ernst an zu schreien, Klara soll erst das Geschirr abspülen. Ich weiß nicht mehr genau, was dann passiert ist, ob Klara irgendwie reagiert hat oder einfach nur zur Tür gegangen ist. Ich weiß nur noch, dass er plötzlich die schmutzigen Teller genommen hat und gegen die Wand bei der Tür geworfen hat. Ich weiß, dass dann alle durcheinander geschrien haben und Klara geweint hat. Als mein Mann dann fluchend aus dem Haus ist, bin ich mit Klara hoch, habe ein paar Kleider für uns in einen Koffer gepackt und bin zu meiner Freundin gefahren.'

PD-Therapeut: ,Das war gut, dass Sie das gemacht haben, ich kann mir gut vorstellen, wie schlimm es gewesen sein muss.'

Frau Blau: ,Um ehrlich zu sein, ich weiß es gar nicht. Ich habe damals nichts gespürt, auch heute nicht. Ich weiß nicht einmal, ob es richtig war, was ich damals getan habe.'

PD-Therapeut: ,Ich würde Ihnen vorschlagen, dass Sie eine Stellvertreterin für sich in dieser Situation suchen, die für Sie in die Szene geht. Dann können wir danach hören, wie es sich für Ihre StellvertreterIn angefühlt hat. Vielleicht erkennen Sie dann einige Gefühle bei sich wieder. Sind Sie damit einverstanden?'"

Die Patientin leidet unter einem psychischen *Numbing* im Zusammenhang mit einer posttraumatischen Belastungsstörung. Damit wird eine Gefühlstaubheit nach einem traumatischen Erlebnis beschrieben. Die Stellvertreterin, welche die Patientin daraufhin doppelnd vertritt, kann die Gefühle, die zu der Situation gehören, bei sich erleben und wiedergeben. Sie äußert, dass sie Angst um ihr Leben und das Leben ihrer Tochter habe und sich nur in Sicherheit bringen wolle. In der ,containten' Form kann die Patientin die Gefühle für sich ordnen und ihre eigenen (damaligen) Handlungen und Reaktionen besser nachvollziehen. Gleichzeitig erlebt sie in der aktuellen Spielsituation den Schutz des Therapeuten, der an ihrer Seite am Rand der Bühne steht.

Die Indikation für den Stellvertreter ist vor allem in Situationen zu sehen, in denen der Protagonist mit der Lage überfordert ist. Überfordert kann bedeuten, die Situation ist zu bedrohlich, wie zum Beispiel bei traumatisierenden Erlebnissen, es kann aber auch schlicht bedeuten, dass die Nähe zur Situation die Spontaneitätslage verhindert. Im zweiten Fall ist der Protagonist blockiert und kann – wenn überhaupt – nur seine alten maladaptiven Rollenmuster abrufen. „Ich weiß, ich sollte jetzt etwas fühlen oder denken, aber mir fällt nichts ein ..." sagen solche Protagonisten gewöhnlich. Das Problem ist hier auch meist eine innere Überhitzung des Prozesses; der Einsatz des Stellvertreters trägt zur Abkühlung bei, nach der die gedoppelten Gefühle in der Regel gut aufgenommen werden können.

Eine letzte Technik, welche im Rahmen des Doppelns Erwähnung finden sollte, ist das *Zur-Seite-Sprechen*. Der innere Dialog, um den es beim Doppeln immer geht, wird bei dieser Technik auf „laut gestellt". Das Selbstgespräch zieht die Energie von der äußeren Situation ab und lenkt sie auf den inneren Prozess. Die augenblickliche Lage wird mentalisiert. Gelingt dem Protagonist das Selbstgespräch nicht, kann zunächst doppelnd unterstützt werden. Meist ist aber der Einstieg „Können Sie bitte einmal zur Seite sprechen, was gerade in Ihnen vorgeht?", als Einladung ausreichend und der Patient kann sich danach selbst doppeln.

Rollenspiel in der eigenen Rolle

In den beiden Techniken Szenenaufbau und Doppeln ging es in erster Linie um die Feststellung eines Status quo: Wie ist die Lage? Wer sind die beteiligten Personen, Gegenstände oder inneren Rollen? Wer oder was befindet sich wo? Welche Affekte, welche Kognitionen und welche Handlungsimpulse gibt es? Wie ist das Erleben und Verhalten einer Person in ihrem kulturellen und sozialen Atom, also in den inneren und äußeren Rollen? Das bedeutet, dass die Szene bislang statisch ist, ohne eine äußere Dynamik und Entwicklung. Dies ist nun anders, wenn die Technik Rollenspiel zur Anwendung kommt. Die Handlung beginnt, aus einer Momentaufnahme wird eine Filmsequenz. Das Rollenspiel als Technik meint im eigentlichen Sinn das Spielen in einem Rollencluster aus dem eigenen kulturellen Atom. Der Protagonist zeigt auf die Bitte des Therapeuten hin „Können Sie mir bitte einmal zeigen, wie Sie das gemacht haben?" zunächst sich selbst mit einem bestimmten Verhalten. Geht es um eine Gegenwartsszene: „Wie machen Sie das, können Sie mir das bitte einmal vormachen?", oder zukunftsbezogen „... wie Sie das gern machen würden?".

Frau Winter, die seit einem knappen Jahr arbeitslos ist, berichtet, dass sie zwar immer in Bewerbungsgespräche eingeladen werde, aber es dann immer „verbocke". Sie verstehe aber nicht, was da genau schief laufe. Der Therapeut schlägt ein Arbeiten mit dem leeren Stuhl vor.
Therapeut: „Können Sie mir bitte einmal zeigen, wie Sie das bei ihrem letzten Gespräch gemacht haben?"
Frau Winter zeigt daraufhin eine kurze Sequenz des Gespräches mit Herrn Hamburger. Dazu richtet sie kurz die Szene ein, stellt einen Stuhl für sich und einen für Herrn Hamburger, und sagt kurz, wie alt Herr Hamburger etwa ist, wie er auf sie wirke und welche Funktion er in der Firma habe. Sie setzt sich auf ihren Stuhl, zupft kurz ihre Bluse zurecht und sagt zum ande-

ren Stuhl (Hamburger): „Also die Tätigkeit in Ihrer Firma ist mir zwar nicht ganz fremd, aber diese Art von Aufgaben habe ich so 100%ig noch nicht gemacht. [dann zum Therapeuten gewandt] Ich glaube, hier habe ich es versaut …"

Das Rollenspiel in der eigenen Rolle bedeutet, dass die Protagonistin sich selbst spielt. Frau Winter ist Frau Winter. Sie wählt ein Rollencluster aus ihrem kulturellen Atom mit drei Subrollen, im Beispiel die Bewerberin, die auf ihr Äußeres bedachte Frau, die Ehrliche etc. (und gegenüber dem Therapeuten die Selbstreflexive, Zweifelnde).

An dem Beispiel wird auch deutlich, dass Rollenspiel immer bezogen ist auf etwas oder jemanden. Das Rollenspiel erfordert eine Komplementärrolle, in diesem Fall Herr Hamburger bzw. der Therapeut. Die Patientin hat hier eine knappe Sequenz einer vergangenen Szene in ihrer eigenen Rolle gezeigt. Für das Rollenspiel kann sich der Protagonist auf der Zeitachse bewegen; es kann ebenso eine Szene aus der weiteren Vergangenheit gewählt werden wie ein Szenario aus der Zukunft.

Der Therapeut bitte Frau Winter zu zeigen, was dem Bewerbungsgespräch vorausging. Sie zeigt daraufhin eine Szene, in der sie bei sich zuhause sitzt und laut vor sich hindenkt.

Frau Winter: „Oh Gott, ob ich das Gespräch gut hinbekomme …? Aber ich möchte die Stelle wirklich gerne haben. Das wäre mal etwas Neues und interessant ist es auch [sie steht auf und geht durch den Raum] Ich bin so nervös, und außerdem fällt mir die Decke auf den Kopf, und ich mache jede Aufgabe, Hauptsache … Ich rufe jetzt schnell noch Beate [eine Freundin] an, vielleicht kann sie mich beruhigen …"

Während des szenischen Spiels spürt sie ihre Aufregung und die Angst, die Stelle nicht zu bekommen. Sie versteht, dass ihre Unsicherheit bereits zuhause anfing und sie sich für das nächste Gespräch eine bessere Strategie für die Zeit davor überlegen muss. Dies greift der Therapeut auf.

Therapeut: „Frau Winter, können wir uns das noch anschauen, wie Sie das gern machen würden vor dem nächsten Vorstellungsgespräch? Sie können einfach mal ein wenig experimentieren."

Frau Winter spielt im Stegreif zwei Sequenzen für die Situation zuhause vor einem Gespräch durch und zwei Varianten, wie sie auf eine erneute Frage eines potenziellen Chefs antworten könnte.

Beim Rollenspiel in der eigenen Rolle spielt der Protagonist immer sich selbst, er wechselt nicht in Rollen anderer Personen und verlässt damit nicht sein kulturelles Atom. Wie im Beispiel deutlich wird, kann der Protagonist sowohl etwas Erlebtes nachspielen als auch im Stegreifmodus eine zukünftige Szene spielen. Durch das Rollenspiel in der eigenen Rolle werden besonders die Selbstreflexion, das Verständnis für die eigene Beteiligung an Konflikt- und Problemlagen sowie das Erkennen von Prozessabläufen gefördert. Durch die im Beispiel zu sehende Bewegung auf der Zeitachse (Vergangenheit Szene 1, Vergangenheit Szene 2, Zukunft) wird die Chronologie des Themas deutlich. Bewegt sich der Protagonist entlang der Zeitachse („Was war vorher?" und „Was kam danach?"), werden ihm die inneren und äußeren Prozesse im Zusammenhang mit seinen eigenen Handlungen deutlich. Er wird durch die Bewegung auf der Zeitachse gleichzeitig zu einer Flexibilisierung angeregt und findet so einfacher zu neuen Erlebens- und Verhaltensweisen. Die Aussage Morenos „jedes wahre zweite Mal ist die Befreiung vom ersten" (Moreno 2008, 139) beschreibt, wie allein das möglichst authentische Nachspiel einer Situation deren Gefühlsqualität verändert. Durch das spielerische „als ob" bewahrt sich der Protagonist die Regiekompetenz. Er bestimmt, was auf der Bühne gespielt wird, und er kann die Szene und deren Ablauf so verändern wie er möchte. Das stärkt nicht nur die Selbsterkenntnis, sondern auch die Selbstwirksamkeit. Das Rollenspiel in der eigenen Rolle ist besonders hilfreich bei Wiederholungskonflikten („Das passiert mir immer wieder"). Mit seiner Flexibilisierung und seiner experimentellen Komponente besonders im Stegreifmodus besteht die Indikation in der klinischen Ausprägung bei jeglicher Symptomatik, die mit festgefahrenen Prozessen wie z.B. zwanghaftem Verhalten (ICD 10 F63) oder Zwangsstörung (ICD 10 F42) assoziiert sind. Bei dieser Symptomatik scheint die Zeit wie erstarrt zu sein, der Patient muss immer das Gleiche wiederholen. Im Rollenspiel erfährt er, dass es ein Davor und Danach gibt, und dass sein Leben sich kreativ weiterentwickeln kann, er kann eine *korrigierende emotionale Erfahrung* im Sinne Alexanders (1980) machen. Die Technik ist sehr gut für das Monodrama-Setting geeignet, da es ausreicht, sich das Gegenüber auf dem leeren Stuhl vorzustellen; entscheidend ist das Verständnis für die eigenen Rollencluster und die damit verbundenen Handlungsstränge, weniger das Verständnis für den anderen. In der Nomenklatur des OPD geht es um die beiden großen Bereiche *Selbstwahrnehmung* und *Selbststeuerung* (Rudolf 2006, 195 ff.), nicht um die Objekte. Eine mögliche Variante des Rollenspiels in der eigenen Rolle ist das Spiel mit Holzfiguren oder Handpuppen. Der Patient wird dabei gebeten, seiner Handpuppe eine „Seele" zu geben. Die Aufgabe des Therapeuten ist in diesem Fall, dem Patienten dabei zu helfen, dass er in seiner (Handpuppen-) Rolle bleiben und spielen kann und dass er einen Handlungsstrang im Stegreifmodus entwickelt. Kommt die Handlung zum Erliegen, kann der Therapeut die Handpuppe fragen: „Und was hast du dann gemacht?"

Spiegeln

Bei der Doppel-Technik Stellvertreter wurde das Spiegeln bereits erwähnt, denn das eine geht ohne das andere nicht, es sei denn der Therapeut spiegelt den Patienten, was im Monodramasetting durchaus vorkommen kann. Doch zunächst zur klassischen Spiegelsituation in der Psychodramagruppe. Besteht beim Protagonisten das Interesse, sich selbst in der konkreten Situation z.B. mit einem Antagonisten (A in der Abbildung) im Spiegel zu sehen, verlässt er die Szene und geht zusammen mit dem Therapeuten (T in der Abbildung) an den Bühnenrand (P in der Abbildung). Für die Dauer seiner Abwesenheit übernimmt ein Stellvertreter (Stv in der Abbildung) seine Rolle auf der Bühne. Der Stellvertreter sagt und handelt genauso, wie er es zuvor vom Protagonisten selbst gesehen hat, er fügt nichts hinzu. Nur dieses Setting gewährleistet die Spiegelfunktion.

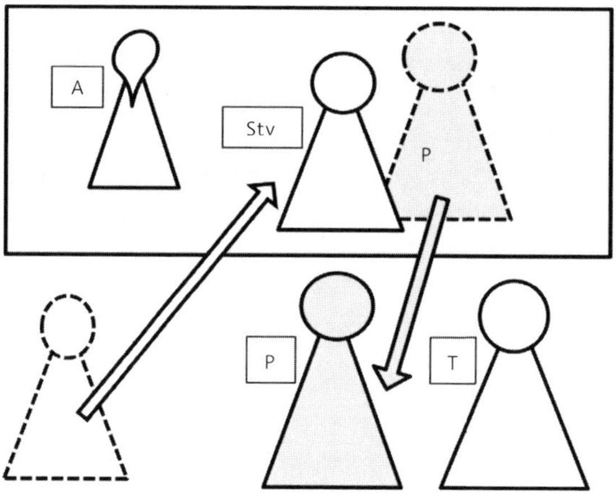

Abbildung 13: Spiegelposition

Die Spiegelfunktion ermöglicht dem Protagonisten, sich emotional zu distanzieren und damit zu mentalisieren. Er kann innerlich vom Handlungs- in den Beobachtungsmodus umschalten. Dies wird vom Therapeuten unterstützt, indem er Fragen stellt wie: „Was können Sie von hier draußen in der Szene sehen?“ oder „Wie geht es Ihnen hier, wenn Sie die Szene von außen sehen?“

Eine Abwandlung der Spiegelposition ist der hohe Stuhl. Der Protagonist kann am Bühnenrand auf einen Stuhl steigen und die Szene quasi von oben betrachten. Dies vergrößert die emotionale Distanz und induziert mehr Selbststeuerung im Prozess.

Eine Verstärkung dieser Spiegelposition ist die Regieposition: Hier kann der Protagonist von außen in der Szene Regie führen, d. h. er kann den Hilfs-Ichen Instruktionen geben, was sie jetzt machen oder sagen sollen.

Spiegeln zur Distanzierung von überwältigenden Gefühlen (Das Fallbeispiel ist die Fortsetzung des Beispiels im Kapitel zum *Stellvertreter* und stammt wie dieses aus Stadler/Kern (2010, 126).)

„Die Protagonistin Frau Blau berichtete während des Szenenaufbaus von einer Situation, die der Trennung von ihrem alkoholkranken Ex-Mann vor einem Jahr vorausging. Die Szene spielte in der Küche nach dem Abendessen; anwesend waren ihre siebenjährige Tochter Klara und ihr damaliger Ehemann in alkoholisiertem Zustand. Die letzte geschilderte Intervention des Therapeuten war der Vorschlag, eine StellvertreterIn in die Szene zu schicken.

PD-Therapeut: ‚Ich würde Ihnen vorschlagen, dass Sie eine Stellvertreterin für sich in dieser Situation suchen, die für Sie in die Szene geht. Dann können wir danach hören, wie es sich für Ihre StellvertreterIn angefühlt hat. Vielleicht erkennen Sie dann einige Gefühle bei sich wieder. Sind Sie damit einverstanden?‘

Frau Blau: *[ist einverstanden und wählt eine Mitspielerin, mit der sie viel Kontakt in der Gruppe hat als Stellvertreterin; diese geht anstelle von Frau Blau in die Szene]*

PD-Therapeut: *[Therapeut und Frau Blau stehen abseits der Bühne und betrachten die szenische Handlung]* ‚Wie geht es Ihnen, wenn Sie das von hier draußen sehen?‘

Frau Blau: ‚Ich bin so froh, dass es vorbei ist. Und ich bin auch froh, dass ich hier draußen außerhalb der Handlung bin.‘

PD-Therapeut: ‚Das kann ich mir gut vorstellen, denn es war ja auch wirklich schlimm. Sie haben ja gesagt, dass Sie in der Szene damals und auch in der hier gezeigten keine Gefühle hatten. Wie geht es Ihnen jetzt hier draußen?‘

Frau Blau: ‚Wenn ich mir das so anschaue, habe ich ein bisschen Angst um die beiden *[Frau Blau und ihre Tochter]*. Aber wenn ich hier stehe, weiß ich genau, dass es richtig war, damals zu gehen. Ich würde ihr am liebsten sagen, dass sie sich deswegen keine Gedanken mehr machen soll. Sie hat so viel und so lange ausgehalten. Es ist Zeit geworden, dass sie gegangen ist und auch ihre Tochter in Sicherheit gebracht hat.‘“

Die Protagonistin kann sich in der Spiegelposition von außen betrachten und so Abstand zu den bedrohlichen, auch aktuell noch überwältigenden Affekten gewinnen. Das Numbing geht etwas zurück, sie beginnt nach der Szene etwas zu weinen, einerseits über das Erlebte, andererseits aus Erleichterung, dass sie heute in Sicherheit ist. Die Distanz der Spiegelposition kühlte ihren inneren Prozess so weit herunter, dass sie ihre Gefühle partiell wieder zulassen konnte. Gleichzeitig kommen Impulse in der Patientin auf, das Täterintrojekt (Schuldgefühl) zurückzuweisen und sich zu stabilisieren.

Der Protagonist erkennt durch die Außenperspektive besser die eigene Lage und kann das eigene Verhalten auch besser steuern. Die Selbstwahrnehmung gelingt besser, was eine Voraussetzung für eine angemessene *Mentalisierung* (Rudolf 2006) und eine adäquate *Theory of Mind* darstellt (Förstl 2007). Auch in der Impuls- und Affektsteuerung können von Patienten mit strukturellen Störungen aus dem Bereich der Borderline-Persönlichkeitsstörungen (ICD 10 F60.31) in relativ kurzer Zeit gute Fortschritte erzielt werden. Die Realitätsprüfung gelingt durch diesen Schritt nach außen leichter als in der Situation selbst. Menschen, die unter einer Posttraumatischen Belastungsstörung (ICD 10 F43.1) zu leiden haben, können über die Außenperspektive eine Abkühlung der emotionalen Übererregung erreichen, und so das Trauma schrittweise verarbeiten. Die Regieposition verstärkt besonders das Erleben von Selbstwirksamkeit.

An neurotischen Mustern lassen sich die Abwehrmechanismen der Rationalisierung und der Verleugnung durch die Spiegelposition in funktionalere Schutzmechanismen überführen. Auch im nicht-klinischen Bereich wie z. B. der Supervision und der Personalentwicklung ist das Spiegeln eine probate Technik. In der Spiegelposition können die Klienten ihre eigenen Verhaltensweisen und eventuellen Verstrickungen erkennen und in der Außenposition neue Impulse entwickeln.

Eine Besonderheit wurde bereits zu Beginn erwähnt, die Technik Spiegeln im Monodrama-Setting. Ist der Therapeut allein und möchte mit dem Protagonisten auf der somato-psychischen Psychodramabühne arbeiten, muss er – soll das Spiegeln zum Einsatz kommen – die Position des Protagonisten einnehmen, während dieser allein in der Spiegelposition ist. Dies ist nicht mit allen Patienten möglich. Je gravierender die strukturellen Störungen sind, desto schlechter werden es die Patienten aushalten, gespiegelt zu werden und dabei allein zu sein. Bei ausreichender Stabilität ist es jedoch ein großer emotionaler Gewinn, wenn die Patienten erleben, dass der Therapeut sich (auch somatisch) auf ihre Rolle einlässt. Arbeitet der Therapeut an der Tischbühne mit den Patienten, ist die Spiegelposition automatisch gegeben. Der Patient ist außerhalb der Szene und hat seinen Stellvertreter (Holzfigur oder Handpuppe) in der Szene. Das Gespräch mit dem Patienten über den Prozess, den sein „hölzerner Stellvertreter“ in der Situation erlebt, ist eine Mentalisierung.

Veränderungen im zeitlichen Ablauf

Veränderungen im zeitlichen Ablauf bei Psychodramaspielen sind zunächst einmal nichts Außergewöhnliches. Niemand geht davon aus, dass die Bühnenzeit von ihrer Dauer der Realzeit entspricht. Nicht einmal die Realzeit entspricht einer objektiven Wirklichkeit, wie schon Shakespeare in „Wie es Euch gefällt“ bemerkt:

> „Die Zeit reiset in verschiednem Schritt mit verschiednen Personen. Ich will Euch sagen, mit wem die Zeit den Paß geht, mit wem sie trabt, mit wem sie galoppiert und mit wem sie still steht.“ (2004, 86).

Aber mit den Psychodrama-Techniken zur Veränderung im zeitlichen Ablauf ist etwas anders gemeint. Im Abschnitt zum Spiegeln war bereits die Bewegung auf der Zeitachse erwähnt, die an dieser Stelle noch einmal als explizites Vorwärts- und Rückwärtsbewegen auf dieser beschrieben wird. Darüber hinaus werden die aus dem Filmmetier bekannten Zeitlupe und Zeitraffer sowie das Freeze, die Technik des Einfrierens einer Handlung, beschrieben. All diese Techniken werden teilweise auch in anderen Verfahren wie z. B. der katathym imaginativen Psychotherapie unter dem Namen Videotechnik angewandt.

Vorwärts- und Rückwärtsbewegung auf der Zeitachse

Die Technik wird meist schnell verstanden, wenn die Sprache der Videotechnik verwandt wird. „Stellen Sie sich vor, die Szene wäre ein Film. Können Sie bitte noch einmal zurückspulen und wir sehen uns die Szene noch einmal an?“, oder „Können Sie gerade die nächsten Momente überspringen, so als ob Sie einen Film vorspulen würden …“. Die allgemeine Indikation erklärt sich von selbst. Soll sich der Patient mit einem Punkt des Geschehens noch einmal ausführlicher beschäftigen, wird dorthin zurückgegangen. Ist eine bevorstehende Szene zu belastend oder bedrohlich, kann sie übersprungen werden. Letztgenanntes Vorgehen ist besonders im Zusammenhang mit traumatisierten Patienten sinnvoll, um nicht eine Re-Traumatisierung zu riskieren. Werden die Vor- und die Rückwärtsbewegung kombiniert, indem der Patient gebeten wird, sich auf der Zeitachse zu bewegen, entsteht ein zusätzlicher salutogener Effekt. Die einzelne Situation wird emotional und kognitiv relativiert, da sie im Gesamtkontext des zeitlichen Verlaufs gesehen wird. Und der Patient kann Zusammenhänge herstellen, die beim Fokus auf nur einen kurzen Moment nicht erkennbar waren.

Besonders bei der Bewältigung von Krisensituationen, akuten Belastungsreaktionen und Anpassungsstörungen (ICD 10 F43) ist die punktuelle Fokussierung auf die Situation *vor der Krise* und auf eine – eventuell noch in der Zukunft liegende – *nach der Krise* hilfreich. Die Krisenbewältigung findet durch Flexibilisierung des inneren Prozesses statt.
Erweitert werden kann dieses Vorgehen durch einen Transfer von Ressourcen und Lösungsmustern, entweder aus der Vergangenheit oder aus der Zukunft.

Zeitlupe

Die Zeitlupe verlangsamt den Prozess, was in aller Regel zu einer Intensivierung der Affektwahrnehmung führt. Ein schnell dahingesagter Satz wie „Ach, aber das war nicht so schlimm als …" bekommt in Zeitlupe gesprochen ein anderes emotionales Gewicht. Auch eine Geste oder eine Mimik kann vom Patienten anders entschlüsselt werden, wenn sie Stück für Stück erfasst wird. Selbstwahrnehmung sowie Objekt- und Beziehungswahrnehmung sowie Mentalisierung brauchen Zeit und die wird dem Patienten durch die Zeitlupen-Technik bewusst gegeben. Patienten, die zu histrionischem Verhalten und/oder sehr raschen Reaktionen – meist zum eigenen Nachteil – neigen, profitieren von der kurzen Intervention der Zeitlupen-Technik. Aber auch Patienten mit somatoformen oder psychosomatischen Störungen (ICD 10 F44 und 45) oder alexithymen Tendenzen können eigene Zustände oft besser dechiffrieren, wenn sie vom Therapeuten einen Hinweis zur Verlangsamung des inneren Prozesses bekommen.

Freeze

Das Freeze im Psychodramaspiel nimmt für einen Augenblick das Tempo und damit die Dynamik aus dem Spiel. Die stattfindenden Prozesse können währenddessen auf der Meta-Ebene besprochen werden, oder es kann sich einem externen Störeinfluss zugewandt werden, damit die Handlung danach weiterlaufen kann. Wie die Zeitlupe kann das Freeze auch als Intensivierung eingesetzt werden. Das Standbild ohne Sprache bringt die Dinge meist deutlicher auf den Punkt als dies in einem Handlungsablauf wahrgenommen werden könnte.

Eine Möglichkeit der Freeze-Technik wird besonders am Ende von Soziodramen eingesetzt. Der Therapeut bittet die Gruppenspieler, die Szene und die eigene Handlung einzufrieren, und geht dann wie durch die Szene.

Jeder Spieler wird befragt, was er gerade gemacht hat (Handlung), wie es ihm gerade geht (emotionale Befindlichkeit), was er denkt und welche Handlungsimpulse noch bestünden? Eine Langversion dieses eingefrorenen Gruppenspiels ist das so genannte Museumsspiel.

Museumsspiel
Die Gruppenteilnehmer werden gebeten, sich eine Rolle in einem Museum auszusuchen. Nachdem sie entsprechend ihrer gewählten Rolle ausgestattet ihre Position eingenommen haben, geht der Therapeut durch das Museum und befragt die einzelnen Exponate zu ihrer Identität. Bei vorliegender Indikation (Gruppenprozess!) und ausreichend Zeit kann der Freeze-Zustand nach der Befragung aufgehoben werden und die Spieler beginnen gemeinsam, im Stegreifmodus zu handeln. Eine mögliche Instruktion wäre: „Es ist jetzt Mitternacht und alle Ausstellungsstücke werden für die nächsten 15 Minuten lebendig." Am Ende wird wieder eingefroren und eine Abschlussbefragung (*Rolleninterview*) vom Therapeuten durchgeführt.

Das Freeze kann auch als Stopp-Signal eingesetzt werden, um dysfunktionale Prozesse in der Spielphase zu beenden. Die Spielhandlung wird eingefroren und es wird die Szene gewechselt (*Szenenwechsel*). Es kann dann in einer neuen Szene oder auf der Metaebene geklärt werden, was den gemeinsamen Prozess behindert, z. B. eine Beziehungsstörung zwischen Therapeut und Patient.

Zeitraffer

Die Zeitraffer-Technik spricht ebenso wie die Zeitlupen-Technik für sich selbst. Szenenabläufe werden dadurch gestrafft, dass weniger wichtige Passagen oder Ereignisse, bzw. zu bedrohliches Material übersprungen werden. Erzählungen über einen längeren Zeitraum werden auf wesentliche Passagen zusammengeschnurrt. Der Therapeut kann dies mit den Worten „wir gehen jetzt in die Szene, wie es am Ende des Konfliktes war" anleiten. Ähnlich wie in der EMDR-Technik wird dabei ein psychischer Prozess durchgegangen, der aber nur einige wenige relevante Punkte herausgreift.

EMDR

Eye Movement Desentization and Reprocessing (EMDR) ist eine Psychotherapie-Technik, die speziell bei der Behandlung von Menschen mit posttraumatischen Belastungsstörungen eingesetzt wird. Dabei wird, während der Patient auf der inneren Bühne eine belastende Szene imaginiert, vom Therapeuten ein Rechts-Links-Signal, z.B. mit dem Finger gegeben (vgl. Shapiro 2012). Die durch das Rechts-Links-Signal induzierten Augenbewegungen helfen, die Belastungssituation zu verarbeiten.

Die Technik des Zeitraffers führt zu einer Extensivierung emotionalen Geschehens, d.h. die situationsbegleitenden Affekte werden weniger deutlich wahrgenommen. Damit ist die Technik indiziert, wenn entweder in der Kürze der Zeit ein Prozess dargestellt werden soll, oder aber das erinnerte Geschehen emotional zu belastend oder bedrohlich ist.

Maximierung

Maximierung bedeutet Vergrößerung. Im psychodramatischen Vorgehen wird die Szene auf der Bühne verstärkt. Dies kann dadurch geschehen, dass der Protagonist gebeten wird, das Gezeigte etwas zu übertreiben. Oder er wird gefragt, ob er einverstanden ist, dass die Mitspieler ihren Part etwas übertreiben. Eine andere, häufig eingesetzte Möglichkeit zur Maximierung ist der Einsatz eines „Chores“. Gruppenmitglieder, welche keine Rolle im Spiel haben, werden vom Therapeuten gebeten, einen Satz des Protagonisten, des Antagonisten oder eines anderen Mitspielers als Chor zu sprechen. Eine Aussage wird dadurch verdeutlicht, entweder um dem Protagonisten ein Signal zu geben „Nimm es gut in dich auf“ (z.B. positive Botschaften), oder um ihn zu ermuntern, die Botschaft zurückzuweisen (z.B. bei negativ getönten Botschaften des Antagonisten). Das Ziel ist eine Intensivierung der Dynamik auf der Bühne.

> „Eine Maximierung dynamisiert Prozesse in Richtung Handlungskatharsis, man muss deswegen als TherapeutIn besonders sorgsam mit dieser Technik umgehen, um die ProtagonistIn nicht zu pushen, sondern trotz allem sie selbst ihr Tempo bestimmen lassen.“ (Bender/Stadler 2012, 82)

Eine Variante des Chores ist von Stiegler (mündliche Mitteilung): Ein aus Mitspielern bestehender Chor stellt sich auf einer gedachten Linie auf.

Der Chor besteht aus so vielen Mitgliedern, wie der Satz Worte hat, also z. B. „Ich vertraue dir“ (drei Chormitglieder, wobei jedes Chormitglied ein Wort übernimmt). Der Chor spricht den Satz in verschiedenen Betonungen: „ICH vertraue dir“, „Ich VERTRAUE dir!“, „Ich vertraue DIR“ oder „Ich vertraue dir?“. Der Protagonist hört sich die verschiedenen Varianten an. Manchmal bietet es sich auch an, die Satzglieder umzustellen: Aus „Geh jetzt nicht weg!“ wird „Nicht jetzt ...! Geh weg!“

Rollenwechsel, Rollenspiel in der Rolle eines anderen, Rollenfeedback

Nach den zuletzt genannten kleineren Psychodrama-Techniken folgt der Rollenwechsel als eine der Basis-Techniken.

Rollenwechsel, Rollenspiel in der Rolle eines anderen

Die bisher beschriebenen Techniken fokussieren die eigene Person. Einerseits war die Organisation des eigenen inneren Systems einschließlich des eigenen Rollenatoms das Erkenntnisziel, also die Selbstwahrnehmung, andererseits das eigene Verhalten, Denken und Fühlen. Mit dem Rollenwechsel und dem Rollenspiel in der Rolle eines anderen wird das Feld des sozialen Atoms, also der „Dus“ eröffnet. Die Objektwahrnehmung gemäß OPD (Rudolf 2006, 197 ff.) wird durch den Rollenwechsel gestärkt: die Selbst-Objekt-Differenzierung (S. 197), die ganzheitliche Objektwahrnehmung (S. 198) und die realistische Objektwahrnehmung (S. 198). Sich in eine andere Person (Peter) oder in eine Rolle einer anderen Person („Peter in seiner Rolle als Vater“) zu versetzen, führt dazu, dass der Protagonist mehr über die andere Person erfährt; dies ist zumindest dann der Fall, wenn der Rollenwechsel gelingt. Der Protagonist muss dazu für einen Moment die eigene Rolle verlassen, sich spielerisch selbst vergessen und sich auf die Rolle des anderen einlassen. Die eigene Position bleibt dabei vakant. Die dazu passende Technik im Einzelsetting ist der *leere Stuhl*. Der Protagonist stellt sich eine Person, meistens ein Konfliktpartner, auf einem anderen Stuhl vor, und wechselt dann in die Rolle dieses anderen. Für diesen Moment übernimmt entweder der Therapeut die Position des Protagonisten, oder der eigene Stuhl bleibt leer (imaginiertes Selbst). In der Gruppensituation übernimmt meist ein Mitspieler diese Position. Durch den Rollenwechsel wird das „Du“ exploriert, aber noch nicht notwendigerweise das „Wir“, die Beziehung (siehe *Rollentausch*). Neben der Verbesserung der Objektwahrnehmung, „wie ist der andere wirklich?“, können durch den Rollenwechsel in stärkende, stabilisierende Rollen gute Objekte bewusst internalisiert werden. Die Wahrnehmung des anderen wird geschärft und/oder positive Rollen werden in das eigene Rollenrepertoire aufgenommen. Dies kann sich auf reale Personen beziehen wie Mutter, Vater, Freunde, etc., aber auch auf Tiere und selbst auf Gegenstände (Möbel, Häuser etc.). Es können lustvolle Rollen sein, ebenso wie solche, in denen den Protagonisten schmerzvolle Erfahrungen klar werden. Aber nicht jeder Rollenwechsel ist hilfreich; er sollte indiziert sein und Belastbarkeitsgrenzen der Protagonisten sind auf jeden Fall zu berücksichtigen. So ist z. B. ein Rollenwechsel in die Rolle eines suizidalen Patienten mit erheblicher innerer Belastung verbunden. Ein Rollenwechsel mit einem Menschen, der aufgrund eines Kontrollverlustes gewalttätig wurde, ist gründlich abzuwägen und im Zweifelsfall zu unterlassen (vgl. Stadler 1999). Hier hilft in der Regel das Symbol weiter. Mitspieler in einem protagonistenzentrierten Psychodrama machen grundsätzlich einen Rollenwechsel, wenn sie auf die Bühne gehen. Sie erleben so in der Regel einen Zugewinn in ihrem Rollenrepertoire, müssen aber vor der Rollenübernahme immer gefragt werden, ob sie einverstanden sind, die jeweilige Rolle zu übernehmen, und am Ende die Gelegenheit haben, ein *Rollenfeedback* zu geben.

Was die Indikation angeht, schließt der Rollenwechsel an das Rollenspiel in der eigenen Rolle (kulturelles Atom) und an das Spiegeln an: Die feststeckenden Prozesse, d. h. alles mit Zwang assoziierte, Blockierte (ICD 10 F42, F 63), das Antriebslose der Depression (ICD 10 F3), aber auch das Schwierige in Bezug auf die Wahrnehmung des anderen können durch einen passend eingesetzten Rollenwechsel wahrgenommen und in Bewegung gebracht werden. Bei Patienten mit PTBS-Symptomatik (ICD 10 F43 bzw. F62) hilft der gezielte Rollenwechsel in die Rolle einer stärkenden, unterstützenden Person bei der Wiedergewinnung von Selbstwirksamkeitserleben. Depressiven Patienten verhilft die Rolle des anderen auch zu der Erkenntnis, dass ihre eigene Wahrnehmung zu sehr auf das „Du“ und zu wenig auf das „Ich“ fokussiert ist. Der Rollenwechsel hilft manchmal, ein Problem auf „indirektem“ Wege zu lösen, wie schon Krüger schreibt:

> „Wir sind als Psychodrama-Therapeuten immer wieder verführt, in der Therapie das freie Rollenspiel in der Rolle anderer zu vernachlässigen. Die (berechtigte) Erwartung von Patienten, ihre Konflikte direkt zu bearbeiten und zu lösen verleitet uns nur allzu oft zu „nur“ protagonistenzentriertem Vorgehen“ (Krüger 2004a, 27).

Rollenfeedback und Identifikationsfeedback

Das Rollenfeedback ist eine Technik, die in der Regel in der Integrationsphase eines Psychodramas zum Einsatz kommt. Im Abschnitt *Soziodrama* wurde das Rollenfeedback im Gruppenspiel-Arrangement bereits besprochen. Nach dem protagonistenzentrierten Psychodrama werden die Rollenspieler befragt, wie es ihnen in ihrer Rolle ergangen ist, was sie erlebt haben, welche Gefühle, Gedanken oder Handlungsimpulse sie in der übernommenen Rolle hatten. Wird das Rollenfeedback bereits während der Spielphase erfragt, spricht man von einem *Rolleninterview*. Das Rollenfeedback der Mitspieler (Hilfs-Iche) ist ein kurzzeitiger Rollenwechsel in die Rolle eines anderen, welcher dem Protagonisten dabei helfen soll, seine Objektwahrnehmung abzugleichen. Hat der Protagonist z. B. den Mitspieler in die Kollegenrolle mit den Worten eingewiesen „Bernd ist ein loyaler Kollege, der mir meinen Erfolg von Herzen gönnt", und hört dann im Rollenfeedback von ebendiesem „Bernd": „Ich schätze ihn [den Protagonisten] sehr, aber seine Position neide ich ihm schon …", führt dies zu einer Anreicherung und Verbesserung der Objektwahrnehmung (Selbst-Objekt-Differenzierung, realistische Objektwahrnehmung). Besonders bei Personen mit strukturellen Störungen, aber auch bei Menschen mit Psychose-Erfahrung fällt das Rollenfeedback zum Teil recht konfrontativ aus. Je größer der Anteil der abgespaltenen bzw. fehlwahrgenommenen (Objekt-)Beziehungen ist, desto größer ist die Differenz zwischen Rollenanweisung und Rollenfeedback. Im Einzelfall muss der Protagonist vor zu großer Konfrontation durch den Therapeuten geschützt werden, so z. B. bei ausgeprägt negativ komplementären Gegenübertragungsreaktionen der Mitspieler gegenüber einem traumatisierten Borderline-Patienten. Grundsätzlich ist auf eine wertschätzende Haltung beim Rollenfeedback zu achten, da es dem Protagonisten gilt, der sich durch sein protagonistenzentriertes Psychodrama zuvor (auch) von seinen verletzlichen Seiten gezeigt hatte.

Dies gilt in noch größerem Ausmaß für das so genannte *Identifikationsfeedback*. Auch dies ist ein Rollenwechsel in die Rolle eines anderen, in diesem Fall aber nicht in die Rolle des Protagonisten, sondern in die Rolle eines der Hilfs-Iche. Wird dies nicht vorsichtig im Sinne des Protagonisten gegeben, besteht die Gefahr, diesen zu blamieren. Die Botschaft des Identifikationsfeedbacks kann dann vom Protagonisten so empfunden werden, als ob die Zuschauer oder die Mitspieler sich besser in die Gefühlslage der anderen einfühlen könnten als in seine.

Rollentausch

Der Rollentausch lenkt den Fokus auf die Wahrnehmung und Verbesserung des *impliziten Beziehungswissens* (Stern et al. 2012). Stern et al. betrachten

> „das implizite Beziehungswissen als ein Konstrukt, durch das die inneren Objektbeziehungen in ein umfassenderes Repräsentationssystem aufgenommen werden. Implizites Beziehungswissen umfasst diesem Verständnis zufolge normales wie pathologisches Wissen und integriert die Affekt-, Phantasie-, Verhaltens- und kognitive Dimension. Unter günstigen Entwicklungsbedingungen können sich implizite prozedurale Repräsentationen miteinander verbinden und integrieren und an Flexibilität und Komplexität gewinnen, weil das implizite Beziehungswissen in den täglichen Interaktionen ständig aktualisiert und ‚(wieder-) erkannt' wird" (Stern et al. 2012, 54 f.).

Während der Rollenwechsel besonders das „DU" fokussiert, steht beim Rollentausch das „WIR" bzw. das, was das WIR im eigentlichen Sinne ausmacht, im Vordergrund. Die folgenden Abbildungen machen den Unterschied zwischen dem Rollenwechsel in die Rolle eines anderen und dem Rollentausch deutlich.

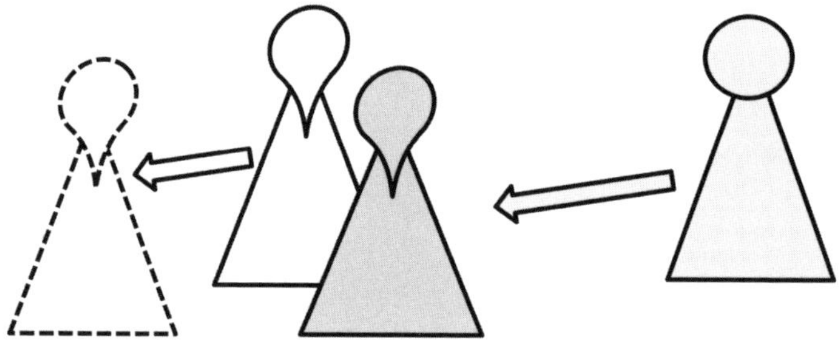

Abbildung 14: Rollenwechsel

Beim Rollenwechsel begibt sich der Spieler (grau rechts oben) in die Rolle eines anderen, während der ursprüngliche Mitspieler die Rolle und damit die szenische Interaktion verlässt (gestrichelt).

Beim Rollentausch begeben sich beide Spieler (jeweils gestrichelt) gleichzeitig in die Rolle des anderen. Die verlassene eigene Position wird damit durch den Mitspieler, also den Tauschpartner eingenommen. Der Rollen-

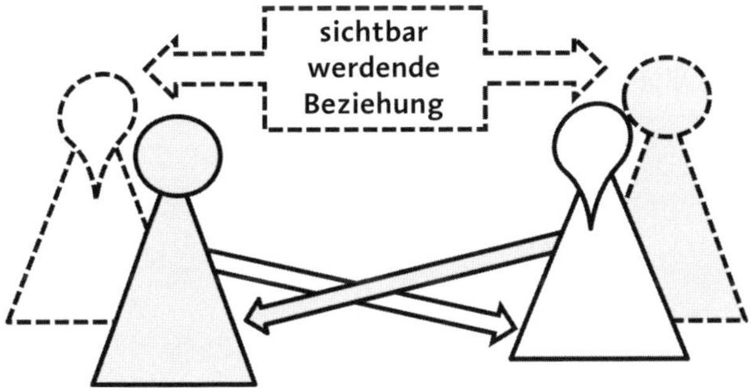

Abbildung 15: Rollentausch

tausch ist damit ein reziproker (gleichzeitiger und wechselseitiger) Rollenwechsel. Wird dieser Tausch einige Male vollzogen, ist es so, dass die zwischen den beiden bestehende Beziehung langsam sichtbar wird.

Befinden sich beide Rollentauschpartner, z. B. Konfliktpartner real und gemeinsam auf der Bühne, spricht man von einem echten Rollentausch. Dies kann z. B. bei einem Konflikt zwischen zwei Gruppenteilnehmern der Fall sein, oder wenn es sich um eine Paargruppe handelt. Der häufigere Fall ist jedoch der, dass es sich um einen stellvertretenden Rollentausch handelt. Der reale Konfliktpartner wird durch einen Mitspieler dargestellt, mit dem dann die Rolle getauscht wird.

Der stellvertretende Rollentausch

Barbara berichtet, dass sie sich mit ihrem Vater manchmal einfach nicht verstehe. Sie gerieten dann über Kleinigkeiten in Streit. Ihr Vater sei nun alt und gebrechlich, und sie wolle nicht mehr mit ihm in Konflikte geraten, sondern einen guten Abschied finden. Der Therapeut bittet Barbara, eine typische Szene mit dem Vater zu zeigen. Barbara wählt Gerd (ein Gruppenmitglied) in die Rolle ihres Vaters und sagt diesem, was er in der Szene machen und sagen soll. Nachdem die beiden unter Anleitung des Therapeuten die kurze Szene im Wohnzimmer ihres Vaters einmal komplett durchgespielt haben, bittet der Therapeut Barbara, einmal mit ihrem Vater die Rolle zu tauschen und die Szene noch einmal zu spielen. Als nächstes bittet der Therapeut Barbara einmal mit ihrem Vater ein Gespräch anzufangen, wie sie es sich wünscht. Wieder erlebt sie dieses (Stegreif-)Gespräch in der eigenen Rolle und in der Rolle ihres Vaters.

Die vordergründig einfache Technik eines Rollentausches verlangt den Beteiligten ein hohes Strukturniveau ab, wollen sie nicht nur so tun als ob oder aus der Rolle fallen.

> „Der psychodramatische Rollentausch stellt sich […] als Technik dar, mit deren Hilfe die jeder Interaktion zugrunde liegenden Perspektivverschränkungen rekonstruiert, analysiert und ggf. mit einem neuen Skript versehen werden können" (Ameln et al 2009, 59).

In Morenos expressionistischer Sprache seiner Frühwerke klingt Rollentausch so:

> „Und bist du bei mir, so will ich dir die Augen aus den Höhlen reißen und an Stelle der meinen setzen, und du wirst die meinen ausbrechen und an Stelle der deinen setzen, dann will ich dich mit den deinen und du wirst mich mit meinen Augen anschauen" (Moreno 1915, 5).

Psychodramatiker tragen zwar das Drama in ihrem Namen, reißen sich aber selbstverständlich keine Augen aus, um einen wechselseitigen Perspektivenwechsel zu vollziehen. Es wird aber deutlich, dass der Rollentausch eine intensive Technik darstellt, welche die Beziehungsidentität oder das *Beziehungsselbst*, wie Kast es nennt (2011, 12ff.), zum Fokus hat.

Tauschen Hannah und Simon im Rahmen eines Protagonistenspieles mehrfach ihre Rollen und befinden sich danach, am Ende dieses Prozesses, wieder zurück in ihrer jeweiligen eigenen Rolle, sind folgende Dinge passiert:

- Hannah hat einen Einblick (somatisch, kognitiv, affektiv, willens- und absichtsmäßig) in das Innenleben von Simon bekommen (Objektwahrnehmung).
- Simon hat umgekehrt einen Einblick (somatisch, kognitiv, affektiv, willens- und absichtsmäßig) in das Innenleben von Hannah bekommen (Objektwahrnehmung).
- Hannah hat einen Blick aus der Perspektive von Simon auf sich selbst und ihre gemeinsame Beziehung bekommen (Selbst- und Beziehungswahrnehmung).
- Simon hat einen Blick aus der Perspektive von Hannah auf sich selbst und ihre gemeinsame Beziehung bekommen (Selbst- und Beziehungswahrnehmung).
- Hannah hat eine Objektrepräsentanz oder „innere Kopie" von Simon in ihr Innenleben mitgenommen (Bindung durch Internalisierung und innere Beziehungsidentität).

- Simon hat eine Objektrepräsentanz oder „innere Kopie“ von Hannah in sein Innenleben mitgenommen (Bindung durch Internalisierung und innere Beziehungsidentität).
- Neben den Abbildern, Wahrnehmungen und Repräsentanzen des Einzelnen, ist für beide die Beziehungswirklichkeit, das, was zwischen ihnen besteht, deutlicher geworden.

Der Rollentausch beinhaltet alle vorhergegangenen Techniken; er weist in der Reihe der Psychodramatechniken den höchsten Komplexitätsgrad auf. Der weiter unten folgende Szenenwechsel ist zwar ebenfalls eine komplexe Technik, erfordert aber vor allem ein hohes kognitives Niveau, während der Rollentausch besonders große Anforderungen an die affektiven Seiten stellt. Der Rollentausch birgt einen Szenenaufbau, das Doppeln des Mitspielers, den Rollenwechsel, das Spiel in der Rolle des anderen und das Spiegeln. Damit wird deutlich, dass hier relativ enge Indikationsgrenzen gesetzt sind, soll die Technik gewinnbringend eingesetzt werden. Die erste Bedingung ist das Interesse und die Bereitschaft der Beteiligten, sich auf einen Beziehungserkenntnisprozess einzulassen. Liegt dies nicht vor, macht ein Rollentausch bestenfalls keinen Sinn; im ungünstigen Fall schadet er. Bei Beziehungsklärungen oder Konfliktlösungsversuchen bei Partnern oder innerhalb von Teams ist der Rollentausch das Mittel der Wahl. Unter den klinischen Diagnosen finden sich besonders die depressiven Erkrankungen (ICD 10 F32–34; leicht, mittelgradig, schwer) und die Trauerreaktionen (ICD 10 F43.2), bei denen das Beziehungsgleichgewicht einseitig zugunsten einer Person verschoben ist (vgl. Krüger 1989; 1997; 2012; Sturm 2009). Absolut kontraindiziert ist der Opfer-Täter-Rollentausch in der Arbeit mit traumatisierten Menschen (Stadler 1999). Bei Menschen mit *desintegrierten* und zum Teil auch bei *mäßig integrierten* Strukturniveaus (Rudolf 2006) kann der Rollentausch in der Regel auch nicht vollzogen werden, da er als zu bedrohlich erlebt wird. Die (frühen) Objekte wurden als zu bedrohlich erlebt, so dass positive Internalisierungen nur schwer bis nicht vorstellbar sind; dies kann sich zum Beispiel in Form von Angst vor Verschmelzung mit einem „bösen“ Objekt oder in Form von Vernichtungsangst psychotisch oder schwer traumatisierter Menschen zeigen. Bei Menschen, die mit ICD 10-Diagnosen aus den Bereichen F1 (Sucht), F2 (Psychose) und F43 (PTBS) zu tun haben, ist das Strukturniveau bzw. die Entwicklung einzelner Fähigkeiten in Betracht zu ziehen, soll der Rollentausch sinnvoll zum Einsatz kommen. Personen mit Diagnosen aus dem Bereich Persönlichkeits- und Verhaltensstörungen (ICD 10 F6) profitieren unter Umständen sehr stark von einem Rollentausch, soweit sie in der Lage sind, den Beziehungserkenntnisgewinn dafür einzusetzen, Projektionen zurückzunehmen.

Die letzte Begegnung (stellvertretender Rollentausch)
Von Adam Blatner ist die Technik der letzten Begegnung, eine spezielle Form des Rollentauschs, überliefert. Die letzte Begegnung kann eingesetzt werden bei endgültigen Abschiedssituationen, z.B. zum Abschluss eines Trauerprozesses nach einem Todesfall. Für die „letzte Begegnung" sitzen sich der Protagonist und der Mensch, von dem er sich verabschieden möchte, gegenüber und erzählen sich wechselseitig und gegenseitig, was sie gemeinsam erlebt haben bzw. was sie sich jeweils bedeutet haben. Der Protagonist beginnt in der eigenen Rolle, seinem Gegenüber zu erzählen: „Ich erinnere mich, dass wir gemeinsam erlebt haben ..." Danach wechselt er in die Rolle des Gegenübers und hört, was der Mitspieler – oder im Einzelsetting der Therapeut – in der Protagonistenrolle wiederholt. Dann fährt er in der Rolle des Gegenübers fort und berichtet aus dessen Sicht, was dieser mit ihm erlebt hat, und hört sich auch das wieder nach dem Rollentausch in die eigene Rolle zurück an. Der zweite Durchgang bezieht sich weniger auf die Erlebnisse, sondern mehr auf die gefühlte Bedeutung des anderen und wird in dem gleichen Ablauf mithilfe von Rollentauschen durchgeführt. Die letzte Begegnung ist eine sehr berührende Übung und kann vom Protagonisten erst dann vollzogen werden, wenn er „wirklich" zum Abschied bereit ist. Die Übung kann nicht nur mit Verstorbenen, sondern auch mit früheren Freunden oder Partnern oder Tieren, die einem viel bedeutet haben, durchgeführt werden.

Szenenwechsel

Unter die Überschrift Szenenwechsel fallen der Szenewechsel im protagonistenzentrierten Psychodrama, die Amplifikation und das Sharing.

Szenenwechsel

Der Szenenwechsel in einem psychodramatischen Spiel bedeutet, dass die ursprünglich im Szenenaufbau eingerichtete Szene, in der Regel die Symptomszene, verlassen wird zugunsten einer anderen, meist früheren (genetische Szene). Der Protagonist bleibt jedoch der gleiche. Der Wechsel kann dabei in die Vergangenheit, aber auch in eine ähnliche oder parallele Situation in der Gegenwart, ja selbst in eine Szene in der Zukunft erfolgen. Letzteres wird im Psychodrama Probehandeln genannt. Die Abbildung zum *Szenenwechsel* zeigt diese Möglichkeiten auf (hell hinterlegt). Das *Sharing* gehört ebenfalls zum Szenenwechsel, obwohl scheinbar die Hauptperson wechselt; im eigentlichen Sinne ist das Sharing aber „nur" eine Parallelszene zur Protagonistenszene. Ein kulturelles Sharing wäre die *Amplifikation*, z.B. ein Märchen, das den Sachverhalt des Protagonisten abbildet (arbeitseifrige, aufmerksame Mitarbeiterin als Protagonistin und Goldmarie bei Frau Holle).

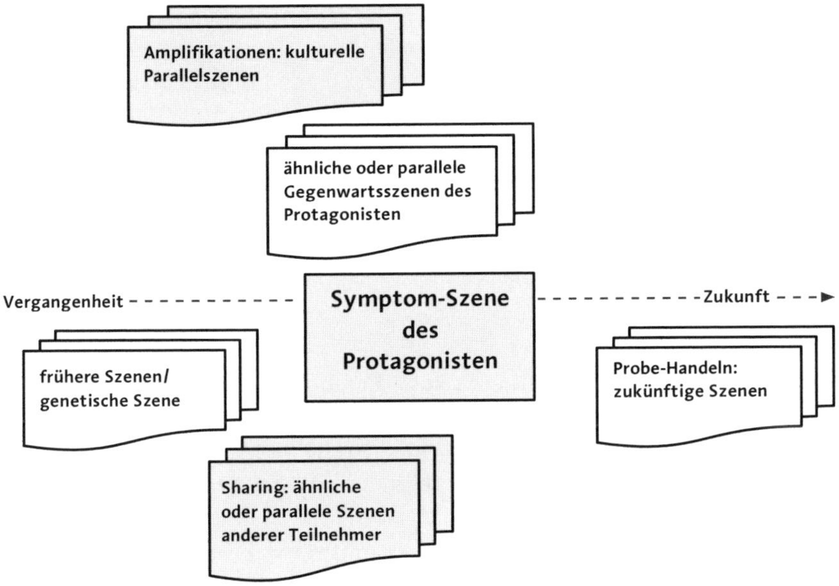

Abbildung 16: Szenenwechsel

Ein Szenenwechsel auf der Zeitachse in Richtung Vergangenheit ist regressionsfördernd und kann hilfreich sein, Kausalitäten im eigenen Leben zu erkennen. Das Gewordensein der eigenen Identität wird damit verständlicher. Die Selbstwahrnehmung in Bezug auf die Identität wird gestärkt (Rudolf 2006, 196). Der Weg auf der Zeitachse in Richtung Zukunft ist progressionsfördernd und führt in der Regel zur Erweiterung des Rollenrepertoires. Probehandelnd kann der Protagonist etwas versuchen, was er im Moment in der Alltagsrealität noch nicht vollziehen kann. Eine Schwelle kann genommen werden, die im Alltag z.B. aus Angst noch zu hoch erscheint. Die Angstzustände gehören auch aus einem anderen Grund zu den klassischen Indikationen für den Szenenwechsel (ICD 10 F4). Patienten mit Angststörungen haben lieber Angst*zustände* als *Angst*, wie Krüger beschreibt (2010c). Sie vollziehen unbewusst einen Szenenwechsel, um lieber einen Angstzustand (erfolgreich) zu bekämpfen, als sich die (meist) genetisch frühere und bedrohlichere angstmachende, traumatisierende Situation zu vergegenwärtigen.

Szenenwechsel zum Angstverständnis

Der junge Angst-Patient kann sich szenisch erfolgreich gegen seine Angst, von den Arbeitskollegen und Mitarbeitern „beobachtet" zu werden, zur Wehr setzen. Er kann dies in der Therapie auch gut, wenn auch ohne Verständnis für die Auslöser, besprechen. Was er nicht aushalten kann ist, sich an den verstorbenen, alkoholkranken Vater zu erinnern, dessen unkontrolliertem Verhalten er in seiner Kindheit hilflos ausgeliefert war. Das Verbindungsglied der beiden Szenen ist der Alkohol; die Kollegen verhöhnten den Patienten in den Pausen, wenn er nicht mit ihnen Bier trank. Dieses nicht bewusste „missing link" wurde dem Patienten in einer szenischen Aufstellung mit einem Szenenwechsel deutlich.

Neben Angstpatienten profitieren auch Personen mit somatoformen und Somatisierungsstörungen (ICD 10 F45) von dem Szenenwechsel, wenn sie ihn vollziehen können, z. B. durch einen Szenenwechsel von der konkreten Szene mit einem Kopf, welcher schmerzt, zu der Szene, in welcher der Patient spielt, was ihn im Psychischen schmerzt. Auch Menschen mit Psychoseerfahrung (ICD 10 F2) können in remittiertem Zustand den Szenenwechsel von psychotischem Erleben zum gesunden Alltagserleben vollziehen.

Sharing

Das Sharing ist neben dem *Rollenfeedback* ein wesentlicher Bestandteil der Integrationsphase am Ende des protagonistenzentrierten Psychodramas. Das Sharing dreht sich um die Frage an die Gruppenteilnehmer, was sie von dem in der Aktionsphase vom Protagonisten Gezeigten aus ihrem eigenen Leben in ähnlicher oder gleicher Form kennen (share = teilen). War die Protagonistin z. B. im Spiel damit beschäftigt, wie sie ihre neue Rolle als Chefin gegenüber einem wenig motivierten Mitarbeiter einnehmen kann, könnte ein Sharing eines anderen Teilnehmers sein, dass er die Situation aus seinem eigenen Leben kenne, dass er sich manchmal nicht wohl fühle, wenn er streng gegenüber einem anderen Menschen auftreten müsse. Das Sharing ist zwar eine Erfahrung eines anderen, fällt aber dennoch unter Szenenwechsel, da es sich ausschließlich an die Erfahrungen des Protagonisten anhängt und diesen damit fördert und unterstützt. Der Protagonist fühlt sich verstanden, wenn er mit seinem Problem nicht allein ist. Yalom (2010) hat dies als gruppentherapeutischen Wirkfaktor beschrieben: Erfahrung der *Universalität des Leidens*. Durch das Sharing können sich Fragestellungen zur Identität klären. Kinder psychisch kranker Eltern erleben häufig quälende, aber für selbstverständlich genommene Irritationen bezüglich der eigenen Identität und der Selbstwahrnehmung. Sie gewinnen durch das Teilen von Erfahrungen, aber auch durch deren Versprachlichung durch andere, an Normalität und Orientierung zurück.

Das Sharing hat jedoch noch eine zweite Funktion, es ist nicht ausschließlich für den Protagonisten gedacht, sondern auch für die Sharing gebenden Gruppenmitglieder. Durch ein Protagonistenspiel können eigene Themen innerlich angestoßen werden, dadurch dass sie auf der Bühne gesehen werden. Hier kommt noch einmal das Thema der *Spiegelneurone* zum tragen (Rizzolatti/Sinigaglia 2008). Ein Zuschauer, der sich seit ein paar Wochen mit der Frage beschäftigt, ob er einen Konflikt mit seiner Frau ansprechen soll, kann durch das Betrachten einer Szene auf der Bühne, bei der es um das Ansprechen einer unangenehmen Konfliktlage geht, innerlich für die Handlung erwärmt werden. In der Sharingrunde besteht für die so – unfreiwillig – erwärmten Gruppenmitglieder die Gelegenheit, die eigene Erfahrung mit anderen zu teilen. Neben der Funktion der Entlastung bei belastenden Erinnerungen für die Einzelnen, wächst so die Gruppenkohäsion. Das Sharing entlastet und unterstützt alle vom gleichen Thema Angesprochenen durch die Anreicherung der Protagonistenszene durch andere kurz geschilderte Szenen. Die Indikation ist also keine im engeren Sinne klinische, sondern bezieht sich auf ein allgemein menschliches Grundbedürfnis nach Zugehörigkeit und verstanden werden.

Amplifikation

Die Amplifikation ist ein kulturelles Sharing. Die von einem Protagonisten gezeigte Szene wird als Ausgangspunkt genommen für das Teilen durch eine erweiterte Szene, z.B. durch ein Märchen, eine Filmszene, ein Bild, einen Roman. Wesentlich dabei ist, dass die Szene aus dem weiteren kulturellen Kontext, also nicht aus dem unmittelbaren soziokulturellen Atom des Protagonisten stammt. Ähnlich wie das Sharing vermittelt die Amplifikation dem Protagonisten das Gefühl von normaler, stimmiger Identität: „So wie ich bin, ist es normal,... anderen geht es genauso." Grundsätzlich beim Szenenwechsel, aber besonders bei der Amplifikation, verhilft der Verfremdungseffekt zur ursprünglichen Szene zu etwas Distanz. So können Protagonisten ihre eigenen, in der konkreten Szene zu nahen Erfahrungen plötzlich besser in ihrer Struktur erfassen.

Der therapeutische Prozess

In den Kapiteln zu den Psychodrama-Instrumenten und Arrangements wurden bereits die verschiedenen Vorgehensweisen beschrieben. An dieser Stelle soll noch einmal überblickartig zusammengefasst werden. Dies geschieht am sinnvollsten über das Modell der therapeutischen Spirale, wie sie in der folgenden Abbildung zu sehen ist. Der therapeutische Weg führt dabei von einer geschilderten Problemlage oder Fragestellung lebensgeschichtlich über verschiedene Szenenwechsel bis an den Punkt der Verursachung, um dort verändert zu werden. Dies muss nicht notwendigerweise in frühen Lebensphasen liegen, aber die Szenen sollten in einem emotional bedeutsamen Zusammenhang für den Protagonisten stehen. Ebenso wichtig wie der Weg in die emotional bedeutsameren Zonen hinein ist der anschließende Weg heraus, wieder zurück in die Alltagsrealität. An Punkt 1 der Abbildung kommt die Technik *Szenenaufbau* zum Einsatz, ebenso bei jedem weiteren *Szenenwechsel*, welche durch die Pfeile gekennzeichnet sind. An den Punkten 2 bis 5 können auch die weiteren Techniken wie Doppeln, Spiegeln, Rollenwechsel, Rollentausch etc. eingesetzt werden, je nachdem welche Art von Unterstützung der jeweilige Protagonist benötigt. Die intensivste Arbeit findet meist an Punkt 4, also bei der verursachenden Szene statt. Am Punkt 6 wird in die Nachbesprechung oder Integrationsphase eingestiegen, d.h. Rollenfeedback und Sharing werden abgefragt. Der Prozess sollte an dieser Stelle wieder soweit abgekühlt sein, dass der Protagonist im Alltagserleben wieder klar orientiert ist. Der Transfer in die Alltagssituation muss dabei noch nicht notwendigerweise vollständig mentalisiert sein. Ein protagonistenzentriertes Psychodramaspiel wirkt nach, d.h. der in Gang gekommene innere, kreative Prozess sollte nicht durch allzu viele Sekundärprozesse gestört werden. Im günstigen Fall deutet sich in den *Sharings* oder eventuellen *Identifikationsfeedbacks* bereits an, wer in der Gruppe mit seinem Thema zum nächsten Protagonisten wird.

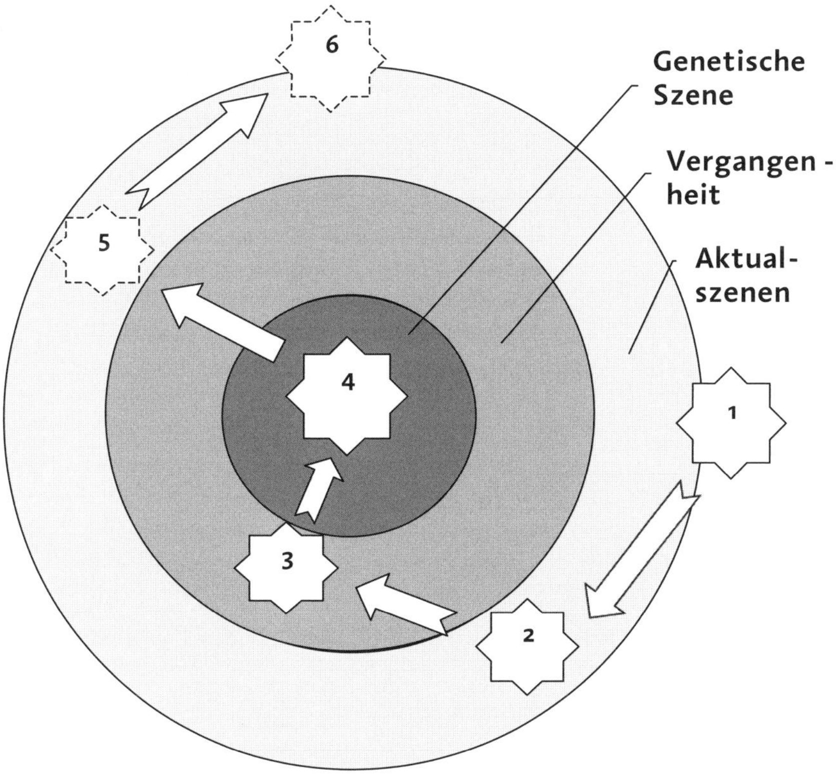

Abbildung 17: Therapeutische Spirale: Protagonistenspiel Typ A mit mehreren Szenen: 1 Geschildertes Symptom oder Alltagserleben / 2 Geschilderte Szene auf der Bühne im Szeneaufbau mit Rolleneinführung der Mitspieler / 3 Szenenwechsel in frühere erinnerte Szene oder emotional bedeutsamere Parallelszene / 4 Szenenwechsel in Ursprungsszene / 5 Szenenwechsel in Alltagsszene (2) / 6 Verlassen der Bühne und Nachbesprechung; evtl. Transfer in Alltag

Psychodramatherapie kann aber wie bereits dargestellt neben dem Rückgriff auf verursachende Szenen auch andere Facetten betonen. Die in der Abbildung dargestellte Variante eignet sich am besten, wenn man den humanistischen Ansatz mit dem psychodynamischen kombinieren möchte. Soll der trainings- oder verhaltensmodifizierende Zweig mehr betont werden, führt der Weg von der Symptomszene (B) in eine zukünftige experimentelle Szene (C) und wieder zurück in die Symptomszene (D) und in den Alltag (E).

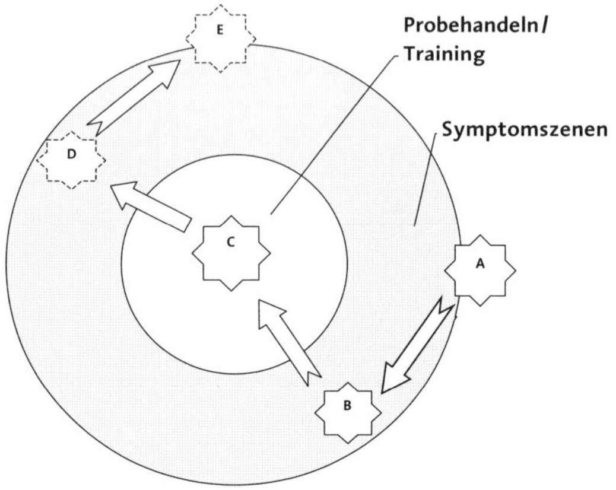

Abbildung 18: Therapeutische Spirale: Protagonistenspiel Typ A mit verhaltensorientierter Grundhaltung: A Geschildertes Symptom oder Alltagserleben / B Geschilderte Szene auf der Bühne im Szeneaufbau mit Rolleneinführung der Mitspieler / C Szenenwechsel in Trainings- oder experimentelle Parallelszene / D Szenenwechsel in Alltagsszene (B) / E Verlassen der Bühne und Nachbesprechung; evtl. Transfer in Alltag

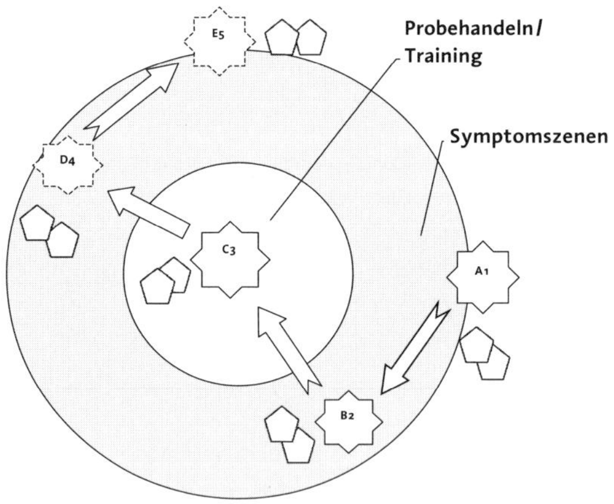

Abbildung 19: Therapeutische Spirale: Protagonistenspiel Typ A mit verhaltensorientierter Grundhaltung und Darstellung der beteiligten Personen (Systemkomponente): A1 Geschildertes Symptom oder Alltagserleben mit den beiden beteiligten Personen / B2 Geschilderte Szene auf der Bühne im Szeneaufbau mit Rolleneinführung der beiden Mitspieler / C3 Szenenwechsel in Trainings- oder experimentelle Parallelszene / D4 Szenenwechsel in Alltagsszene (B2) / E5 Verlassen der Bühne und Nachbesprechung; evtl. Transfer in Alltag

Ohne den systemischen Blick geht es bei Psychodrama grundsätzlich nicht, auch wenn dieser in den beiden obigen Abbildungen nicht explizit gekennzeichnet ist. Die kleinste soziale Einheit ist immer das soziale (und kulturelle) Atom, nicht das Individuum. Wollte man die Einbeziehung des sozialen Atoms grafisch darstellen, würde das Bild wie in Abb. 19 aussehen.

Fallbeispiele

Im Folgenden werden sechs Fallbeispiele dargestellt, damit verschiedenartige therapeutische Prozesse anschaulicher werden.

Handpuppen- und Stühlearbeit im verhaltensorientierten Einzelsetting

Die 25-jährige Patienten Birgit äußerte den Wunsch, eine neue Rolle in ihrem Leben zu entwickeln. Aufgrund ihrer Lebensgeschichte kannte sie bei sich bislang nur das Rollenmix aus Aushalten und (Er-)Tragen. Birgit hat eine psychisch kranke, immer wieder suizidale Mutter und fühlte sich bereits als Kind und Jugendliche als älteste von drei Geschwistern immer wieder zuständig, für die Mutter zu sorgen. Autonomieschritte gelangen ihr vor allem im beruflichen Bereich, aber aufgrund einer aktuellen Teamsituation wurde die alte Geschwisterrolle der Verantwortlichen so dominant, dass sie zu leiden begann und eine somatoforme Störung entwickelte. Ziel der Therapie war, neben dem Entwickeln von Verständnis für die Genese der Rolle der Verantwortlichen, die Rollenentwicklung in ihrem kulturellen Atom zu fördern.

Nachdem die Patientin von einer erneuten Aushalte- und Ertrage-Situation gesprochen hatte, stellt der Therapeut drei Stühle gegenüber von Birgit in den Raum und legt Handpuppen darauf. Auf den ihr am nächsten stehenden Stuhl einen Bären und einen Esel. [Szenenwechsel, Amplifikation Tierreich] Der Therapeut hatte noch kurz einen Hasen in der Hand, aber Birgit kommentierte spontan: „Nein, da ist es eher der Bär als der Hase. Der Bär ist netter, versorgender … nicht so ängstlich“.
Therapeut: „Da ist also der versorgende Bär, der ja zwar hier ein Kuschelbär ist, aber eigentlich auch ein gefährliches Tier …, und der Esel, der unheimlich viel aushalten und tragen kann; er ist für andere ein echtes Nutztier.“ [In der Rolleneinführung reichert der Therapeut das kulturelle Atom der ‚Tiere‘

an, da die Patientin selbst den Wunsch geäußert hatte, andere Reaktionsqualitäten kennenlernen zu wollen, dies selbst aber noch nicht kann].
Patientin: „Ich will immer, dass wir [die Familie] alle zusammen sind, und ich glaube, die anderen [Geschwister] würden das nicht so machen, die würden sich nicht kümmern, dann würde alles auseinander fallen, es gäbe gar keine Familie mehr." [scheinbar geht die Patientin noch nicht auf die Tiere und ihre Qualitäten ein; sie geht aber auf die wiederholten Szenenwechsel Familie/soziale Situation und Tierreich vorsichtig ein]
Auf den zweiten Stuhl legt der Therapeut ein schwarzes Schaf: „Das steht für Ihre Aussagen ‚Ich gerate immer wieder in Positionen, dass ich ausgeschlossen bin. Ich kümmere mich um andere, versorge sie und ziehe dadurch manchmal Konflikte auf mich, die eigentlich gar nicht meine sind. In der Praxis hole ich für den Chef die Kohlen aus dem Feuer, streite mit einer Kollegin, weil sie sich zu viele Überstunden aufschreibt, oder ich streite mit meiner Schwester, weil sie nicht pünktlich zum Geburtstag unserer Mutter da ist, oder ich bin das schwarze Schaf in der Familie meines Freundes, weil ich auch mal was allein machen möchte.' Die Reaktion in der Familie Ihres Freundes ist ja eine andere Rolle, wie Sie sie in Ihrer Familie haben: Hier können Sie sagen, dass Sie etwas alleine machen wollen. Aber das schwarze Schaf steht für das Gefühl am Ende."
Patientin: „Ja, das trifft es gut. Ich stehe dann da, wie das schwarze Schaf, dabei mache ich sowieso meist alles so, dass es für die anderen gut ist. Und wenn ich dann einmal meine Ruhe reklamiere, geht es nicht."
Therapeut: „So wie ich das verstehe, geraten Sie immer wieder in diese Rolle des schwarzen Schafes, aber Sie machen das nicht selbst, nicht aktiv? Aktiv hieße, Sie legen mit Absicht und bewusst gerne mal den Finger in eine Wunde, verstoßen gegen Tabus, damit sich etwas konstruktiv weiterentwickelt [Rollenangebot]. Aber es ist hier mehr so, dass Sie in solch eine Rolle hineingeraten und sich darin überhaupt nicht wohlfühlen?"
Patientin: „Ja, das ist für mich eigentlich schlimm, weil ich ja alles dafür tue, dass wir eine harmonische Familie und ein gutes Team sind, auch in der Familie bei meinem Freund passe ich mich ja an. Wenn ich das nicht täte [zeigt auf Bär und Esel], würde ja alles auseinanderfallen."
Auf den dritten Stuhl legt der Therapeut einen Wolf mit einem riesigen Maul, bei dem scharfe Eckzähne zu sehen sind: „Das hier ist so eine ganz andere Rolle. Aggressiv, klare Machtverhältnisse, der kann auch zubeißen. Der Wolf kann sein Revier verteidigen gegen Eindringlinge. Es ist klar, wer zum Rudel gehört und wer nicht, und was mit denen gemacht wird, die nicht dazu gehören. Das könnte auch so etwas wie ein wilderer Schäferhund sein, der die Herde zusammenhält, dann wäre er schon wieder dem Bären ähnlicher. Vielleicht ist der Wolf egoistischer, mehr auf den eigenen Vorteil bedacht?"

Patientin: „Ja, das kann ich ja noch gar nicht gut. Das wäre genau die Rolle, die ich bräuchte. Der Wolf könnte mir dann helfen, wenn meine Kollegin sich wieder in mein Aufgabengebiet einmischt!"
Therapeut: „Können Sie bitte mal kurz ausprobieren, sich auf den Stuhl des Wolfes zu setzen? [Rollenwechsel zur Erweiterung des kulturellen Atoms: Internalisierung von hilfreichen Objekten in das eigene Rollenrepertoire]. Und könnten Sie mir gerade mal mit wölfischer Stimme zeigen, was der Wolf zur Kollegin sagen würde, wenn sie sein Revier betritt?" [Danach erfolgt der Rollenwechsel zurück in die eigene Rolle und die Nachbesprechung.]

Die Patientin lernte, mithilfe von Handpuppen und Stühlen ihre bereits vorhandenen inneren Rollen wahrzunehmen und zu differenzieren. Zusätzlich gelang es ihr, mit ihr bislang unbekannten Rollen in einen ersten Kontakt zu kommen und die gewünschte, aber etwas bedrohliche Rolle mittels eines Rollenwechsels in das eigene Rollenrepertoire aufzunehmen.

Vom kulturellen zum sozialen Atom: Externalisierung entwertender Introjekte und Arbeit mit dem inneren Kind

Friedrich, ein 62 Jahre alter Patient, kommt seit einem knappen Jahr in Psychotherapie. Trotz beruflichen Erfolges und guter persönlicher Beziehungen meldet sich immer wieder das Thema Selbstabwertung und Zweifel an der eigenen Person. Das aktuelle Thema ist die fehlende Wahrnehmung und mangelnde Anerkennung durch die Eltern in der Kindheit und Jugend, die sich wie ein roter Faden quer durch sein Leben ziehen, auch wenn die Eltern schon länger verstorben sind. In seiner Jugend hat Friedrich gerne Theater gespielt und auch selbst schon „kleine" Inszenierungen geleitet. Theater ist immer seine Leidenschaft geblieben, so wünscht er sich auch heute noch, als Regisseur Theateraufführungen zu leiten: „Ich möchte die Herzen der Menschen erreichen, … aber das ist ja nur so ein narzisstisches Zeug!"

Die Psychodramaszene, die zunächst auf der inneren Bühne des Protagonisten beginnt, entwickelte sich in einem Gespräch über einen inneren Anteil des Patienten.
Friedrich: „Das Theater verfolgt mich."
Therapeut: „Wie meinen Sie das? Das klingt geradezu, als ob das Theater Ihnen nachlaufen würde …"
Friedrich: „Ja, stimmt!" [zeigt über seine rechte Schulter nach hinten]
Therapeut: „Wie ein kleiner Junge von damals, der etwas nachgelaufen ist?"

Friedrich: „Ja. Und ich laufe weg!"
Therapeut: „ Und wenn Sie einmal stehen bleiben würden und sich umdrehen, mit dem Jungen von damals sprechen, der so begeistert vom Theater ist." [Therapeut deutet in die Richtung, in die zuvor der Patient gezeigt hatte]
Der Patient greift die Idee auf und versucht zuhause, mit der Zweistuhl-Technik in ein Gespräch mit dem Jungen zu kommen. Friedrich kommt zur nächsten Stunde und sagt (leicht aggressiv): „Ich habe das gemacht mit dem Jungen. Das hat nichts gebracht. Da ist nur so narzisstisches Zeug [abfälliger Ton] herausgekommen!"
Der Therapeut empfindet ein leicht gekränktes Gegenübertragungsgefühl (Abwertung des kreativen Vorschlages als „Zeug"), und übersetzt dieses Gegenübertragungsgefühl: Wahrscheinlich hat der Patient sich auch so über seine kreativen Ideen gefreut als Junge und wurde von den Eltern (leicht) aggressiv entwertet mit einem Satz wie „Das bringt doch nichts, das ist ja nur Ego-Zeug!"
Therapeut: „‚Narzisstisches Zeug' …, da sind Sie aber streng mit sich! Was meinen Sie mit narzisstischem Zeug?" [keine aufdeckende Deutung, dass sich die Rolle im *kulturellen* Atom statt im *sozialen* Atom befindet (Introjekt), sondern Fortsetzung der Szene in der Realität des Patienten (szenisches Spiel)]
Friedrich: „Naja, Applaus, Anerkennung, in der Gruppe aufgehen, das ist narzisstisches Zeug …" [wieder abfälliger Ton mit etwas süffisantem Lächeln]
Therapeut: „Anerkennung ist ein wichtiger Punkt für Menschen. Ohne Anerkennung, die Wahrnehmung durch andere können wir nicht leben." [kulturelles Sharing und Sharing durch Therapeuten]
Friedrich fallen nun unvermittelt verschiedene Szenen aus seiner Jugend ein, wo er für das Theater begeistert war, auch von Lehrern und Mitschülern gelobt, bewundert und wertgeschätzt wurde. [Szenenwechsel] Seine religiösen Eltern aber hatten dies abgetan als „Stolz", eine der Kardinalsünden, die man im Leben begehen kann. Er ist an dieser Stelle sehr berührt und weint [um den Jungen, das innere Kind]. Sogleich schämt er sich für seine Rührung: „Aber das ist ja zu spät für mich."
Im Patienten entwickeln sich dann in rascher Folge Parallelszenen: Friedrich liegt als ganz kleiner Junge allein auf einem Bett in einem Schuppen, während die Eltern nebenan ein Haus bauen. Er ist allein und wird nicht gesehen. Er muss sich gedulden, sich nicht so wichtig nehmen [Szenenwechsel in die angstbesetzte Ursprungsszene]. Darauf folgt eine Szene, in welcher der heutige, erwachsene Friedrich gleichzeitig auf seinen eigenen Sohn (11 Jahre alt) schaut, der (auch) so kreativ ist und den er dafür so schätzen kann, und gleichzeitig auf sich selbst als kleinen Jungen, der gesehen und

anerkannt werden möchte in seinen kreativen Impulsen, der die Herzen der Eltern erreichen will und diesen Impuls selbst abwertet.
Therapeut: „Da schauen Sie mit zwei verschiedenen Blicken auf die beiden Buben …"
Friedrich: „Ja, es ist, als ob ich mich durch die Augen meiner Eltern sehen würde und mich selbst lächerlich und grotesk finde." [Beginn der Externalisierung des abwertenden Introjekts]
Als Hausaufgabe gibt der Therapeut dem Patienten mit, dass er wiederum mit der Zweistuhl-Technik mit seinem Inneren Kind, dem verlassenen, „grotesken" Jungen spricht und ihn fragt, was er braucht, damit es ihm gut gehen kann. Vielleicht könne der erwachsene Friedrich auch den Buben trösten und ihn in seiner Kreativität wahrnehmen und anerkennen.

Der Patient konnte verschiedene Rollen bei sich wahrnehmen und in einem weiteren Schritt differenzieren lernen, was davon genuin eigene Rollen (Inneres Kind), und was fremde, introjezierte Rollen sind. Nach der Identifizierung des abwertenden (Eltern-)Introjekts konnte dieses wieder nach außen gebracht werden, und der eigene, verletzliche Anteil wurde danach vom Patienten fürsorglicher behandelt.

Probehandeln, Rollentausch und Szenenwechsel

Die 46-jährige Waltraud besucht neben ihrer Einzeltherapie eine Psychodramatherapiegruppe. Sie leidet unter einer somatoformen Störung und unter einer posttraumatischen Belastungsstörung. In der Gruppe erzählt sie aktuell, dass sie gerade nicht zur Ruhe komme, denn auf dem Nachbargrundstück würden eine große Menge Kinder und Erwachsene beim Grillen und in einem Swimming Pool einen unglaublichen Lärm veranstalten. Sie liege oft bei sich im Garten und werde so wütend, dass sie gar nicht wisse, wie sie mit diesem Gefühl noch umgehen soll. Agnes, eine andere Teilnehmerin, sagt sogleich erwärmt für das Thema: „Au, das ist ja eine tolle Szene, die können wir doch spielen!" Waltraud lässt sich gerne darauf ein, denn sie sei selbst völlig ideenlos, was sie noch machen solle. Sie richtet die Szene ein, grenzt die beiden Gärten durch eine Hecke [Flipchart] voneinander ab und wählt drei Gruppenmitglieder in die Rolle zweier Kinder und eines Vaters der Kinder, die sich hinter der Hecke befinden. Die Mitspieler erhalten eine kurze Anweisung, wie sie sich verhalten sollen [Szenenaufbau und Rolleneinführung].

Waltraud [spricht zur Seite]: „Ich liege hier auf meinem Liegestuhl im Garten und lasse denen im Geist die Luft und das Wasser aus ihrem Pool raus. Ich könnte platzen, ... aber ich gehe jetzt rein in meine Wohnung. ... Hier wird es noch schlimmer, denn ich verstehe selbst da drinnen jedes Wort!"
Therapeut [doppelt]: „Am liebsten würde ich jetzt ..."
Waltraud: „Ich würde jetzt gerne mal die Kinder herholen, dass die mal hier sind und das hören, was die da machen, also was die mir zumuten!"
Therapeut: „Also wie einen Rollentausch? Die Kinder sollen mal hier sein, und Sie sind derweil drüben im Pool und machen mal richtig Krach?"
Waltraud: „Nein, Ich hole einen von denen her, und der andere macht drüben Krach, dann hört der das mal! [zögert kurz] Naja, aber ich habe eigentlich Angst, dass die dann unflätig werden. Ich habe das schon einmal erlebt an meinem letzten Wohnort, da habe ich mal aus dem Fenster gerufen ‚Geht es auch etwas leiser?', und da hat so ein 16-Jähriger zurückgeschrien: ‚Du gehörst mal wieder richtig gefickt, Alte!'... Also ich habe Angst, dass ich dann den Kürzeren ziehe, dass ich den Schwanz einziehe und nachher noch blöder dastehe."
Nach einem kurzen Dialog über das Risiko beschämt zu werden, sagt der Therapeut: „Vorhin haben Sie ja auch gesagt, dass Sie eigentlich gar nicht so wütend auf die Kinder, sondern mehr auf die Eltern sind. Da drüben sitzt ja auch der Vater der Kinder ..." [kein Szenenwechsel in die frühere Szene]
Waltraud: „Ja, stimmt. Ich könnte auch rüber gehen und den Vater von den Kindern holen, dass der mal in meiner Wohnung ist und hört, wie laut das ist. Und das Grundstück von den Nachbarn ist ja weit weg, und man hört es trotzdem!"
Therapeut: „Wir haben ja jetzt verschiedene Möglichkeiten zur Auswahl, und Sie könnten jetzt mal probieren, wie Sie das in der Realität machen könnten. Wie Sie die Szene so machen könnten, dass Sie Ihre Gefühle unter Kontrolle haben, und gleichzeitig nicht Angst haben müssen, dass Sie den Kürzeren ziehen. Welche Option möchten Sie denn mal ausprobieren?"
Die Patientin entscheidet sich dafür, zum Vater zu gehen und mal auszuprobieren, wie sie mit ihm sprechen kann.
Waltraud geht rüber zum Nachbarhaus und kommt mit dem Vater ins Gespräch. Sie probiert verschiedene Gesprächsanfänge aus [Probehandeln] und lernt so, langsam ihre wütenden Impulse so weit zu regulieren, dass sie ihr Anliegen klar formulieren kann. Danach kann sie in die Rolle des Vaters wechseln und formuliert in seiner Rolle: „Gott sei Dank sind die Kinder draußen. Wir haben früher auch immer draußen am Fluss gespielt, nicht im Garten. Da konnte man so richtig Krach machen. Das hat richtig Spaß gemacht!"
Als Waltraud wieder zurück in ihrer eigenen Rolle ist, fragt der Therapeut, wie es bei ihr eigentlich als Kind war.

Waltraud: „Wir haben immer draußen auf der Straße gespielt, das hat echt Spaß gemacht. Aber wenn wir zu laut waren, wurden wir reingeholt, dass wir uns erst mal beruhigen, dann durften wir wieder raus. Heute ist das umgekehrt: Die Kinder werden zum Beruhigen raus geschickt!"
Und dann fällt Waltraud ein: „Ach Gott, da war ja dann so eine alte Frau, die immer geschimpft hat. Der haben wir es immer zu Leid gemacht, da waren wir dann mit Absicht besonders laut! Wir haben zu ihr immer „die böse Alte" gesagt." [Die Patientin lacht ein wenig über sich, ist dann leicht beschämt, lacht wieder] „ Mein Gott, bin ich jetzt vielleicht die Alte?!"

Die Patientin, die sich zunächst hilflos erlebte, konnte erkennen, dass sie in der Situation Handlungsmöglichkeiten zur Verfügung hat und diese auch modifizieren kann. Über den Rollentausch entwickelte sich zusätzlich eine Empathie für die zuerst abgelehnten anderen. Dies führte zu einem Szenenwechsel, der bei der Patientin die Selbstwahrnehmung, das Auto-Tele und grundsätzlich die Erinnerung an frühere Erlebnisse aktivierte.

Stühlearbeit im Einzelsetting bei einer Angst-Patientin

Die Patientin Andrea (39 Jahre) kommt wegen ihrer Angst- und Panikzustände in ihrer Arbeitssituation in Therapie. Daneben berichtet sie von Beziehungsproblemen mit ihrem Partner, die immer wieder stark eskalieren. Es fällt ihr in diesem Zusammenhang sehr schwer, ihre Impulse zu kontrollieren. Die Patientin hat zu diesem Zeitpunkt eine anspruchsvolle Position in einem großen Unternehmen und muss immer wieder die Ergebnisse ihrer Abteilung vor dem Vorstand präsentieren. Diese Situation kann sie vor Angst kaum aushalten, obwohl die Rückmeldungen, die sie für ihre Arbeit erhält, durchwegs positiv sind. Sie hat eine Konditorlehre gemacht und dann über den zweiten Bildungsweg studiert.

Andrea: „Immer, wenn ich weiß, dass jetzt der Präsentationstermin kommt, gerate ich regelrecht in Panik. Ich will am liebsten weglaufen und denke, dass die [der Vorstand] mich jetzt gleich fertigmachen werden. Ich habe dann nicht nur Angst, kann dann kaum aufstehen von meinem Platz, sondern ich fühle mich regelrecht wie ein kleines Mädchen, das doof ist. Ich bin immer noch die kleine Konditorin, die einfach ein bisschen „blond" ist, und jetzt meint, den „Großen" etwas erzählen zu wollen."
Therapeut: „Ich würde gerade gerne einmal mit Ihnen die Dinge mit Stühlen aufstellen, über die Sie gerade gesprochen haben, wie zur Veranschaulichung. Ist das ok?"

Die Patientin stimmt zu und der Therapeut richtet mithilfe von sechs Stühlen drei Szenen ein (siehe *Abbildung Stühle-Arbeit*).

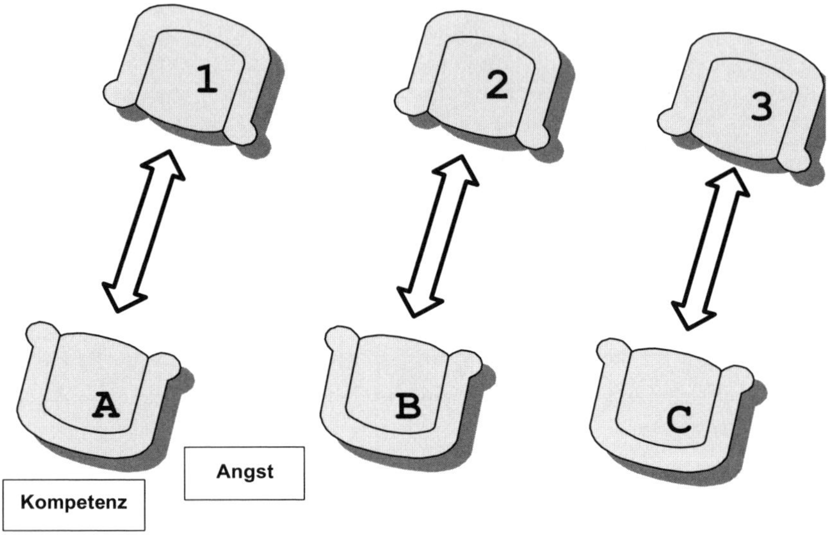

Abbildung 20: Stühle-Arbeit

Therapeut: „Hier [A] steht Ihr Stuhl als erwachsene Frau in der Firma mit ihren Kompetenzen, aber auch mit Ihren Ängsten [legt zwei beschriftete Moderatorenkarten dazu: ‚Kompetenz' und ‚Angst']. Gegenüber steht der Stuhl stellvertretend für den Vorstand [1]. Daneben [B] steht auf Ihrer Seite der Stuhl für Sie als junger Konditorlehrling und gegenüber der Ihrer Ausbilderin [2]."
Andrea: „Ja, eigentlich war das da auch so mit den zwei Seiten. Sie hat mich sehr gemocht, und ich war auch gut [hier ist die Patientin stolz auf ihre Kompetenz], aber gleichzeitig war ich so ängstlich und verschüchtert. Ich habe mich auch gar nicht getraut, mit den anderen Gesellen zu sprechen."
Therapeut: „... und hier [C] steht der Stuhl für das kleine Mädchen, das auch gelernt hat, mit Situationen klar zu kommen, aber zur gleichen Zeit voller Angst ist, was passiert. Und gegenüber von dem kleinen Mädchen steht der Stuhl für ... [3]?"
Andrea: „Ja, das ist ja klar. Für meine Mutter! Ich hatte immer so Angst, heim zu gehen. Nie wusste ich, was wieder passieren wird, in welcher Laune sie sein würde. Für was ich wieder beschimpft und klein gemacht würde. Oder ob sie einfach betrunken in der Wohnung liegen würde. Oder ob ich sie nach der Schule wieder stundenlang in Bekleidungsgeschäfte begleiten müsste,

damit sie ihren Kaufzwang befriedigen kann. Ich musste dann stundenlang in Umkleidekabinen aushalten. ... das sieht ja jetzt so aus, als ob ich mich heute vor meinem Chef wie dieses kleine Mädchen von damals fühle ..., und wenn ich an die Konflikte mit meinem Mann denke, da fühle ich mich auch oft übergangen in meinen Bedürfnissen, so als ob es nur nach ihm ginge [Umkleidekabinenszene], oder niedergemacht, obwohl er eigentlich ganz anders ist als meine Mutter, er würde mich nie niedermachen, *ich* schreie ja immer."

Die Patientin lernte, über die Parallelisierung der Szenen in unterschiedlichen Lebensaltern und mit unterschiedlichen Personen die Gemeinsamkeit und damit die Struktur der angstauslösenden Situation zu erkennen. Über das Verständnis für das traumatisierte (innere) Kind und das Erkennen des Konfliktgegners (Mutter) konnte sie sich konstruktiv verarbeitend mit ihren früheren Situationen auseinandersetzen, statt immer gegen die Angst-„Windmühlen" in der Gegenwart wie Don Quijote anzukämpfen. Die Gegenwartsangst und die Beziehungskonflikte gingen auf diese Weise Stück für Stück zurück. Sie lernte, sich als Erwachsene fürsorglich ihrem inneren Kind zuzuwenden und ihm den Trost und die Aufmerksamkeit zukommen zu lassen, die dieses immer vermisst hatte.

Amplifikation und szenische Inszenierung eines Gegenübertragungsbildes

Lena, eine 23-jährige Patientin, wurde von ihrem Hausarzt in Therapie geschickt, da sie seit etwa drei Jahren unter einer chronischen Bauchspeicheldrüsenerkrankung und unter einem Reizdarmsyndrom leidet. Sie lebt in der Wohnung in unmittelbarer Nähe zu ihren Eltern; ihre beiden älteren Brüder leben ebenfalls in eigenen Wohnungen neben bzw. über den Eltern. Sowohl die Eltern als auch die beiden Brüder und eine Schwägerin der Patientin haben den gleichen akademischen Beruf und diesen sollte die Patientin in den Augen der Familie auch erlernen. Von ihrem 15. Lebensjahr an schnitt sich die Patientin regelmäßig ihre Unterarme auf, was in der Familie nicht bemerkt oder zumindest nicht kommentiert wurde, obwohl beim Tragen von T-Shirts die zahlreichen Narben deutlich sichtbar sind. Auf die Narben angesprochen, sagt die Patientin zum Therapeuten „Das ist für mich wie Schmuck". Die Patientin ist ausgesprochen sportlich und möchte „eigentlich" lieber etwas mit Kunst oder Theater erlernen oder als Fitnesstrainerin arbeiten.

Die Patientin kann sich sehr gut mithilfe von gemalten Bildern symbolisch ausdrücken, aber immer, wenn der Therapeut auf die Familie zu sprechen kommt, verschließt sich die Patientin vor dem Therapeuten und lässt ihn mit dem Gefühl, ein Eindringling zu sein, zurück. „Am liebsten wäre mir, wenn Sie zu dem Schluss kommen würden, dass ich keine psychischen Probleme habe, sondern alles körperlich ist", sagt sie zum Therapeuten.

Das innere (Gegenübertragungs-)Bild des Therapeuten wird immer deutlicher eines von einem Wild-West-Szenario [Amplifikation]. In der Mitte sind die Patientin und ihre Familie wie Cowboys in einer Wagenburg. Sie schließen sich nach außen ab, verstecken sich hinter ihren Wägen und schießen auf die angreifenden Indianer, die auf ihren Pferden außen herum reiten und auf die sich verteidigenden Eingeschlossenen schießen. Der Therapeut versteht die Szene als *Amplifikation* verschiedener Symptomszenen, sowohl der Familiensituation („Wir sind eine Burg und grenzen uns aggressiv nach außen ab"), als auch der Situation der Patientin („Ich werde bedroht von außen"). Gleichzeitig zeigt sich die Szene auch in der therapeutischen Beziehungsdynamik.

Das Bild löst im Therapeuten ärgerliche Gegenübertragungsgefühle aus. „Was und warum verschanzen sich die Patientin und ihre Familie und schießen auf die Feinde draußen, selbst auf mich (den Therapeuten)?" Auch Besorgnis meldet sich zu Wort: „Die Patientin ist innen (!) verletzt (chronische Bauchspeicheldrüsenerkrankung), aber ihre Wunde wird nicht versorgt von der Familie, ja nicht einmal wahrgenommen, sondern sie erhält dafür auch noch Vorwürfe. Die Mutter der Patientin macht ihr wiederholt Vorwürfe wegen ihrer Erkrankung im Sinne von ‚Du schwächst uns!'" Sie sagt: „Mit deinen Diäten machst du mir solche Sorgen, dass ich nicht mehr schlafen kann", und der Vater kommentiert den Versuch der Tochter, über Psychotherapie ihre körperlichen Probleme zu lösen: „Ja, kommt jetzt als nächstes das Jugendamt?" (... angeritten, möchte der Therapeut im Wagenburgbild fragen).

Der Therapeut schildert der Patientin sein Bild der Wagenburg und nimmt den Szenenaufbau stellvertretend für die Patientin vor. In seiner Rolle als *interaktionell mitagierender Doppelgänger* fühlt er sich mithilfe seiner Gegenübertragung in die Patientin ein und doppelt Gefühle, Gedanken und Handlungsimpulse auf beiden Seiten des Wagenrundes.

Der Therapeut versteht alle vorkommenden Personen als Anteile des kulturellen Atoms der Patientin (subjektstufig) und doppelt den Vateranteil „Vorsicht, da kommen noch welche, schnell pass auf ..., schieß ...!", den verletzten Ich-Anteil der Patientin: „Oh mein Gott, ich bin verletzt ..., ich blute ..., ja sieht mich denn niemand ...?", aber auch die außenherum reitenden Indianer, die unermüdlich auf die Inneren einstürmen „Gleich haben wir sie ...,

schnappt sie euch, sie sind schon verletzt, dann machen sie, was *wir* wollen."
Als die Szene steht und die Rollen eingeführt sind, ist Lena sichtlich berührt, kann aber (noch) nicht in die Szene einsteigen und darin handeln. Sie fragt aber nach, bis sie das Bild komplett verstanden hat, dass innen wahlweise sie oder sie und ihre Familie sind und außen herum die Feinde auf sie einstürmen, während sie eigentlich verletzt ist und Versorgung und Pflege braucht.
Es folgen weitere Therapiestunden, in denen die therapeutische Haltung von geduldigem, nicht bedrängendem außen Herum-Reiten des Therapeuten rund um die Wagenburg geprägt ist, also um ein unbeirrbares Kontaktangebot. Das Gegenübertragungsbild hat sich in dieser Zeit geändert in Richtung eines Szenarios, bei dem Lena als Geißel in der Wagenburg gefangen ist und sehr vorsichtig befreit werden muss. Ein schädlicher Anteil ihres sozialen – bzw. subjektstufig: ihres kulturellen – Atoms hat die Macht über den gesunden Anteil übernommen und diesen von der Außenwelt abgeschnitten. Am Ende der fünften Stunde, welche auf das Wagenburgbild folgt, öffnet die Patienten die Wagenburg und erzählt: „Es ist so ungerecht, warum soll ich mich nicht selbst verletzen dürfen [schneiden]? Ich habe diese blöde Alkoholikerkrankheit [Bauchspeicheldrüsenentzündung], obwohl ich keinen Alkohol trinke, und die anderen [Eltern] trinken das Bier wie Wasser!" Sie erzählt, dass vor allem ihre Mutter einen massiven Alkoholabusus betreibt und danach die Patientin immer verletzt. Die Öffnung der Wagenburg wird gefolgt von einem Schuld- und Schamgefühl „Ich hätte das nie erzählen dürfen!"
Mit Stühlen baut der Therapeut zusammen mit Lena die Wagenburg wieder auf, und der Prozess der Öffnung und der darauf einsetzenden Scham wird gemeinsam erarbeitet. Der Therapeut doppelt noch einmal Patientin und Eltern gemeinsam, benennt die empfundene Gefahr „Jetzt sind wir angreifbar". Die Patientin lehnt dieses gemeinsam Gedoppelt-Werden ab, die Selbst-Objekt-Differenzierung ist ihr an dieser Stelle gelungen.
Der Therapeut bleibt bei der objektstufigen Sicht der Szene: „Ihre Rolle als verletzte Lena in der Wagenburg ist für die ganze Wagenburg-Familie sehr fürsorglich. Nichts darf herein. Jetzt haben Sie gerade ein neues Motto ausgegeben, dass etwas nach draußen darf. Es ist, als ob Sie die Chefin in der Wagenburg sind. Können sie einmal aus dieser Rolle sprechen, auch den anderen Anweisungen geben?"
Lena erklärt den anderen daraufhin, dass man sich nicht so abschotten muss, dass es draußen auch hilfreiche andere gibt, wie Freunde, aber auch Ärzte für Körper und Seele.
In der nächsten Stunde kommt Lena zum ersten Mal mit kurzen, knielangen Hosen und erklärt dem Therapeuten: „Sie sehen mich zum ersten Mal so. Ich will jetzt sein wie die anderen! Ich habe die letzten Jahre immer lange Ho-

sen angehabt, damit man meine Beine nicht sieht. Ich habe mir immer Wunden zugefügt, sie auch immer wieder neu aufgemacht. Bei den Unterschenkeln schaffe ich es jetzt schon aufzuhören. … Ich habe Wunden am ganzen Körper."

Über die gemeinsame szenische Erarbeitung eines Gegenübertragungsbildes des Therapeuten gelang es der Patientin, ihre Rollenkonserve der sich innen selbst Verletzenden und nach außen Abschottenden zu verlassen und in einen kreativen Prozess einzusteigen, der sowohl ihre Wahrnehmung als auch ihr Verhalten veränderte. Sie konnte sich in der Folge selbst in ihrem familiären Umfeld anders sehen, besser nach innen abgrenzen, ihre Impulse als emotionale Reaktionen verstehen und kontrollieren, und die Wagenburg vorsichtig zeitweilig verlassen, um nach eigenen Wegen zu suchen.

Das Paar im Monodrama-Setting

Bernd ist Ende 40 und seit knapp 20 Jahren verheiratet. Der Anlass, Therapie zu nehmen ist eine hochkonflikthafte Partnerschaftssituation. Ein Wort gebe das andere im Streit und beide würden rasch laut. Eine zeitlang haben sie schon einmal getrennt gewohnt, da sei es besser gewesen, aber weder er noch seine Frau wollen diese Art von Beziehung. Er habe das Ziel, dass er ruhiger werde, dann würde er nicht mehr so impulsiv reagieren und die Situationen würden auch weniger eskalieren. Das sei neu für ihn. Früher habe er immer gedacht, sei Frau solle ihn nicht so nerven. Sie solle weniger Ansprüche an ihn stellen, dann könne er sein ruhiges Leben so weiter leben und es gebe keinen Streit.

Der Patient beschreibt sich selbst als schon immer äußerst phlegmatisch, er „bekomme meist den Arsch nicht hoch", und in Gesprächen mit seiner Frau als extrem kränkbar, sie wisse genau „welche Knöpfe sie bei ihm drücken müsse".

Der Fokus von Bernds Konfliktbeschreibung ist nach seiner Schilderung gewandert von seiner Frau zu ihm. Sie habe früher viel für die Beziehung getan, heute habe er eine „Bringschuld", sie habe keinen „Bock" mehr. Und das würde er auch einsehen, stellt Bernd mit einem schuldbewussten Blick fest. Das Ziel in diesem Therapieabschnitt ist es, mit dem Patienten die *Telebeziehung* zu verstehen und sie zu fördern, d. h. von Übertragungen und früheren Belastungen zu befreien und aus dem Modell auszusteigen „Entweder ich habe die Schuld für unsere Misere, oder Du hast die Schuld". Es entstand im gemeinsamen Gespräch zwischen Therapeut und Patient ein Bild wie aus einem Shakespeare-Stück, bei dem es um „falsche" Liebe („ich bin Schuld") und „wahre" Liebe geht („du bist schuld!"), doch „wer kann zwischen einer wahren Liebe, die irrt, und einer falschen Liebe, die zur wahren verkehrt wird, unterscheiden?" (Girard 2011, 4). Das auf dem Patienten lastende Schuldrisiko machte eine klassische Paartherapie unmöglich, er hatte zu große Angst, dass er in der Paarsituation für sein Verhalten blamiert werde. Um den Patienten, der von sich sagte, dass er phlegmatisch sei, etwas in Bewegung zu bringen, wechselt der Therapeut zunächst die therapeutische Bühne vom Sitzen und Sprechen an die Wandbühne (vgl. Baumann/Stadler 2012), und danach weiter mit Symbolen auf die Tischbühne. An der Wandbühne erarbeitet der Therapeut mit Bernd zunächst den Unterschied von einem Beziehungsbild, in dem einer der „Schuldige/Verantwortliche" und der andere der „Leidtragende/das Opfer" ist, hin zu einem Beziehungsbild, welches die Telebeziehung in den Fokus nimmt, also das, was zwischen den Menschen besteht [obere zwei Darstellungen in der Abbildung].

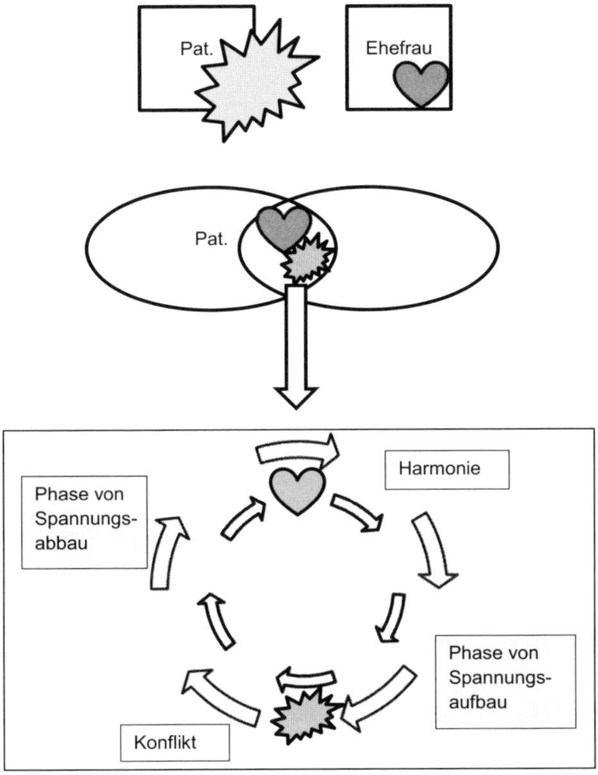

Abbildung 21: Das Paar im Monodrama

> Bernd argumentiert zwar zunächst ausführlich für das Modell ,Schuld/Unschuld', aber richtet sich dabei immer weiter auf. Auf der neben der Wandbühne mit zwei Figuren ausgestatteten Tischbühne wandern die Symbole für den gemeinsamen Konflikt und für die Schuld/Verantwortung bzw. den Opferstatus/die Unschuld hin und her, einmal zur Figur von Bernd, einmal zur Figur seiner Frau. Während zu Beginn vor allem der Therapeut – quasi kommentierend – die Figuren bewegte, übernimmt im Laufe des Prozesses Bernd immer mehr die Rolle des „Symboleschiebers" oder Regisseurs. Auf der Wandbühne [unteres Bild innerhalb der Abbildung] kann Bernd den gemeinsamen Beziehungsprozess mit seiner Frau wie einen Kreislauf verstehen lernen. Der *Prozess*, nicht das *Paar* [innere und äußere Pfeile im Kreis], hat zwei Pole, den „Harmonie-Pol" und den „Konflikt-Pol". Gemeinsam stellen sie als Paar eine Situation her, die aussieht, als ob mal der eine, mal der andere ausschließlich für den Konflikt-Pol zuständig sei.

Der Patient konnte über die symbolische Darstellung eines gemeinsamen Prozesses mit seiner Frau an der Wand- und auf der Tischbühne mit ihren distanzierenden und mentalisierungsfördernden Eigenschaften den Blick zunächst von sich und seiner Frau abziehen, und dafür das „Beziehungs-Selbst" oder die Tele-Beziehung in den Blick nehmen. Dieser szenisch inszenierte Prozess verhalf dem Paar zu einer Deeskalation in ihren Konflikten. Der Patient lernte auf diesem Weg, sowohl sich aus der Spiegelposition, als auch seine Frau angemessener wahrzunehmen und seine Impulse besser zu kontrollieren.

5 Evaluation

Zur Wirksamkeit des Psychodramas gibt es eine Reihe von Untersuchungen, die in zwei Überblicksarbeiten dargestellt werden (Wieser 2007; Bergmann 2012). Wie bei allen anderen Psychotherapieverfahren handelt es sich bei den Untersuchungen einerseits um quantitative, andererseits um qualitative und Mixed-Method-Untersuchungsdesigns. Dies hat mit dem Forschungsgegenstand Psychotherapie zu tun. Rein quantitative Untersuchungen sind meist nur in kurzen Zeiträumen und bei deutlich begrenzten Fragestellungen durchführbar und aussagekräftig. Wieser (2007) schreibt in seiner Metaanalyse, dass die Beforschung des Psychodramas durch die teils rigiden kontrollierten und randomisierten Studien, wie sie akademischen Ansprüchen genügen, aufgrund der psychodramatischen Basiskonzepte von Aktion, Spontaneität und Kreativität nicht das naheliegendste Modell sei. Dabei sei dahingestellt, ob überhaupt die *quantitative* Forschung das Mittel der Wahl sein kann, wenn es um die Untersuchung zwischenmenschlicher Faktoren wie zum Beispiel die Psychotherapie geht, oder ob nicht generell den qualitativen Verfahren an dieser Stelle der Vorzug zu geben wäre. Das Psychodrama war, wie bereits im historischen Abriss beschrieben, im ersten Drittel des letzten Jahrhunderts in den USA eines der ersten anerkannten Psychotherapieverfahren. Heute liegt die wissenschaftliche Anerkennung in Österreich (1996), in der Schweiz (2009) sowie in Ungarn (2001), ja selbst in der *European Association of Psychotherapy* (2005) vor. In Österreich und der Schweiz hat dies auch zur sozialrechtlichen Anerkennung geführt. In Deutschland gilt das Verfahren im Sinne der Richtlinien des *Wissenschaftlichen Beirates Psychotherapie* (WBP) noch nicht als wissenschaftlich anerkannt. Der *Gemeinsame Bundesausschuss* (G-BA), welcher für die sozialrechtliche Zulassung zuständig ist, hält nach wie vor einzig die Verhaltenstherapie und die Psychodynamische Psychotherapie für abrechnungsfähig. Das Psychodrama als humanistisches Verfahren tut sich schwer mit dem Verhaltenstherapie-geprägten, akademischen Mainstream-Standard, der selbst in seiner evidence-based-practice-Orientierung eher einer Laborsituation als einem praxis- und patientenorientierten Forschungsdesign gleicht. Naturalistische Studien werden hier wie die meisten qualitativen Forschungsverfahren als minderwertig gegenüber den quantitativen Forschungen betrachtet. Hintermaier (2011, 89 ff.) zeigt aus gegebenem Anlass die Zusammenhänge zwischen dem Verfahren Psychodrama und dem qualitativen sowie quantitativen Paradigma auf. In der oben bereits erwähnten Metadatenanalyse untersucht Wieser anhand von 52 Einzelstudien, inwiefern bei der Behandlung psychischer Erkrankungen entsprechend dem ICD 10 mithilfe von Psychodrama statistisch signifikante Ergebnisse erzielt wurden. Wieser konstatiert, dass in den ICD 10 Diagnosegruppen F10–19 (Sucht und Abhängigkeit), F20–29 (Psychose), F30–39 (affektive Störungen), F40–48 (neurotische, Belastungs- und somatoforme Störungen) und mit Einschränkungen bei F70–79 (Intelligenzstörungen) signifikant positive Ergebnisse vorliegen (Wieser 2007, 274 ff.). In den Bereichen F0, F5, F6 und F8 standen zum Zeitpunkt seiner Metaanalyse noch statistisch signifikante Ergebnisse aus. Einen aktuelleren Überblick liefert die Zusammenstellung Bergmanns für den Antrag an den Wissenschaftlichen Beirat Psychotherapie durch Kriz (2011).

2011 erschien ein Sammelband mit empirischen Arbeiten (Stadler/Wieser 2011), der sich mit vier Bereichen auseinandersetzt, der Grundlagenforschung, der therapeutischen Arbeit mit Kindern und Jugendlichen, dem störungsorientierten Psychodrama sowie der Psychodramaforschung in Fort- und Weiterbildung bzw. Supervision. Tschuschke beschreibt dort die Ergebnisse der PAGE-Studie (Projekt Ambulante Gruppenpsychotherapie Evaluation; Tschuschke 2011, 45 ff.). In dieser wurde die Wirksamkeit psychodramatischer sowie psychodynamischer Gruppentherapie untersucht.

> „Die Ergebnisse der PAGE-Studie weisen ambulante gruppenpsychotherapeutische Behandlungen, wenn sie von professionellen BehandlerInnen mit guter bis sehr guter praktischer Erfahrung als PsychotherapeutInnen und GruppenpsychotherapeutInnen durchgeführt werden, als sehr effektiv aus, und das – im Hinblick auf die psychische Belastung – bei einer sehr chronifizierten Behandlungsklientel. Die Effektstärken liegen im Mittel bei […] 1.01 (psychodramatische Gruppen: GAF: 1.35, Therapieziele: 1.60, IIP: 0.50, GSI: 0,57); sie rangieren damit über dem in der Literatur berichteten Effektstärke-Durchschnitt von Psychotherapie, der generell zwischen 0.85 und 1.00 liegt.“ (S. 54)

Gessmann untersucht, inwieweit sich neurotische Patienten (ICD 10 F3, F4) durch die Teilnahme an einer psychodramatischen Gruppentherapie bezüglich ihrer Erlebens- und Verhaltensweisen im Verhältnis zu einer unbehandelten Vergleichsgruppe veränderten (Stadler/Wieser 2011, 69ff.). Als Messinstrumente für die Veränderung verwandte er das *Freiburger Persönlichkeitsinventar* (FPI), den *Stressverarbeitungsfragebogen* (SVF) sowie das *Minnesota Multiphasic Personality Inventar* (MMPI). Während sich in der Kontrollgruppe kein statistisch relevanter Effekt nachweisen ließ, konnte dies für die Gruppe der mit Psychodramatherapie Behandelten nachgewiesen werden (Gessmann 2011, 69ff.). Trinkel und Nindler (2011, 198) untersuchten Effekte einer psychodramatischen Gruppentherapie bei Patienten mit strukturellen Störungen an einer kleinen Stichprobe und konnten mit Hilfe des *Brief Symptom Inventorys* Veränderungseffekte bei den Patienten nachweisen, die zur Abnahme interpersoneller Schwierigkeiten führte. Wie Psychodrama-Forschung mit spezifischen psychodramatischen, bzw. soziometrischen Untersuchungsinstrumenten und Designs aussehen kann, beschreibt exemplarisch Cejka (2011, 153ff.). Sie verwendet das soziale Atom als Analyseinstrument sozialer Netzwerkforschung, um Projekte innerhalb der Jugendwohlfahrt zu evaluieren. In der Regel sind es aber keine reinen Psychodrama-Instrumente, mit denen Psychodramatherapie evaluiert wird, sondern Mixed-Method-Designs (vgl. Hintermeier 2011). Dazu gehören z. B. die *Interpretative, phänomenologischen Analyse (IPA)*, die *qualitative Inhaltsanalyse* (vgl. Mayring 2008), die *Grounded Theory* (vgl. Kastner 2011), die *Helpful Aspects of Therapy* (Elliot 1993; 2007), das *Helpful Aspects of Morenian Psychodrama Content Analysis System* (HAMPCAS)(Ana Sofia Cruz, Célia Maria Dias Sales, Gabriela Moita und Paula Alves 2011) *und das Clinical Outcomes in Routine Evaluation – Outcome Measurement (CORE-OM)* (Evans et al. 2002), um nur einige Beispiele zu nennen. Gerade bei letzterem werden die Veränderungsprozesse und damit der Outcome stärker in den Blick genommen. Das Konzept der *practice-based evidence* wird von Autoren wie Evans et al. (2000; 2002; 2012) neben die *evidence-based practice* gestellt und zeigt sehr gute Ergebnisse (Barkham & Mellor-Clark, 2003, 319–327; Barkham et al. 2006, 3–15). 2013 begann in Deutschland eine wissenschaftliche Beforschung von psychodramatischen Psychotherapieprozessen mit dem Schwerpunkt *Evaluation*. Evaluiert wird das Verfahren im beraterischen und therapeutischen Kontext, und zwar sowohl im Einzel- als auch im Gruppensetting. Das Forschungsdesign sieht in einem ersten Schritt zwei Instrumente vor, den *CORE-OM* von der Forschergruppe um Evans und einen standardisierten *Stundendokumentationsbogen* für die Berater und Therapeuten. Damit soll eine möglichst gute Vergleichbarkeit bei vertretbarem Aufwand für die Patienten sowie für die Therapeuten erreicht werden.

Der *CORE-OM-Fragebogen* (Clinical Outcomes in Routine Evaluation – Outcome Measure) ist ein standardisiertes Messverfahren, welches von dem *FEPTO Research Committee* als Erhebungsinstrument europaweit vorgeschlagen wurde. Es wurde von einem britischen Team um Evans (2000) entwickelt und enthält wesentliche klinische Items, die eine Veränderung durch die Therapie erkennbar machen können. Der CORE-OM umfasst 34 Items, welche psychischen Stress erfassen. Der Fragebogen kann in unterschiedlichen Therapieverfahren eingesetzt werden, da er nicht verfahrensgebunden formuliert ist. Er findet auch Anwendung bei verschiedenen Diagnosegruppen, ist also nicht spezifisch „nur bei Angst" oder „nur bei Depression", anwendbar. Er berücksichtigt all diejenigen Faktoren, die Praktiker für die wesentlichsten im Zusammenhang mit psychischer Gesundheit halten. Der CORE-OM umfasst 4 Bereiche: subjektives Wohlgefühl (4 Items), Probleme und Symptome (12 Items), Funktion (12 Items) und Risiken (6 Items). Der Fragebogen lässt sich in fünf bis zehn Minuten ausfüllen. Der CORE-OM wird zu Beginn und am Ende der Beratung und Behandlung sowie währenddessen alle 2 Monate von den Teilnehmern ausgefüllt.

In diesem Teil der Outcome-Untersuchung durch den CORE-OM-Fragebogen wird eine beratungs- oder therapieinduzierte Veränderung bei den Klienten und Patienten gemessen. In Ergänzung dazu gibt es den *Stundendokumentationsbogen* (SDB), welcher von den Beratern und Therapeuten jede Sitzung ausgefüllt wird. Dies ist ein psychodramaspezifisches Instrument, welches den Sitzungsinhalt sowie die angewandten Techniken dokumentiert (© Stadler 2011) und auf diese Weise Veränderungsfaktoren nachvollziehbar macht.

Der Fragebogen zur *Stundendokumentation für TherapeutInnen* (SDB-Psychodrama ©) kann zur Evaluation von Psychodramatherapie-Prozessen in Kombination mit dem oben erwähnten CORE-OM oder auch anderen klinischen Fragebögen wie dem *State-Trait Anxiety Inventory* (STAI), dem *Beck Depression Inventar* (BDI) oder dem *Helpful aspects of therapy* (HAT) eingesetzt werden, um zu untersuchen, inwieweit sich eine Veränderung klinischer Symptome auf psychodramatische Einzel- oder Gruppentherapie und die Anwendung spezifischer Psychodrama-Techniken beziehen lässt.

Klassisch im Psychodrama sind die Untersuchungen, die im Rahmen soziometrischer Prozesse durchgeführt wurden. Um das Eingebundensein bzw. Veränderungen und die Änderungswünsche in den sozialen Gefügen zu evaluieren, bestehen diese spezifischen soziometrischen Instrumente wie z.B. das von Treadwell et al. (1993; 1998) entwickelte *Soziale Netzwerk Inventar* (SNI) bzw. verschiedene andere Netzwerkfragebögen.

6 Ausblick

Der Ausblick kann direkt an die Evaluation anschließen. In den letzten Jahren hat die Anzahl der Studien im Verfahren Psychodrama auf europäischer Ebene deutlich zugenommen. Innerhalb der europäischen Länder existiert das Psychodrama als Psychotherapieverfahren in Deutschland am längsten, aber im Rahmen des Psychotherapeutengesetzes hat es (noch) keine offizielle „wissenschaftliche“ Anerkennung als Psychotherapieverfahren erhalten, wie die meisten anderen humanistischen Verfahren auch. Gegenwärtig liegt ein neuer Antrag beim *Wissenschaftlichen Beirat Psychotherapie* im Rahmen der Humanistischen Psychotherapie vor (vgl. Kriz 2011). Im Rahmen der Suchtkrankenhilfe ist das Verfahren Psychodrama in Deutschland etabliert und durch die Deutsche Rentenversicherung in der Rehabilitation anerkannt.

Auf europäischer Ebene gibt es einen Zusammenschluss von Psychodrama-Fort-, Weiter- und Ausbildungsorganisationen, die einen gemeinsamen Trainingsqualitätsstandard vertreten, die Federation of European Psychodrama Training Organisations (www.fepto.eu). Im Rahmen der FEPTO wiederum gibt es einen Arbeitskreis von Praktikern und Wissenschaftlern, die sich mit speziellen Forschungsfragen beschäftigen (Research Committee der FEPTO). In diesem europäischen Kontext findet eine starke gegenseitige Vernetzung in Anwendungs- und Forschungsfragen statt. Eines der aktuellen Ziele ist die stärkere Implementierung von Forschung in die Aus- und Weiterbildung bzw. die praktische Anwendung. Über den Rahmen Europas hinaus geht die International Association for Group Psychotherapy and Group Processes (IAGP), die sich aber ausschließlich mit Gruppen-, nicht mit Einzelsettings beschäftigt, und in deren Rahmen das Psychodrama eine Sektion neben anderen darstellt (www.iagp.com). Für den deutschen Qualitätsstandard psychodramatischer Weiterbildung verbürgt sich der Deutsche Fachverband für Psychodrama (DFP), der Weiterbildungsinstitute anerkennt (www.psychodrama-deutschland.de). In Österreich sind der Österreichische Arbeitskreis für Gruppentherapie und Gruppendynamik(ÖAGG, www.oeagg.at) und die

Psychodrama-Fachsektion (www.psychodrama-austria.at) zuständig. Für die deutschsprachige Schweiz steht das Psychodrama Helvetica (www.pdh.ch).

In Deutschland, Österreich und der Schweiz ist das Psychodrama unbenommen von Fragen wissenschaftlicher Anerkennung ein gefragtes Psychotherapieverfahren, da es den psychotherapeutischen Methodenkoffer deutlich erweitert. Kein anderes Verfahren ist handlungsorientierter. Dazu kommt die Tatsache, dass die Gruppe nach Jahren der Ruhe wieder mehr im Kommen ist.

Neuere inhaltliche Aspekte im Psychodrama finden sich u. a. dokumentiert bei Baim et al. (2007). Hier werden nicht nur einige der neuen psychodramatischen Entwicklungen dargestellt, sondern, wie auch bereits zu Beginn erwähnt, die Fühler zu anderen Bereichen und Verfahren ausgestreckt, Verbindungen und Gemeinsamkeiten gesucht. Stichworte hierzu sind: Neurobiologie, Mehrgenerationenanalysen, Jungianische Psychotherapie, Traumatherapie, Entwicklungspsychologie. Die Störungsorientierung wurde bereits bei den aktuellen Entwicklungen erwähnt. In den aktuellen Ausgaben der Zeitschrift für Psychodrama und Soziometrie (ZPS; www.psychodramazeitschrift.com) finden sich zahlreiche Artikel zum Verfahren Psychodrama, die nicht nur den therapeutischen, sondern auch andere Bereiche abdecken: Supervision, Beratung, Organisations- und Personalentwicklung sowie pädagogische Felder.

„Die ganze Welt ist Bühne
Und alle Fraun und Männer bloße Spieler.
Sie treten auf und geben wieder ab,
Sein Leben lang spielt einer manche Rollen
Durch sieben Akte hin.“ (Shakespeare 2004, 65)

Glossar

Aktionssoziometrie: kleine Übungseinheiten zur Erhebung von Gemeinsamkeiten, Einstellungen oder sozialen Strukturen innerhalb einer Gruppe; dient zum Kennenlernen, Anwärmen für folgende Prozesse und zur Verbesserung der Gruppenkohärenz.

Amplifikation: die Erweiterung einer Szene oder Handlung über die Realität hinaus z. B. Märchen oder Film.

Antagonist: Person, welche die Gegenrolle des Protagonisten in einem Psychodrama-Spiel innehat.

Aufstellung: Darstellung eines sozialen oder kulturellen Atoms mithilfe von Personen, Stühlen oder Symbolen, z. B. Familien-, Organisations- Teamaufstellungen, Inneres Team.

Bühne: ein definierter, evtl. auch räumlich abgegrenzter Bereich, der während der psychodramatischen oder soziodramatischen Aktion von den Rollenspielern zur szenischen Darstellung genutzt wird. Auf der Bühne befinden sich die Spieler in der Surplus-Realität.

Doppelgänger/Double: Person, welche den Protagonisten während der psychodramatischen Spielphase empathisch und unterstützend begleitet.

Doppeln: das einfühlende Verbalisieren von Protagonistenhaltung, -Gefühlen, -Gedanken und Handlungsimpulsen.

Einfrieren: Regieanweisung zum Anhalten einer szenischen Handlung.

Erwärmungsphase, Anwärmung, Warm-up: Hinführung der Gruppenmitglieder und des Therapeuten zur Aktions- oder Spielphase; ähnlich wie Grawes Problemaktualisierung.

Familienstellen (nach Moreno): Spezialfall der Darstellung eines sozialen Atoms, das mit Personen aus dem familiären Umfeld besetzt und auf der Bühne positioniert und exploriert wird.

Gruppenkohäsion: Gruppenzusammenhalt und das Zugehörigkeitsgefühl zu dieser.

Hilfs-Iche: Personen, welche im Dienste des Protagonisten Rollen im Psychodrama-Spiel übernehmen.

Identifikationsfeedback: Rückmeldungen der Zuschauer und Mitspieler nach einem Psychodramaspiel dazu, mit welcher Person auf der Bühne außer dem Protagonisten sie sich am stärksten identifiziert haben.

Integrationsphase: letzter Teil einer Psychodrama- oder Soziodrama-Einheit mit den Bestandteilen: Sharing, Rollen- und Identifikationsfeedback; kann ergänzt werden durch einen Alltagstransfer und eine Prozessanalyse.

Intermediär-Objekt: Symbole oder Objekte (z. B. Holzfiguren, Playmobil, Ansichtskarten, Handpuppen), die auf der Bühne zur Anwendung kommen.

Konserve: bestehende und im Ablauf definierte Erlebens-, Verhaltens- und Handlungssequenzen.

Kreativer Zirkel/kreative Spirale: Abfolge, die beschreibt, wie Menschen zu neuen Erlebens- und Verhaltensmustern kommen. Bestandteile: Ausgangslage, Erwärmung, Spontaneitätslage, Kreativitätslage (kreative Phase), (Verhaltens-) Konserve, (neue) Lage.

Kreative Phase: Abschnitt des kreativen Zirkels, in dem ein neues Erlebens- oder Verhaltensmuster geschaffen, konsolidiert, ersetzt oder wieder verworfen wird.

Kreativität: schöpferische Urkraft des Kosmos und des Menschen (auch: Selbstheilungskräfte), welche durch das Psychodrama gefördert wird.

Kulturelles Atom: Netzwerk von Rollen einer Person.

Lage: Situation einer Person unter Einbeziehung innerer wie äußerer Determinanten.

Locus nascendi: Ausgangspunkt einer Handlung.

Maximierung: Verstärkung zum Zwecke der Verdeutlichung (z. B. kann die Mimik übertrieben werden, um deren emotionalen Gehalt besser zu verstehen).

Monodrama: Intermediärobjekte werden statt Hilfs-Ichen eingesetzt (häufig: Psychodrama im Einzelsetting).

Playback-Theater: ein Erlebnis oder Ereignis wird von Playback-Darstellern nach einer Erzählung des Protagonisten inszeniert. Der Protagonist beobachtet die Szene.

Protagonist: Person, deren Thematik im protagonistenzentrierten Psychodrama-Spiel szenisch dargestellt wird.

Protagonisten-zentriertes Psychodrama: eine Person setzt sich auf der Psychodrama-Bühne mit ihrem Erleben und Verhalten szenisch auseinander.

Prozessanalyse: Reflexion eines vorangegangenen therapeutischen Prozesses in der Integrationsphase bzw. am Ende einer Arbeitseinheit.

Regieposition: Spiegelposition mit Anweisungskompetenzen für die Darsteller.

Rolle: System verschiedener Erlebens- und Handlungsmuster sowie Verhaltensweisen einer Person. Rollen sind unterschiedlich stark lebensgeschichtlich und kollektiv geprägt.

Rollenatrophie: Verringerung eines zuvor bestehenden Rollenrepertoires einer Person.

Rollenfeedback: Rückmeldungen der Mitspieler an den Protagonisten in der Integrationsphase, was in den Rollen empfunden, gedacht oder gewünscht wurde (Affekte, Kognitionen, Handlungsimpulse).

Rolleninterview: Erhebung des Rollenfeedbacks während der Spielphase.

Rollenmatrix: Summe aller während eines definierten Zeitraumes verkörperten Rollen.

Rollenrepertoire: Gesamtheit aller zu einem bestimmten Zeitpunkt verfügbaren Rollen eines Individuums.

Rollenspiel: Spiel einer oder mehrerer Personen in Rollen (als ob), die entweder vorher festgelegt wurden oder aus dem Stegreif während des Spieles entwickelt werden.

Rollentausch: reziproker Rollenwechsel: Person A geht in die Rolle von Person B, während gleichzeitig Person B in die Rolle von Person A geht; nicht mit Symbolen möglich.

Rollentraining: szenisches Rollenhandeln zur Entwicklung von Veränderungen.

Rollenübernahme – role-taking: Einnahme einer Rolle mit keiner oder wenig Möglichkeit der individuellen Gestaltung.

Rollenwechsel: einseitige Rollenübernahme: Person A geht in eine Rolle X (z. B. in Person B oder in ein Gefühl oder in einen Gegenstand).

Selbst: Das Selbst setzt sich aus der Bündelung von Rollen zusammen.

Sharing: Die Gruppenteilnehmer (oder im Einzelfall der Therapeut) berichten in der Integrationsphase, was sie aus dem eigenen (Er-)Leben von dem kennen, was der Protagonist in der Spielphase auf der Bühne gezeigt hat.

Soziales Atom: soziales Netzwerk einer Person.

Soziodrama: gruppenzentriertes Psychodrama.

Soziogramm: grafische Darstellung von Beziehungsmuster und Gruppenstrukturen.

Soziokulturelles Atom: Person mit ihren inneren Rollen und den dazugehörigen sozialen Interaktionspartnern.

Soziometrie: Messung, Darstellung, Analyse und Intervention in sozialen Beziehungen.

Soziometrischer Test: bezogen auf ein bestimmtes Kriterium (z. B. gemeinsamer Vortrag) werden die positiven (Präferenzen) und negativen Wahlen (Ablehnungen) innerhalb einer sozialen Einheit (z. B. Team, Gruppe …) erhoben und ausgewertet.

Spiegeln: während sich die Person außerhalb der Szene befindet, betrachtet sie ihr eigenes Verhalten, das eine andere Person stellvertretend zeigt, wie in einem Spiegel („dritte Position“).

Spielphase, Aktionsphase: Entscheidung für ein Thema sowie deren szenische Umsetzung auf der Psychodrama-Bühne.

Spontaneität: Zustand von Personen, welche situationsadäquat auf Situationen reagieren; entweder durch den Einsatz eines passenden inneren Erlebens- und Verhaltensmusters (Rollenkonserve) oder durch Schaffung einer neuen Erlebens- und Verhaltensreaktion (Rolle) auf eine sich wiederholende Situation.

Spontaneitätslage: energetisches Zeitfenster im kreativen Zirkel, in dem eine Person in der Lage ist, das Matching von äußerer und innerer Lage situationsadäquat zu vollziehen.

Spontaneitätstest: Testverfahren, um zu erkennen, wie gut es Personen gelingt auf komplexe Lagen mit unterschiedlichen Anforderungsprofilen zu reagieren.

Skulptur: meist statische, abstrahierende Darstellung einer Lage oder Befindlichkeit (z. B. eines Teams, eines Patienten …).

Stegreifspiel: szenisches Spiel einer Person bzw. einer Gruppe ohne vorher definierten Handlungsablauf.

Stellvertreter/Stand-In: Hilfs-Ich, welches die Rolle des Protagonisten einnimmt, während sich dieser außerhalb der Szene befindet.

Surplus-Realität: Die Realität der psychodramatischen bzw. soziodramatischen Bühnendarstellung geht über die Alltagsrealität hinaus (als ob).

Szene: in sich geschlossene Spielsequenz.

Szenenaufbau: durch den Szenenaufbau wird die innere Welt des Protagonisten auf der Bühne sichtbar gemacht.

Szenenwechsel: Im psychodramatischen bzw. soziodramatischen Spiel wird eine gespielte Szene verlassen und eine andere auf der Bühne aktiviert (z. B. eine frühere, eine gleichzeitige andere, eine emotional bedeutendere ...).

Tele(-Beziehung): Beziehungsqualität, welche die Wechselseitigkeit, die bewussten sowie unbewussten Prozesse zwischen Personen ausdrückt und über Prozesse von Übertragung und Gegenübertragung hinausgeht. Das, was real *zwischen* Individuen besteht.

Vignette: kurzes, aus nur einer Szene bestehendes Psychodrama-Spiel.

Zeitlupe/Zeitraffer: Techniken, bei denen die zeitlichen Abläufe verändert werden mit dem Ziel zu ex- bzw. intensivieren, oder Prozesse besser reflektieren zu können.

Zukunftsprobe/Zukunftsprojektion: Psychodrama-Spiel eines zukünftigen Ereignisses (Probehandeln).

Zuschauer: Teil des psychodramatischen Settings: Personen, die sich während eines Psychodrama-Spieles nicht in Rollen auf der Bühne befinden.

Literatur zur Vertiefung

Die Psychodramaliteratur ist in den letzten Jahren umfangreicher geworden, daher folgt ein kurzer Überblick über die gängigsten Werke. Dabei sind die einführenden und die Grundlagenbücher **fett** gedruckt. Die übrigen sind zur Vertiefung sehr gut geeignet und so allgemeinverständlich geschrieben, dass sie nach Lektüre des vorliegenden Bandes auch von Nicht-Psychodramatikern gut verstanden werden können. Neben den unten genannten Büchern gibt es mittlerweile eine Vielzahl von Artikeln in der Zeitschrift für Psychodrama und Soziometrie (ZPS), die hier nicht einzeln aufgelistet werden.

Aichinger, A. & Holl, W. (2010). Psychodrama – Gruppentherapie mit Kindern. Band 1. Wiesbaden: VS.

Aichinger, A. & Holl, W. (2011). Resilienzförderung mit Kindern. Kinderpsychodrama Band 2. Wiesbaden: VS.

Aichinger, A. & Holl, W. (2013). Einzel- und Familientherapie mit Kindern: Kinderpsychodrama Band 3. Wiesbaden: VS.

Ameln, F. v., Gerstmann, R. & Kramer, J. (2009). Psychodrama. Heidelberg: Springer (2. überarb. Auflage**).**

Baim, C., Burmeister, J., Maciel, M. (Eds.) (2007). Psychodrama. Advances in Theory and Practice. London: Routledge.

Bender, W. & Stadler, C. (2012). Psychodrama. Grundlagen, Methoden und Anwendungsgebiete. Stuttgart: Schattauer.

Blatner, A. & Blatner, A. (1988). Foundations of Psychodrama. History, Theory and Practice. New York: Springer.

Bosselmann, R., Lüffe-Leonhart, E. & Gellert, M. (Hrsg.) (1992). Variationen des Psychodramas. Meezen: Limmer.

Buer, F. (Hrsg.) (1999). Morenos therapeutische Philosophie. Die Grundideen von Psychodrama und Soziometrie. Opladen: Leske + Budrich.

Buer, F. (1999). Lehrbuch der Supervision. Münster: Votum.

Buer, F. (Hrsg.) (2001). Praxis der Psychodramatischen Supervision. Ein Handbuch. Leverkusen: Leske + Budrich.

Dayton, T. (2005). The Living Stage. A Step-by-Step Guide to Psychodrama, Sociometry and Experiential Group Therapy. Deerfield Beach: Health Communication.

Djuric, Z., Velikovic, J. & Tomic, M. (2006). Psychodrama. A beginners guide. London: Jessica Kingsley Publishers.

Erlacher-Farkas, B. & Jorda, C. (Hrsg.) (1996). Monodrama. Heilende Begegnung. Vom Psychodrama zur Einzeltherapie. Wien: Springer.

Fox, J. (Hrsg.) (1989). J. L. Moreno – Psychodrama und Soziometrie. Köln: Inszenario.

Fürst, J., Ottomeyer, K. & Pruckner, H. (Hrsg.) (2004). Psychodramatherapie. Ein Handbuch. Wien: Facultas.

Hutter, C. (2002). Psychodrama als experimentelle Theologie. Rekonstruktion der therapeutischen Philosophie Morenos aus praktisch-theologischer Perspektive. Münster: LIT.

Hutter, C. & Schwehm, H. (2009). J.L. Moreno Werk in Schlüsselbegriffen. Wiesbaden: VS.

Kellermann, P. F. (1992). Focus on Psychodrama. The Therapeutic Aspects of Psychodrama. London: Jessica Kingsley Publishers.

Kellermann, P. F. & Hudgins, M. K. (Hrsg.) (2000). Psychodrama with Trauma Survivors. London: Jessica Kingsley Publishers.

Kellermann, P. F. (2007). Sociodrama and Collective Trauma. London: Jessica Kingsley Publishers.

Kern, S. & Spitzer-Prochazka, S. (Hrsg.) (2013). Das Drama der Abhängigkeit. Eine Begegnung in 16 Szenen. Wiesbaden: Springer VS.

Krall, H. (2007). Trauma bei Kindern und Jugendlichen. Szenische Arbeit in Psychotherapie und Pädagogik. Münster: LIT.

Krüger, R. T. (1997). Kreative Interaktion. Tiefenpsychologische Theorie und Methoden des klassischen Psychodramas. Göttingen: Vandenhoeck & Ruprecht.

Leutz, G. A. (1974). Das klassische Psychodrama nach J. L. Moreno. Heidelberg: Springer.

Leveton, E. (2000). Mut zum Psychodrama. Ein praktischer Leitfaden. Salzhausen, Isko-Press.

Marineau, R. F. (1989). Jakob Levy Moreno. New York.

Moreno, J. D. (Hrsg.) (1995). Jakob L. Moreno. Auszüge aus der Autobiographie. Köln: InScenario.

Moreno, J. L. (1974). Die Grundlagen der Soziometrie. Wege zur Neuordnung der Gesellschaft. Opladen: Leske + Budrich.

Moreno, J. L. (1981). Soziometrie als experimentelle Methode. H. Petzold (Hrsg.), J.L. Moreno. Ausgewählte Werke (Band 1). Paderborn: Junfermann.

Moreno, J. L. (2008). Gruppenpsychotherapie und Psychodrama. Einleitung in die Theorie und Praxis. Stuttgart: Thieme.

Petzold, H. & Matthias, U. (1982). Rollenentwicklung und Identität. Von den Anfängen der Rollentheorie zum sozialpsychiatrischen Rollenkonzept Morenos. Paderborn: Junfermann.

Pruckner, H. (2001). Das Spiel ist der Königsweg der Kinder – Psychodrama, Soziometrie und Rollenspiel mit Kindern. München: InScenario.

Schacht, M. (2003). Spontaneität und Begegnung. Zur Persönlichkeitsentwicklung aus der Sicht des Psychodramas. München: InScenario.

Schacht, M. (2009). Das Ziel ist im Weg. Störungsverständnis und Therapieprozess im Psychodrama. Wiesbaden: VS.

Schaller, R. (2001). Das große Rollenspielbuch. Weinheim: Beltz.

Schaller, R. (2005). Wege, an sie ranzukommen: Selbstmanagement- und Psychodrama-Training mit gewaltbereiten Kindern und Jugendlichen. Weinheim: Juventa.

Schaller, R. (2009). Stellen Sie sich vor, Sie sind ... Das Ein-Personen-Rollenspiel in Beratung, Coaching und Therapie. Bern: Huber.

Stadler, C. & Kern, S. (2010). Psychodrama. Eine Einführung. Wiesbaden: VS Verlag.

Stadler, C. & Wieser, M. (Hrsg.) (2011). Psychodrama. Empirische Forschung und Wissenschaft. Wiesbaden: VS Verlag.

Stadler C. (Hrsg.) (2013). Soziometrie. Messung, Darstellung, Analyse und Intervention in sozialen Beziehungen. Wiesbaden: Springer VS.

Tomaschek-Habrina, L. (2004). Die Begegnung mit dem Augenblick. Jakob Levy Morenos Theater- und Therapiekonzept im Lichte der jüdischen Tradition. Marburg: Tectum.

Wiener, R., Adderley, D. & Kirk, K. (Eds.)(2011). Sociodrama in a Changing World. Lulu Press.

Yablonsky, L. (1992). Psychodrama. Die Lösung emotionaler Probleme durch Rollenspiel. Frankfurt a. M.: Fischer.

Zeintlinger-Hochreiter, K. (1996). Kompendium der Psychodrama-Therapie. Analyse, Präzisierung und Reformulierung der Aussagen zur psychodramatischen Therapie nach J. L. Moreno. München: InScenario.

Methodenübergreifende Literatur

Ameln, F. v. & Kramer, J. (2007). Organisationen in Bewegung bringen. Handlungsorientierte Methoden in der Personal-, Team- und Organisationsentwicklung. Berlin: Springer.

Bleckwedel, J. (2008). Systemische Therapie in Aktion. Kreative Methoden in der Arbeit mit Familien und Paaren. Göttingen: Vandenhoeck & Ruprecht.

Eberwein, W. (2009). Humanistische Psychotherapie. Quellen, Theorien und Techniken. Stuttgart: Thieme.

Edding, C. & Schattenhofer, K. (2009). Handbuch Alles über Gruppen. Theorie, Anwendung, Praxis. Weinheim: Beltz.

Förstl, H. (Hrsg.) (2007). Theory of Mind. Neurobiologie und Psychologie sozialen Verhaltens. Heidelberg: Springer.

Gellert, M. & Nowak, C. (2002). Teamarbeit – Teamentwicklung – Teamberatung. Ein Praxisbuch für die Arbeit in und mit Teams. Meezen: Limmer.

Goleman, D. (1997). Kreativität entdecken. München: Carl Hanser.

Holmes, P. (1992). The inner world outside. Object relations theory and psychodrama. London: Routledge.

Lauterbach, M. (2008). Wie Salz in der Suppe. Aktionsmethoden für den beraterischen Alltag. Heidelberg: Carl Auer.

Mattke, D., Reddemann, L. & Strauß, B. (2009). Keine Angst vor Gruppen. Gruppenpsychotherapie in Praxis und Forschung. Stuttgart: Klett-Cotta.

Schulz von Thun, F. (2004). Miteinander reden. Das „Innere Team“ und situationsgerechte Kommunikation. Reinbek: Rowohlt.

Storch, M., Cantieni, B., Hüther, G. & Tschacher, W. (2006). Embodiment. Die Wechselwirkung von Körper und Psyche verstehen und nutzen. Bern: Huber.

Storch M. & Krause F. (2002). Selbstmanagement – ressourcenorientiert. Bern: Huber.

Tretter, F. (2008). Ökologie der Person. Auf dem Weg zu einem systemischen Menschenbild. Perspektiven einer Systemphilosophie und ökologisch-systemischen Anthropologie. Lengerich: Pabst.

Weidenmann, B. (2008). Handbuch Active Training. Die besten Methoden für lebendige Seminare. Weinheim: Beltz.

Yalom, I. D. (2007). Theorie und Praxis der Gruppenpsychotherapie. Ein Lehrbuch. Stuttgart: Klett-Cotta.

Zaboura, N. (2009). Das empathische Gehirn. Spiegelneurone als Grundlage menschlicher Kommunikation. Wiesbaden: VS.

Zitierte Literatur

Aichinger, A. & Holl, W. (2010). Psychodrama – Gruppentherapie mit Kindern. Band 1. Wiesbaden: VS.

Aichinger, A. & Holl, W. (2011). Resilienzförderung mit Kindern. Kinderpsychodrama Band 2. Wiesbaden: VS.

Aichinger, A. & Holl, W. (2013). Einzel- und Familientherapie mit Kindern: Kinderpsychodrama Band 3. Wiesbaden: VS.

Amatruda, M. J. (2003). The magic carpet ride: Psychodrama methods with latency-age children. In: Gershoni. J. (Ed.): Psychodrama in the 21st century. Clinical and educational applications. NY: Springer, 117–134.

Alexander, F. & French, T. M. (1980). Psychoanalytic therapy. Principles and applications. University of Nebraska Press.

Ameln, F. v., Gerstmann, R. & Kramer, J. (Hrsg.) (2009). Psychodrama. 2. Aufl. Heidelberg: Springer.

Ameln, F. v. (2013). Surplus Reality – der vergessene Kern des Psychodramas. Zeitschrift für Psychodrama und Soziometrie 12 (1): 5–19 DOI 10.1007/s11620-012-0178-1.

Baim, C., Burmeister, J. & Maciel, M. (Hrsg) (2007). Psychodrama. Advances in Theory and Practice. London, New York: Routledge.

Barkham, M. & Mellor-Clark, J. (2003). Bridging evidence-based practice and practice-based evidence: developing a rigorous and relevant knowledge for the psychological therapies. Clinical Psychology & Psychotherapy 10 (6): 319–327.

Barkham, M., Mellor-Clark, J., Connell, J., and Cahill, J. (2006). A core approach to practice-based evidence: A brief history of the origins and applications of the CORE-OM and CORE System. Counselling & Psychotherapy Research 6(1): 3–15.

Baumann, B. & Stadler, C. (2012). Psychodrama in der zweiten und dritten Dimension. Die Wandbühne im psychodramatischen Coaching. Zeitschrift für Psychodrama und Soziometrie 11 (2): 227–238 DOI 10.1007/s11620-012-0156-7.

Becker, J. (2008). Psychodrama und Neurobiologie – Eine Begegnung. Zeitschrift für Psychodrama und Soziometrie 7 (1): 22–37 DOI 10.1007/s11620-008-0003-z.

Bender, W. (1980). Psychodrama im psychiatrischen Krankenhaus: Methoden, Einsatzmöglichkeiten und Effekte. Gruppenpsychotherapie und Gruppendynamik 15 (3/4): 348–352.

Bender, W., Eibl-Eibesfeldt, B., Lerchl-Wanie, G. & Zander, K. J. (1981). Psychodramatherapie mit Neurose- und Psychose-Patienten unter Einsatz von Videofeedback. Psychotherapie, Psychosomatik und medizinische Psychologie 31: 125–131.

Bender, W. (1982). Gruppentherapie (Psychodrama) bei schizophrenen Patienten. In: Helmchen, H., Linden, M. & Rüger, U. (Hrsg). Psychotherapie in der Psychiatrie. Berlin Heidelberg New York: Springer, 116–123.

Bender, W. (1986). Psychodrama mit Psychosepatienten. Gruppenpsychotherapie und Gruppendynamik 21; 307–317.

Bender, W., Braunisch, N. & Kunkel G. (1991). Psychodrama mit Psychose-Patienten. In: Vorwerg, M. & Alberg, T. (Hrsg). Psychodrama. Leipzig: Johann Ambrosius Barth, 114–119.

Bender, W. (1996). Psychodramatische Methodik in der Behandlung und Rehabilitation von psychiatrischen Patienten. In: Schizophrenie. Beiträge zur Forschung, Therapie und psychosozialem Management (Mitteilungsorgan der gfts) 11: 5–14.

Bender, W. (2008). Psychodrama. In: Martius, Ph., Spreti, F. v. & Henningsen, P. (Hrsg). Kunsttherapie bei psychosomatischen Patienten, München: Urban & Fischer, 415–419.

Bender, W. & Stadler, C. (2012). Psychodramatherapie. Grundlagen, Methodik und Anwendungsgebiete. Stuttgart: Schattauer.

Berg, I. K. (1999). Familien – Zusammenhalt(en). Ein kurztherapeutisches und lösungsorientiertes Arbeitsbuch. Dortmund: Verlag modernes Lernen.

Bergmann, J. (2012). Rechercheauftrag zu Psychodrama Studien. Recherche und Archivierung der relevanten Studien (nach dem Methodenpapier 28) sowie die Erstellung der tabellarischen Studienübersicht nach dem Vorschlag der AGHPT. Unveröffentlichtes Manuskript 13.06.2012.

Biegler-Vitek, G., Riepl, R. & Sageder, T. (2004). Psychodrama mit Kindern und Jugendlichen. In: Fürst, J., Ottomeyer, K. & Pruckner, H. (Hrsg.): Psychodrama-Therapie. Ein Handbuch. Facultas. Wien: 306–325.

Biegler-Vitek, G. (2011). „Wer ist in unserer Gruppe wohl der Stärkste, die Schönste, der Mutigste, …". Gruppendynamik und Soziometrie in psychodramatischen Psychotherapiegruppen für Kinder und Jugendliche. Zeitschrift für Psychodrama und Soziometrie 10 (2): 267–276 DOI 10.1007/s11620-011-0105-x.

Blatner, A. & Cukier, R. (2007). Moreno's basic concepts. In: Baim, C., Burmeister, J. & Maciel, M. (Hrsg): Psychodrama. Advances in Theory and Practice. London, New York: Routledge, 293–306.

Blattert, K. (2013). Jakob Levi Moreno. Ein Prophet unserer Zeit. In: Wieser, M. & Stadler, C. (Hrsg.) (2013): Jakob Levi Moreno. Prophet und Mediziner – Eine Spurensuche. Wiesbaden: Springer VS, 127–181.

Bleckwedel, J. (2008). Systemische Therapie in Aktion. Kreative Methoden in der Arbeit mit Familien und Paaren. Göttingen: Vandenhoeck & Ruprecht.

Bosselmann, R., Lüffe-Leonhart, E. & Gellert, M. (Hrsg) (1992). Variationen des Psychodramas. Meezen: Limmer.

Bracke, V. (2010). Psychodrama mit Paaren – (wie) geht das während der stationären psychosomatischen Rehabilitation? Zeitschrift für Psychodrama und Soziometrie 9 (1): 107–127 DOI 10.1007/s11620-010-0064-7.

Buber, M. (1962). Werke 1. Werkausgabe in 3 Bänden. Schriften zur Philosophie. Heidelberg: Lambert Schneider.

Buer, F. (1991). Rolle und Identität. Von Psychodramatikern und Psychodramatikerinnen in unserer Zeit. Psychodrama 4 (2): 255–272.

Buer, F. (1999). Morenos therapeutische Philosophie. Opladen: Leske und Budrich.

Buer, F. (2004). Praxis der psychodramatischen Supervision. Ein Handbuch. 2. Auflage Wiesbaden: VS.
Buer, F. (2007). Beratung, Supervision, Coaching und das Psychodrama. Zeitschrift für Psychodrama und Soziometrie 6 (2): 151–170 DOI 10.1007/s11620-007-0018-x.
Buer, F. (2009). Psychodrama in der Supervision. In: Ameln, F. v., Gerstmann, R. & Kramer, J. (Hrsg). Psychodrama. Heidelberg: Springer, 459–476.
Buer, F. (2010). Psychodrama und Gesellschaft. Wege zur sozialen Erneuerung von unten. Wiesbaden: VS.
Burmeister, J. (2001). Psychodramatische Gruppenpsychotherapie. In: Tschuschke, V. (Hrsg). Praxis der Gruppenpsychotherapie. Stuttgart: Thieme, 372.

Cejka, S. (2011). Das soziale Atom als Analyseinstrument sozialer Netzwerkforschung am Beispiel einer Projektevaluation innerhalb der Jugendwohlfahrt. In: Stadler, C. & Wieser, M.(Hrsg.): Psychodrama. Empirische Forschung und Wissenschaft. Wiesbaden: VS, 153–171.
Cossa, M. (2003). Taming puberty: Utilizing psychodrama, sociodrama and sociometry with adolescent groups. In: Gershoni. J. (Ed.): Psychodrama in the 21st century. Clinical and educational applications. NY: Springer, 135–150.
Cruz, A. S., Sales C., Moita, G. & Alves, P. (2012). The Helpful Aspects of Morenian Psychodrama Content Analysis System (HAMPCAS). http://www.fepto.eu/storage/files/documents/Porto%20RC%20report.pdf (12.10.2013).

de Shazer, S. (2002). Der Dreh. Überraschende Wendungen und Lösungen in der Kurzzeittherapie. Heidelberg: Carl Auer.
Dollase, R. (1976). Soziometrische Techniken. Techniken der Erfassung und Analyse zwischenmenschlicher Beziehungen in Gruppen. Weinheim, Beltz.

Eberwein, W. (2009). Humanistische Psychotherapie. Quellen, Theorien und Techniken. Stuttgart: Thieme.
Elliot, R. (1993). Helpful aspects of psychotherapy. http://www.experiential-researchers.org/instruments/elliott/hat.html (11.10.2013).
Elliott, R., Slatick, E. & Urman, M. (2001). Qualitative Change Process Research on Psychotherapy: Alternative Strategies. In: J. Frommer and D. Rennie (Eds.), The Methodology of Qualitative Psychotherapy Research. Lengerich: Germany: Pabst Science.
Erlacher-Farkas, B. & Jorda, C. (Hrsg) (1996). Monodrama. Heilende Begegnung. Vom Psychodrama zur Einzeltherapie. Wien: Springer.
Evans, C., Mellor-Clark, J., Margison, F., Barkham, M., Audin, K., Connell, J. & McGrath, G. (2000). CORE: Clinical Outcomes in Routine Evaluation. Journal of Mental Health 9 (3), 247–255 DOI: 10.1080/jmh.9.3.247.255.
Evans, C., Connell, J., Barkham. M., Margison, R, McGrath, G., Mellor-Clark, J. & Audin, K. (2002). Towards a standardised brief outcome measure: Psychometric properties and utility of the CORE-OM. British Journal of Psychiatry. 180, 51–60.
Evans, C. (2012). The CORE-OM (Clinical Outcomes in Routine Evaluation) and its derivates. Integrating Science and practice 2 (2), 12–15.

Feldhendler, D. & Mager, I. (2006). Playback Theater: Bühne frei für Begegnung. Zeitschrift für Psychodrama und Soziometrie 5 (2): 275–287 DOI 10.1007/s11620-006-0026-2.

Fliegel, S. (1996). Rollenspiele. In: Margraf J. (Hrsg). Lehrbuch der Verhaltenstherapie 1. Berlin: Springer, 354.

Förstl, H. (Hrsg.) (2007). Theory of Mind. Neurobiologie und Psychologie sozialen Verhaltens. Heidelberg: Springer.

Fonagy, P., Gergely, G., Jurist, E. L. & Target, M. (Hrsg.) (2004). Affektregulierung, Mentalisierung und die Entwicklung des Selbst. Stuttgart: Klett Cotta.

Fox, J. (1996). Renaissance einer alten Tradition – Playback-Theater. München: In-Scenario.

Franzke, E. (1991). Märchen und Märchenspiel in der Psychotherapie. Der kreative Umgang mit alten und neuen Geschichten. Bern: Huber.

Fürst, J. (2004). Psychodrama in der Einzeltherapie. In: Fürst, J., Ottomeyer. K. & Pruckner, H. (Hrsg) (2004). Psychodrama-Therapie. Ein Handbuch. Wien: Facultas, 193–207.

Fürst, J., Ottomeyer, K. & Pruckner, H. (Hrsg) (2004). Psychodrama-Therapie. Ein Handbuch. Wien: Facultas.

Garfield, S. (2003). Transference in analytic psychodrama. In: Gershoni, J. (Ed.): Psychodrama in the 21st Century. Clinical and educational applications. NY: Springer, 15–30.

Gellert, M. & Nowak, C. (2010). Teamarbeit, Teamentwicklung und Teamberatung. Ein Praxisbuch für die Arbeit in und mit Teams (4. Aufl.). Meezen: Limmer.

Gerrig, R. J. & Zimbardo, P. G. (2008). Psychologie. München: Pearson Addison-Wesley.

Gershoni, J. (Ed.) (2003). Psychodrama in the 21st Century. Clinical and educational applications. New York: Springer Publishing Company.

Gessmann, H.-W. (2011). Empirischer Beitrag zur Prüfung der Wirksamkeit psychodramatischer Gruppenpsychotherapie bei NeurosepatientInnen (ICD 10: F3, F4). In: Stadler, C. & Wieser, M.(Hrsg.): Psychodrama. Empirische Forschung und Wissenschaft. Wiesbaden: VS, 69–87.

Girard, R. (2011). Mythos und Ritual bei Shakespeare: Ein Sommernachtstraum. München: Bayerisches Staatsschauspiel.

Grawe, K., Donati, R. & Bernauer, F. (1994). Psychotherapie im Wandel. Göttingen: Hogrefe.

Grawe, K. (1995). Grundriss einer allgemeinen Psychotherapie. Psychotherapeut 40: 130–145.

Grawe, K. (2005). Empirisch validierte Wirkfaktoren statt Therapiemethoden. Report Psychologie 7/8: 311.

Grimmer, K. (2013). Die psychodramatische Doppelgängertechnik und die Entwicklung von Sicherheit gebenden, inneren elterlichen Rollen – ‚guten Elternintrojekten' – bei Angststörungen. Zeitschrift für Psychodrama und Soziometrie 12 (2): 189–199 DOI 10.1007/s11620-013-0194-9.

Haselbacher, H. (2004). Die Instrumente des Psychodramas. In: Fürst, J., Ottomeyer, K. & Pruckner, H. (Hrsg.): Psychodrama-Therapie. Ein Handbuch. Wien: Facultas, 208–221.

Heckhausen, H. (1989). Motivation und Handeln. Berlin: Springer.

Herman, J. (2006). Die Narben der Gewalt. Traumatische Erfahrungen verstehen und überwinden. Paderborn: Junfermann.

Hintermeier, S. (2010). Die Bedeutung von gelingender Begegnung in der psychodramatherapeutischen Arbeit mit Borderline-PatientInnen. Zeitschrift für Psychodrama und Soziometrie 9 (2): 309–324 DOI 10.1007/s11620-010-0078-1.

Hintermeier, S. (2011). Qualitative Psychodramaforschung. In: Stadler, C. & Wieser, M. (Hsrg.): Psychodrama. Empirische Forschung und Wissenschaft. Wiesbaden: VS, 89–108.

Holmes, P. (1992). The inner world outside. Object relations theory and psychodrama. London: Routledge.

Huber, M. (2003). Traumatherapie. Paderborn: Junfermann.

Huber M. (2006). Wege der Traumabehandlung. Trauma und Traumabehandlung, Teil 2. Paderborn: Junfermann.

Huber M. (2007). Trauma und die Folgen. Trauma und Traumabehandlung, Teil 1. Paderborn: Junfermann.

Hudgins, M. K. & Drucker K. (1998). The containing double as part of the therapeutic spiral model for treating trauma survivors. The international journal of action methods. Psychodrama, skill training and role playing 51 (2): 63–74.

Hudgins, M. K. (2000). The therapeutic spiral model: Treating PTSD in action. In: Kellermann, P. F. & Hudgins, M.K. Psychodrama with trauma-survivors, 229–254.

Hudgins, M. K. (2007). Clinical foundations of the Therapeutic Spiral Model: theoretical orientations and principles of change. In: Baim, C., Burmeister, J. & Maciel, M. (Eds.) (2007): Psychodrama. Advances in theory and practice, London: Routledge, 175–188.

Hüther, G. (2006). Die Macht der inneren Bilder, Vandenhoeck & Ruprecht, Göttingen.

Hüther G. (2005). Bedienungsanleitung für ein menschliches Gehirn, Vandenhoeck & Ruprecht, Göttingen.

Hutter, C. (2002). Psychodrama als experimentelle Theologie. Rekonstruktion der therapeutischen Philosophie Morenos aus praktisch-theologischer Perspektive. Münster: LIT.

Hutter, C. & Schwehm, H. (2009). J. L. Morenos Werk in Schlüsselbegriffen. Wiesbaden: VS.

Jellouschek, H. (2001). Wie Partnerschaft gelingt – Spielregeln der Liebe. Beziehungskrisen und Entwicklungschancen. Freiburg: Herder.

Jellouschek, H. (2002). Jahreszeiten der Liebe, CD. Müllheim: Auditorium Netzwerk.

Kächele, H. (2005). Korrigierende emotionale Erfahrungen – ein Lehr- und Lernprozess. Plenarvortrag auf den Lindauer Psychotherapiewochen. www.Lptw.de.

Kast, V. (2011). Trotz allem: Liebe. Eröffnungsvortrag am 17. April 2011 im Rahmen der 61. Lindauer Psychotherapiewochen 2011. (www.lptw.de).

Kastner, G. (2011). Vom Blick aus dem Muster zum Blick auf das Muster. Grounded theory und Psychodrama. In: Stadler, C. & Wieser, M. (Hrsg.): Psychodrama. Empirische Forschung und Wissenschaft. Wiesbaden: VS, 173–183.

Keller, S. (Hrsg.) (1999). Motivation zur Verhaltensänderung. Das Transtheoretische Modell in Forschung und Praxis. Freiburg: Lambertus.

Kellermann, P. F. (2000). Focus on Psychodrama. The therapeutic aspects of psychodrama. London: Jessica Kingsley Publishers.

Kellermann, P. F. & Hudgins, M. K. (Hrsg) (2000). Psychodrama with trauma survivors. London: Jessica Kingsley Publishers

Kellermann, P. F. (2007). Sociodrama and collective trauma. London: Jessica Kingsley Publishers.

Kellermann, N. P. F. (2009). Holocaust Trauma. Psychological effects and treatment. Bloomington, iUniverse.

Kern, S. & Spitzer-Prochazka, S. (Hrsg.) (2013). Das Drama der Abhängigkeit. Eine Begegnung in 16 Szenen. Wiesbaden: Springer VS.

Kipper, D. A. (1988a). The differential effect of role-playing conditions on the accuracy of self-evaluation. Journal of Group Psychotherapy, Psychodrama and Sociometry 41 (1): 30–35.

Kipper, D. A. (1988b). Role-Playing techniques: Locus of control and the attraction to behaviour simulation interventions. Journal of Clinical Psychology 44 (5): 810–816.

Kipper, D. A. (1992a). Psychodrama: Group psychotherapy through role playing. International Journal of Group Psychotherapy 42 (4): 495–521.

Kipper, D. A. (1992b). The effect of two kinds of role-playing on self-evaluation of improved assertiveness. Journal of Clinical Psychology 48 (2): 246–250.

Kipper, D. A. (1996). The emergence of role playing as a form of psychotherapy. Journal of Group Psychotherapy, Psychodrama and Sociometry 49 (3): 99–119.

Kipper, D. A. (2011). Empirische Studien zur Spontaneität: Eine Überprüfung. In: Stadler, C. & Wieser, M.(Hrsg.): Psychodrama. Empirische Forschung und Wissenschaft. Wiesbaden: VS, 21–34.

Klingelhöfer, J. (1993). Strukturierte Verunsicherung – ein Zugang zum alexithymen Psychosomatiker. Psychodrama. Zeitschrift für Theorie und Praxis von Psychodrama, Soziometrie und Rollenspiel 6 (1): 39–51.

Kolk, B. A. v. d., McFarlane, A. C. & Weiseath, L. (Hrsg) (2000). Traumatic Stress. Grundlagen und Behandlungsansätze. Paderborn: Junfermann.

Kriz, J. (2011). „Humanistische Psychotherapie“ als Verfahren. Ein Plädoyer für die Übernahme eines einheitlichen Begriffs. Psychotherapeutenjournal 10 (4), 332–338.

Krüger, R. T. (1989). Der Rollentausch und seine tiefenpsychologischen Funktionen. Psychodrama. Zeitschrift für Theorie und Praxis von Psychodrama, Soziometrie und Rollenspiel 2 (1), 45–67.

Krüger. R. T. (1997). Kreative Interaktion. Tiefenpsychologische Theorie und Methoden des klassischen Psychodramas. Göttingen: Vandenhoeck & Ruprecht.

Krüger. R. T. (2002a). Psychodrama als Aktionsmethode in der Traumatherapie und ihre Begründung mit den Konzepten der Rollentheorie und der Kreativitätstheorie. Zeitschrift für Psychodrama und Soziometrie 1 (2), 117–146 DOI 10.1007/s11620-002-0016-y.

Krüger, R. T. (2002b). Wie wirkt Psychodrama? Der kreative Prozess als übergeordnetes Theoriekonzept des Psychodramas. Zeitschrift für Psychodrama und Soziometrie 2 (2), 273–316 DOI 10.1007/s11620-002-0023-z.

Krüger, R. T. & Lutz-Dreher, D. (2002). Zur störungsspezifischen psychodramatischen Behandlung von Fetischismus und Masochismus. Kreativität als Ressource in der Psychotherapie. Zeitschrift für Psychodrama und Soziometrie 2 (2), 231–252 DOI 10.1007/s11620-002-0021-1.

Krüger, R.T. (2004a). Wirkfaktor Kreativität. Theorie und Praxis der zentralen Psychodramatechniken. Unveröffentlichtes Manuskript.

Krüger, R.T. (2004b). Zwei Seelen in der Brust haben – Theorie und Praxis der störungsspezifischen Psychodramatherapie mit suchtkranken Menschen. Zeitschrift für Psychodrama und Soziometrie 4 (2), 161–193 DOI 10.1007/s11620-004-0017-0.

Krüger, R.T. (2005). Szenenaufbau und Aufstellungsarbeit, Praxis und Theorie, Variationen und Indikationen im Gruppensetting und in der Einzelarbeit. Zeitschrift für Psychodrama und Soziometrie 4 (2), 249–274 DOI 10.1007/s11620-005-0091-y.

Krüger, R.T. (2007a). Die veränderte, transreale therapeutische Haltung des Therapeuten in der Psychotherapie mit psychotisch erkrankten Menschen. Warum es so wichtig ist, spielen zu lernen. Unveröffentlichtes Manuskript.

Krüger, R. T. (2007b). Die therapeutische Beziehung als Bühne der Psychodrama-Therapie. Tele, Teleprozess und Telebeziehung; Übertragungsbeziehung und Realbeziehung; Gegenübertragung, Abwehr und Widerstandsbearbeitung. Unveröffentlichtes Manuskript.

Krüger, R. T. (2008). Rollenspiel im Psychodrama. Zeitschrift für Psychodrama und Soziometrie 7 (2), 189–209 DOI 10.1007/s11620-008-0019-4.

Krüger, R. T. (2009). Das Herz des Psychodramas. Die Grundlagen der störungsspezifischen Psychodramatherapie. Unveröffentlichtes Manuskript.

Krüger, R. T. (2010a). Beziehungsarbeit mit Rollentausch zur eigenen Psychohygiene ohne Leitung. Unveröffentlichtes Manuskript.

Krüger, R. T. (2010b). Der Durchgang durch die gegenseitige neurotische Allergie in längeren Paarbeziehungen. Zeitschrift für Psychodrama und Soziometrie 9 (1), 83–92 DOI 10.1007/s11620-010-0076-3.

Krüger, R. T. (2010c). Der kreative Prozess. Störungsspezifische Psychodramatherapie. Teil: Störungsspezifische Psychodramatherapie bei Angststörungen. Der Mann, der lieber Angstzustände hatte als Angst; von einem der auszog, das Fürchten zu lernen. Unveröffentlichtes Manuskript.

Krüger, R. T. (2012). Kreativität als Mittel der Heilung in der störungsspezifischen Einzeltherapie einer schwer depressiven Patientin. Zeitschrift für Psychodrama und Soziometrie 11 (2): 297–310 DOI 10.1007/s11620-012-0150-0.

Krüger, R. T. (2013). Die therapeutischen Funktionen und Indikationen des Doppelns. Zeitschrift für Psychodrama und Soziometrie 12 (2): 217–231 DOI 10.1007/s11620-013-0196-7.

Leutz, G. (1986). Das klassische Psychodrama nach J. L. Moreno. Berlin: Springer.

Mann, J. H. & Mann Honroth, C. (1959). The effect of role-playing experience on roleplaying ability. Sociometry 22 (1), 64–74.
Marineau, R. F. (1989). Jacob Levy Moreno, 1889–1974. Father of Psychodrama, Sociometry and Group Psychotherapy. London: Tavistock.
Maslow, A. H., Geiger, H. & Maslow, B. G. (1993). The Farther Reaches of Human Nature (Compass). Arkana, New York, NY.
Mattke, D., Reddemann, L. & Strauß, B. (2009). Keine Angst vor Gruppen! Gruppenpsychotherapie in Praxis und Forschung. Stuttgart: Klett-Cotta.
Mayring, P.(2008). Qualitative Inhaltsanalyse – Grundlagen und Techniken. 10. Aufl. Weinheim: Beltz.
Mead, G. H. (1934). Mind, self and society. Chicago: University of Chicago.
Mertens, S. (2009). Das Innere Team mit Tieren. Tiere als Persönlichkeitssymbole in Psychotherapie und Beratung. München: Ernst Reinhardt Verlag.
Moreno, J. L. unter dem Namen: Levy, J. (1915). Einladung zu einer Begegnung. Bericht von J. Levy. Heft 2. Wien
Moreno, J. L. (1922). Das Testament des Vaters. Potsdam: Kiepenheuer.
Moreno, J. L. (1934). Who shall survive? Foundations of sociometry, group psychotherapy and sociodrama. A new approach to the problem of human interrelations. Washington D. C. 1934.
Moreno, J. L. (1947). The future of man's world. Beacon, N. Y.: Beacon House.
Moreno, J. L. (1948). Sociology and sociodrama. Sociatry II/1–2: 67 f.
Moreno, J. L. (1954). Die Grundlagen der Soziometrie. Wege zu einer Neuordnung der Gesellschaft. Köln, Westdeutscher Verlag.
Moreno, J. L. (1965). Therapeutic vehicles and the concept of Surplus Reality. Group psychotherapy and psychodrama, 18, 211–216.
Moreno, J. L. (1970). Das Stegreiftheater. Beacon, N.Y.: Beacon House (Erstveröffentlichung 1923).
Moreno, J. L. (1975). Psychodrama. Vol. III: Action therapy and the principles of practice. Beacon, N. Y.: Beacon House.
Moreno, J. L. (1980). Psychodrama. Volume I. Beacon, N. Y.: Beacon House (Erstveröffentlichung 1946).
Moreno, J. L. (1981). Soziometrie als experimentelle Methode. Paderborn: Junfermann.
Moreno, J. L. (1982a). Definition der Rollen. In: Petzold, H. & Mathias, U. (Hrsg.): Rollenentwicklung und Identität. Von den Anfängen der Rollentheorie zum sozialpsychiatrischen Rollenkonzept Morenos. Paderborn: Junfermann, 277–285.
Moreno, J. L. (1982b). Ein Bezugsrahmen für das Messen von Rollen. In: Petzold, H. & Mathias, U. (Hrsg.): Rollenentwicklung und Identität. Von den Anfängen der Rollentheorie zum sozialpsychiatrischen Rollenkonzept Morenos. Paderborn: Junfermann, 301–309.
Moreno, J. L. (1989). Psychodrama und Soziometrie. Köln: EHP.
Moreno, J. L. (1991). Globale Psychotherapie und Aussichten einer therapeutischen Weltordnung. In: Buer, F. (Hrsg.): Jahrbuch für Psychodrama, psychosoziale Praxis & Gesellschaftspolitik. Opladen: Leske und Budrich, 11–44.

Moreno, J. L. (1995). Auszüge aus der Autobiographie. Köln: InScenario.
Moreno, J. L. (1996). Die Grundlagen der Soziometrie. Wege zur Neuordnung der Gesellschaft. Opladen: Leske und Budrich.
Moreno, J. L. (2008). Gruppenpsychotherapie und Psychodrama. Einleitung in die Theorie und Praxis. Stuttgart: Thieme (Erstveröffentlichung 1959).

OPD Arbeitskreis (Hrsg.) (2006). Operationalisierte Psychodynamische Diagnostik OPD-2. Das Manual für Diagnostik und Therapieplanung. Bern: Huber.
Ottomeyer, K. (2004). Psychodrama und Trauma. In: Fürst, J., Ottomeyer, K. & Pruckner, H. (Hrsg.): Psychodrama-Therapie. Ein Handbuch. Wien: Facultas, 348–362.

Pestalozzi-Bridel, A. (2011). Worte sind Silber – was ist Gold? Heilsame Geschichten entwickeln in Körper, Bild und Sprache. Stuttgart: Klett-Cotta.
Petzold, H. (Hrsg.) (1981). Analytisches Psychodrama Bd. I. Das Psychodrama als Methode in der Psychoanalyse. Paderborn: Junfermann.
Petzold, H. (Hrsg.) (1984). Analytisches Psychodrama Bd. II. Analytisches Psychodrama mit Kindern und Jugendlichen. Paderborn: Junfermann.
Petzold, H. & Mathias, U. (Hrsg.) (1982). Rollenentwicklung und Identität. Von den Anfängen der Rollentheorie zum sozialpsychiatrischen Rollenkonzept Morenos. Paderborn: Junfermann.
Ploeger, A. (1983). Tiefenpsychologisch fundierte Psychodramatherapie. Stuttgart: Kohlhammer
Prochaska J. O. & DiClemente C. C. (1982). Transtheoretical therapy toward a more integrative model of change. Psychotherapy: Research & Practice, 19, 276–288.
Prochaska, J. O. & Velicer, W. F. (1997). The transtheoretical model of health behavior change. American Journal of Health Promotion, 12, 38–48.
Pruckner, H. (2001). Das Spiel ist der Königsweg der Kinder – Psychodrama, Soziometrie und Rollenspiel mit Kindern. Köln: inScenario.
Pruckner, H. (2002). „Du sollst nicht fragen, das Kind will nicht reden“. Psychodramatherapie mit traumatisierten Kindern. Zeitschrift für Psychodrama und Soziometrie 1 (2), 147–176 DOI 10.1007/s11620-002-0017-x.
Pruckner, H. & Schacht, M. (2003). Machen Sie bitte einen??? Zur Begrifflichkeit von Rollenwechsel und Rollentausch. Zeitschrift für Psychodrama und Soziometrie 2 (1), 7–15.

Reddemann, L. (2010). Ressourcenorientierte psychodynamische Gruppenpsychotherapie in der Behandlung komplexer Traumafolgestörungen. Gruppenpsychotherapie und Gruppendynamik 46 (1), 22–40.
Rizzolatti, G. & Sinigaglia, C. (2008). Empathie und Spiegelneurone: Die biologische Basis des Mitgefühls. Frankfurt a. M.: Suhrkamp .
Rojas-Bermudéz, J. (2003). Y de las hicieron instrumentos. Vom Gegenstand zum Instrument. Das intermediäre und das intraintermediäre Objekt im Psychodrama. Zeitschrift für Psychodrama und Soziometrie 2 (2), 331–350.
Røine, E. (1997). Psychodrama. Group Psychotherapy as Experimental Theatre. Playing the leading role in your own life. London: Jessica Kingsley Publishers.

Rudolf, G., Grande, T. & Henningsen, P. (Hrsg.) (2002): Die Struktur der Persönlichkeit. Theoretische Grundlagen zur psychodynamischen Therapie struktureller Störungen. Stuttgart: Schattauer.
Rudolf, G. (2006). Strukturbezogene Psychotherapie. Leitfaden zur psychodynamischen Therapie struktureller Störungen.

Sachsse, U. (2004). Traumazentrierte Psychotherapie. Stuttgart: Schattauer
Sader, M. (1991). Realität, Semi-Realität und Surrealität im Psychodrama. In: Vorwerg, M. & Alberg, T. (Hrsg): Psychodrama. Heidelberg: Barth, 44–63.
Salas, J. (2009). Playback-Theater. Berlin: Alexander-Verlag.
Sartre, J. P. (1982). Das Sein und das Nichts. Versuch einer phänomenologischen Ontologie. Hamburg: Rowohlt.
Scategni, W. (1994). Das Psychodrama. Zwischen alltäglicher und archetypischer Erfahrungswelt. Solothurn: Walter.
Schacht, M. (2003). Spontaneität und Begegnung. Zur Persönlichkeitsentwicklung aus der Sicht des Psychodramas. München: InScenario.
Schacht, M. (2007). Spontaneity – Creativity: The psychodramatic concept of change. In: Baim, C., Burmeister, J. & Maciel, M. (Eds.): Psychodrama. Advances in Theory and Practice. London: Routledge, 21–40.
Schacht, M. (2009). Das Ziel ist im Weg. Störungsverständnis und Therapieprozess im Psychodrama. Wiesbaden: VS.
Schaller, R. (2006). Das große Rollenspielbuch. Weinheim: Beltz.
Schaller, R. (2009). Stellen Sie sich vor, Sie sind … Das Ein-Personen-Rollenspiel in Beratung, Coaching und Therapie. Bern: Hans Huber.
Scherr, F. (2013). Jakob Levy Moreno im Flüchtlingslager Mitterndorf a. d. Fischa – eine Spurensuche. Eine historische Recherche zu J. L. Moreno als Mediziner während des Ersten Weltkrieges unter besonderer Berücksichtigung seines Einsatzortes Mitterndorf an der Fischa, dem „ersten Forschungsort der Soziometrie". In: Wieser, M. & Stadler, C. (Hrsg.) (2013): Jacob Levi Moreno: Prophet und Mediziner – Eine Spurensuche. Wiesbaden: Springer VS, 3–126.
Scheuffgen, K. (2012). Kinderpsychodrama mit Jungen, die sexuell übergriffiges Verhalten zeigen. Psychodrama-Gruppentherapie in der stationären Jugendhilfe. Zeitschrift für Psychodrama und Soziometrie 11 (1): 107–123 DOI 10.1007/s11620-011-0140-7.
Schiepek, G. & Matschi, B. (2013). Ressourcenerfassung im therapeutischen Prozess. Darstellung, Förderung und nachhaltige Nutzung. Psychotherapie im Dialog 14/1: 56–61.
Schindler, R. (1996). Moreno durchbricht einen depressiven Stupor. In: Erlacher-Farkas, B. & Jorda, C. (Hrsg.): Monodrama. Heilende Begegnung. Vom Psychodrama zur Einzeltherapie. Wien: Springer, 7–10.
Schlechtriemen, T. (2013). Morenos Soziogramme. Wie soziale Gruppenstrukturen grafisch dargestellt und analysiert werden können. In: C. Stadler: Soziometrie. Messung, Darstellung, Analyse und Intervention in sozialen Beziehungen. Wiesbaden: Springer VS, 101–120.
Schlippe, A. v. & Schweitzer, J. (2007). Lehrbuch der systemischen Therapie und Beratung (10. Aufl.). Göttingen: Vandenhoeck & Ruprecht.

Schwehm, H. (2004). Wirkung des Psychodramas bei der Behandlung Abhängigkeitskranker. Zeitschrift für Psychodrama und Soziometrie 4 (2), 133–160 DOI 10.1007/s11620-004-0016-1.

Schulz, A. (2010). Lebendige Partnerschaft. Psychodramatische Arrangements in Paarberatung und Partnerseminaren. Zeitschrift für Psychodrama und Soziometrie 9 (1), 161–174 DOI 10.1007/s11620-010-0071-8.

Schulz von Thun, F. (2004). Miteinander reden. Band 3. Das „Innere Team" und situationsgerechte Kommunikation. Reinbek: Rowohlt.

Shakespeare, W. (2004). Wie es Euch gefällt. E-Book #7041 http://gutenberg2000.de Abruf am 4.9.2013.

Shapiro, F. (2012): EMDR – Grundlagen und Praxis. Paderborn: Junfermann.

Siebert, W. v. & Stadler, C. (2007). Psychodrama und Mediation. Zeitschrift für Psychodrama und Soziometrie 6 (2), 227–245.

Spitzer-Prochazka, S. (2012). Auf kargen Bühnen. Fünf Jahre Psychodrama mit einer Gruppe von alkoholkranken Männern. Zeitschrift für Psychodrama und Soziometrie 11 (2): 281–295 DOI 10.1007/s11620-012-0153-x.

Stadler, C. (1999). Zur Problematik des „Täter-Opfer-Rollentauschs". Psychodrama im Licht der Traumatherapie. Überlingen: Moreno Institut.

Stadler, C. (2002). Von Sicheren Orten und Inneren Helfern. Zeitschrift für Psychodrama und Soziometrie 1 (2), 177–186 DOI 10.1007/s11620-002-0018-9.

Stadler, C. (2009a). Träume handelnd ergründen – psychodramatische Traumarbeit. Dynamische Psychiatrie. Internationale Zeitschrift für Psychotherapie, Psychoanalyse und Psychiatrie 42 (233/234), 199–221.

Stadler, C. (2009b). Traumatreatment with Psychodrama. Vortrag IAGP Rom.

Stadler, C. (2013a). Posttraumatische Belastungsstörung und Suchterkrankung. Doppeldiagnose, Komorbidität und Behandlungsimplikationen. Zeitschrift für Psychodrama und Soziometrie 11 [Suppl. 1]: 73–90 DOI 10.1007/s11620-012-0169-2.

Stadler, C. (Hrsg.) (2013b). Soziometrie. Messung, Darstellung, Analyse und Intervention in sozialen Beziehungen. Wiesbaden: Springer VS.

Stadler, C. (2014) (in Vorbereitung). Traum und Märchen in der handlungsorientierten Psychotherapie. Stuttgart: Kohlhammer.

Stadler, C. & Spörrle, M. (2008a). Das Rollenspiel. Versuch einer Begriffsbestimmung. Zeitschrift für Psychodrama und Soziometrie 7 (2), 165–188 DOI 10.1007/s11620-008-0018-5.

Stadler, C., Strobel, M. & Spörrle, M. (2008b). Networks in Nigeria: A pilot study on network characteristics and their relation with life satisfaction in a Nigerian sample. International Journal of Psychology, 43(3/4), 518.

Stadler, C. & Kern, S. (2010). Psychodrama. Eine Einführung. Wiesbaden: VS.

Stadler, C. & Wieser, M. (Hrsg.) (2011). Psychodrama. Empirische Forschung und Wissenschaft. Wiesbaden: VS.

Staudinger, K. (2013). Am Ende der Grandiosität beginnt Begegnung. Zeitschrift für Psychodrama und Soziometrie 12 (1), 113–124 DOI 10.1007/s11620-012-0186-1.

Stern, D. et al. (The Boston Change Process Study Group) (2012). Veränderungsprozesse. Ein integratives Paradigma. Frankfurt: Brandes & Apsel

Stiegler, G. (2003). Der Zauberladen „The Magic Shop" – Eine kreative Psychodrama-Methode in der Personalentwicklung. In: Hahne, A. (Hrsg.). Kreative Methoden in der Personal- und Organisationsentwicklung. Mering: Hampp, 141–147.

Stimmer, F. (2009). Spiegelbilder: Typen und soziokulturelle Atome narzisstischen Verhaltens. In: Gunkel, S. (Hrsg.) Psychodrama und Soziometrie. Erlebnisorientierte Aktionsmethoden in Psychotherapie und Pädagogik. Zeitschrift für Psychodrama und Soziometrie. Sonderheft 1, 113–130.

Stimmer, E. & Stimmer, F. (2008). „Soziokulturelle Atome" computergestützt? Das Netzwerk-Coaching-System (NCS). Zeitschrift für Psychodrama und Soziometrie 7(2), 281–290 DOI 10.1007/s11620-008-0025-6.

Storch, M., Cantieni, B., Hüther, G. & Tschacher, W. (2006). Embodiment. Die Wechselwirkung von Körper und Psyche verstehen und nutzen. Bern: Huber.

Sturm, I. (2009). Kreismodell der Psychodramatechniken nach Krüger, unveröffentlichtes Manuskript.

Sturm, I. (2009). „Elisabeth" – Drehbuch für die Präsentation einer Kasuistik. Zur Anerkennung des Psychodramas in der Schweiz. Zeitschrift für Psychodrama und Soziometrie 8 (1), 120–140. DOI 10.1007/s11620-009-0041-1.

Treadwell, T., Leach, E. & Stein, S. (1993). The Social Networks Inventory: A diagnostic instrument measuring interpersonal relationships. Small Group Research 24 (2), 155–178.

Treadwell, T., Kumar, V. K., Stein S. A. & Prosnick, K. (1998). Sociometry: Tools for research and practice. International Journal of Action Methods: Psychodrama, Skill Training and Role Playing 51 (1), 23–40.

Trinkel, G. & Nindler, A. (2011). Psychodramatische Gruppentherapie bei strukturellen Störungsbildern. Qualitätssicherung einer ambulant durchgeführten psychotherapeutischen Gruppe. In: Stadler, C. & Wieser, M.(Hrsg.): Psychodrama. Empirische Forschung und Wissenschaft. Wiesbaden: VS, 185–199.

Tschuschke, V. (Hrsg.) (2010). Gruppenpsychotherapie. Von der Indikation bis zu Leitungstechniken. Stuttgart: Thieme.

Tschuschke, V. (2011). Wirksamkeit psychodramatischer Gruppenpsychotherapie. Ergebnisse der PAGE-Studie. In: Stadler, C. & Wieser, M.(Hrsg.): Psychodrama. Empirische Forschung und Wissenschaft. Wiesbaden: VS, 45–56.

Vieira, F. & Risques, A. M. (2007). Psychodrama and psychopathology: purposefully adapting the method to address different pathologies. In: Baim, C., Burmeister, J. & Maciel, M. (Eds.) (2007). Psychodrama. Advances in theory and practice, London: Routledge, 247–260.

Wagner, A. (2010). Psychodramatische Fallarbeit mit einem Paar. Abschlussarbeit zum Psychodrama-Praktiker. Goslar: Moreno Institut.

Wiener, R. (2001). Soziodrama praktisch. Soziale Kompetenz szenisch vermitteln. München: InScenario.

Wiener, R., Adderley, D. & Kirk, K. (Eds.) (2011). Sociodrama in a Changing World. Lulu Press.

Wieser, M. (2007). Studies on treatment effects of psychodrama psychotherapy. In: Baim, C., Burmeister, J. & Maciel, M. (Eds.). Psychodrama. Advances in Theory and Practice. London: Routledge, 271–292.
Wieser, M. & Stadler, C. (Hrsg.) (2013). Jacob Levi Moreno: Prophet und Medizi-ner – Eine Spurensuche. Wiesbaden: Springer VS.
Wildhaber, H. (2006). Morenos Wirken in Bad Vöslau von 1918–1925. Unveröffentlichte Diplomarbeit. Universität Klagenfurt.
Willi, J. (2004). Die Zweierbeziehung: Spannungsursachen/Störungsmuster/Klärungsprozesse/Lösungsmodelle. Reinbek bei Hamburg: Rowohlt.
Willi, J. (2010). Die Zweierbeziehung. Hamburg: Rowohlt (20. Aufl.).
Williams, T. (1987). Die Glasmenagerie. Frankfurt a. M.: Fischer.
Wittinger, T. (Hrsg.) (2005). Handbuch Soziodrama. Die ganze Welt auf der Bühne. Wiesbaden: VS.
www.psychodrama-deutschland.de (20.12.2013)
www.oeagg.at (20.12.2913)
www.pdh.ch (20.12.2013)
www.iagp.com (20.12.2013)

Yalom, I. (2010). Theorie und Praxis der Gruppenpsychotherapie. Ein Lehrbuch. München: Pfeiffer.
Yablonsky, L. (1992). Psychodrama. Die Lösung emotionaler Probleme durch Rollenspiel. Frankfurt a. M.: Fischer.
Young, J. E., Klosko, J. S. & Weishaar, M. (2003). Schema Therapy: A Practioner's Guide. New York: Guildford.

Zeintlinger-Hochreiter, K. (1996). Kompendium der Psychodrama-Therapie. Analyse, Präzisierung und Reformulierung der Aussagen zur psychodramatischen Therapie nach J. L. Moreno. München: InScenario.
Zeitschrift für Psychodrama und Soziometrie (ZPS). Christian Stadler, C. & Spitzer-Prochazka, S. (Hrsg.). Wiesbaden: Springer VS.

Anhang

Regeln des Psychodramas nach Moreno

Die Regeln sind verfasst in Anlehnung an Schwingers Zusammenfassung von Morenos Formulierungen (Moreno 1975, 233 ff.).

1. Der Teilnehmer (Patient, Klient, Protagonist) stellt seine Konflikte handelnd dar, statt über sich zu sprechen.
2. Der Teilnehmer (Patient) handelt im „Hier und Jetzt" unabhängig davon, wann in Vergangenheit, Gegenwart oder Zukunft das Ereignis stattgefunden hat oder stattfinden könnte, wann das vorgestellte Ereignis phantasiert wurde oder wann die entscheidende Situation auftrat, aus der sich die gegenwärtige szenische Darstellung ergibt.
3. Der Teilnehmer soll „seine Wahrheit" handelnd darstellen, so wie er sie fühlt und wahrnimmt; er soll das auf völlig subjektive Weise tun – wie verzerrt auch immer dies dem Zuschauer erscheinen mag.
4. Der Patient wird ermutigt, seinen Ausdruck, sein Handeln und seine verbale Kommunikation zu steigern, statt sie abzuschwächen.
5. Der Erwärmungsprozess beginnt an der Peripherie und schreitet zum Zentrum fort.
6. Wenn irgend möglich, soll der Protagonist die Zeit, den Ort, die Szene und das Hilfs-Ich bestimmen, die er für sein Psychodrama braucht.
7. Psychodrama ist gleichermaßen eine Methode, sich auszudrücken wie sich zu kontrollieren.
8. Der Patient darf so unspontan oder ausdrucksgehemmt sein, wie er im Augenblick ist.
9. Interpretationen und das Vermitteln von Einsichten sind im Psychodrama grundsätzlich anders als in verbalen Formen der Psychotherapie. Wir sprechen von Handlungs-Einsicht, von Handlungs-Lernen und von Handlungs-Katharsis. Der Psychodrama-Leiter folgt seinen Interpretationen bei der Entwicklung der Szenen. Der Leiter entscheidet, ob verbale Interpretationen wesentlich sind oder entfallen. Weil seine Interpretation schon in seinem Handeln enthalten ist, ist sie häufig überflüssig.

10. Auch dann, wenn Interpretationen mitgeteilt werden, kommt es in erster Linie auf das Handeln an. Es gibt keine Interpretation ohne vorangegangenes Handeln. Interpretationen können in Frage gestellt oder zurückgewiesen werden oder völlig unwirksam sein – die Handlung spricht für sich selbst.
11. Die Erwärmung für das Psychodrama wird sich je nach Kultur unterschiedlich entwickeln – die Methoden müssen auf entsprechende Weise abgeändert werden.
12. Psychodrama-Sitzungen bestehen aus drei Teilen: der Erwärmung, der Handlungs-Phase und dem nachfolgenden Sharing der Gruppe.
13. Der Protagonist soll nie mit dem Eindruck zurückbleiben, er wäre mit dem betreffenden Problem der Einzige in der Gruppe.
14. Der Protagonist soll lernen, mit allen die Rolle zu tauschen, mit denen er wichtige Beziehungen hat, um alle Personen in seinem sozialen Atom zu erfahren und ihre Beziehungen zu ihm und untereinander.
15. Der Leiter muss der Psychodrama-Methode vertrauen: als der entscheidenden Autorität und als Wegweiser im therapeutischen Prozess.

Krügers Kreismodell der Störungsorientierung im Psychodrama

A	Grundbedürfnisse des Menschen
B	Krankheitsbilder (störungsspezifische Indikationen)
C	die funktionellen Rollen des kreativen Menschen
D	Gesundheitskonzept der kreativen Ich-Funktionen (Wirkungen der Prozessarbeit)
E	Störungskonzept der psychoanalytischen Abwehrmechanismen
F	Heilungskonzept der zentralen Psychodramatechniken

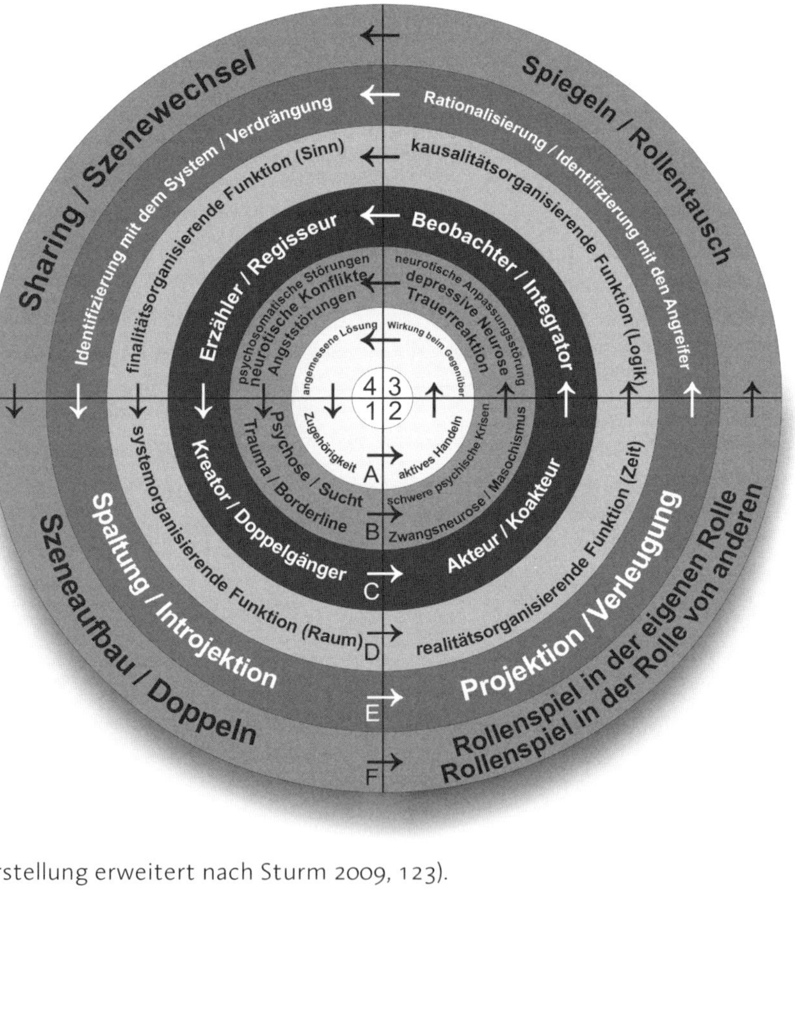

(Darstellung erweitert nach Sturm 2009, 123).

Stundendokumentation für TherapeutInnen (SDB-Psychodrama)

Stundendokumentation für TherapeutInnen (Psychodrama)

Code Institution			
Code TherapeutIn			
Phase		Datum (TT MM JJJJ)	

Phase: Sc *Screening*; Ü *Überweisung*; E *Eingangsdiagnostik*; P *Prä-Therapie* (nicht spezifizierbar); Si *1. Sitzung*; W *während der Therapie*; L *letzte Therapiesitzung*; X *follow up 1*; Y *follow up 2*

Sitzungsinhalt:

	protagonistInnenzentriert	*gruppenzentriert*
Anwärmung	*ja / nein*	*ja / nein*
Spielphase Stegreif[1]		Thema: Szene:
Spielphase Symptomszene		
Spielphase vergangene Szene		
Spielphase Zukunftsszene		
Integrationsphase Sharing		entfällt
Integrationsphase Rollenfeedback		entfällt

Angewandte Techniken: *(ankreuzen)*

Szenenaufbau	Doppeln / DG	Rollenspiel: eigene Rolle	Rollenwechsel / Rollenfeedback	Spiegeln
Rollentausch	Szenenwechsel / Amplifikation	Sharing	Veränderungen im zeitl. Ablauf[2]	Maximierung

Anwesende TeilnehmerInnen: *(Codes)*

1 In die Felder werden die Codes der ProtagonistInnen eingetragen, wie sie auf dem CORE vermerkt werden: Anfangsbuchstabe des Nachnamens und das Geburtsdatum, z. B. B02061975 (für: Bauer, geb. am 2. Juni 1975); bei dem gruppenzentrierten Arbeiten stehen dort mehrere Codes.

2 Zeitlupe, Zeitraffer, Einfrieren, Vorwärts- und Rückwärtsspulen

Sozialer Netzwerk-Fragebogen

Sie sehen unten zwei konzentrische Kreise. Stellen Sie sich bitte vor, Sie stehen in der Mitte der Kreise (der Stern steht für Sie) und um Sie herum stehen die Personen, die für Sie eine Bedeutung haben. Bitte zeichnen Sie mit blauer Farbe die Personen ein, zu denen Sie eine positive Beziehung haben, mit roter Farbe diejenigen, zu denen Sie eine negative, angespannte oder belastende Beziehung haben. Wählen Sie dabei für Frauen das Symbol ♀ (oder einen Kreis), für Männer das Symbol ♂ (oder ein Dreieck). Durch die Entfernung der Symbole zur Kreismitte machen Sie deutlich, wie emotional nah Sie der Person stehen. Im inneren Kreis befinden sich die Ihnen nahe stehenden Personen, im äußeren die eher ferneren. Durch die Größe der Symbole zeigen Sie die Bedeutung der Person für Sie ♀ ♀.

Personen des sozialen Netzwerks können z.B. Familienangehörige, FreundInnen, NachbarInnen und ArbeitskollegInnen, aber auch Haustiere oder bereits verstorbene Personen sein. Bitte schreiben Sie neben die Symbole die Vornamen-Initiale der Person (z.B.: A für Andrea) und listen Sie alle vorkommenden Personen in der rechten Spalte auf (z.B.: A: Anton, jüngerer Bruder; M: Maria, Chefin). Sollte der Platz nicht ausreichen, benutzen Sie bitte für die Liste ein gesondertes Blatt. (Stadler/Kern 2010)

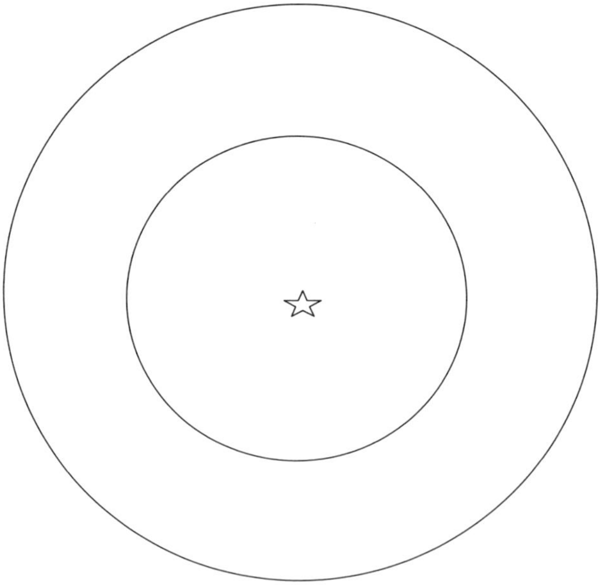

Liste der Personen

_ ____________
_ ____________
_ ____________
_ ____________
_ ____________
_ ____________
_ ____________
_ ____________
_ ____________
_ ____________
_ ____________
_ ____________
_ ____________

Über den Autor – Danksagungen

Christian Stadler, Diplom-Psychologe, ist in eigener Praxis niedergelassen als Psychotherapeut (Tiefenpsychologisch fundierte Psychotherapie, Psychodrama, EMDR) und Supervisor. Daneben bietet er Lehrveranstaltungen für Psychodrama und kreativ- sowie erlebnisorientierte Methoden, Psychiatrie, Psychosomatik und Psychotherapie bei unterschiedlichen Bildungsträgern (Lindauer Psychotherapiewochen, Verband der Bayerischen Bezirke, Caritas Institut für Bildung und Entwicklung, Diakonie, Moreno Institute Überlingen sowie Stuttgart) und in Eigenregie an. Er ist einer der Herausgeber der Zeitschrift für Psychodrama und Soziometrie (ZPS) sowie Autor zahlreicher Artikel und Bücher. Zuletzt sind erschienen: Stadler und Wieser (2011): Psychodrama. Empirische Forschung Wissenschaft. Wiesbaden: VS; Bender und Stadler (2012) Psychodramatherapie. Grundlagen, Methodik und Anwendungsgebiete. Stuttgart: Schattauer; Stadler (Hrsg.) (2013): Soziometrie. Messung, Darstellung, Analyse und Intervention in sozialen Beziehungen. Wiesbaden: Springer VS. Er ist Mitglied im Deutschen Fachverband für Psychodrama (DFP), der International Association of Group Therapy and Group Processes (IAGP) und im Research Committee der Federation of European Psychodrama Training Organisations (FEPTO).

Spezifische Psychodrama Fort- und Weiterbildungsangebote zu Psychodrama finden Sie auf der Homepage des Autors www.psysta.de und auf der Homepage des Moreno-Instituts Edenkoben/Überlingen www.moreno-psychodrama.de bzw. auf der Homepage des deutschen Psychodrama-Fachverbandes www.psychodrama-deutschland.de. Auf dieser Seite des Fachverbandes sind weitere Angebote aller anderen zurzeit DFP-anerkannten Weiterbildungsinstitute für Psychodrama gelistet. Für Österreich stehen die meisten Ausbildungsangebote auf der Homepage des österreichischen Gruppentherapie-Fachverbandes www.oeagg.at bzw. der Psychodramafachsektion www.psychodrama-austria.at. Die Angebote des ÖAGG werden in Kooperation mit der Donau-Universität Krems abgehalten und führen zum Abschluss Master of Science (MSc). An der Universität Innsbruck wird ebenfalls ein Fachspezifikum Psychodrama angeboten www.uibk.ac.at (ohne MSc-Abschluss). Für die deutschsprachige Schweiz stehen die Angebote auf der Homepage der Psychodrama Helvetica www.pdh.ch oder auf der Homepage des Weiterbildungsinstitutes www.ipda.ch.

Der Autor möchte besonders den Patientinnen und Patienten danken, die die wesentlichen aktiven und passiven Ideengeber für dieses Buch waren und sind. Daneben sind der kollegiale Austausch und die gegenseitige Anregung durch (nicht nur Psychodrama-)Kolleginnen und Kollegen für mich wichtig gewesen bei der Entstehung dieses Bandes. Ideen entstehen nicht allein, sondern nur in gemeinsamen geistigen Systemen und sozialen Netzwerken. Ohne die Verbindung zu meinen Freundinnen und Freunden sowie meiner Familie könnte ich solche Projekte nicht meistern. Allen sei an dieser Stelle herzlich gedankt.

München und St. Walburg 2014 Christian Stadler

Register